生命早期
营养精典

蔡威 主编

EARLY
LIFE
NUTRITION

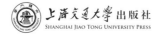
上海交通大学出版社
SHANGHAI JIAO TONG UNIVERSITY PRESS

内容提要

　　本书分为三篇,包括营养基础、生命早期1000天营养和特殊状况下的营养。第一部分系统介绍了健康的生命全程观,生命早期营养与表观遗传学,以及膳食指南等。第二部分着重阐述了母乳库的建立与质控,生长发育评价,孕产妇营养与膳食管理和营养与脑发育等。第三部分对特殊状况下儿童营养提供了具体的指导。每章分列了需要了解、熟悉和掌握的知识点,涵盖了国内外最新的学术观点,适合广大儿科医生和医学生学习参考,亦可用于向大众普及生命早期营养知识。

图书在版编目(CIP)数据

生命早期营养精典/蔡威主编. —上海:上海交通大学出版社,2019
ISBN 978-7-313-21353-2

Ⅰ.①生…　Ⅱ.①蔡…　Ⅲ.①婴幼儿-膳食营养-基本知识②孕妇-膳食营养-基本知识　Ⅳ.①R153

中国版本图书馆 CIP 数据核字(2019)第 100647 号

生命早期营养精典

主　　编:蔡　威
出版发行:上海交通大学出版社　　　　　　地　　址:上海市番禺路 951 号
邮政编码:200030　　　　　　　　　　　　电　　话:021-64071208
印　　制:苏州市越洋印刷有限公司　　　　经　　销:全国新华书店
开　　本:710mm×1000mm　1/16　　　　印　　张:19
字　　数:316 千字
版　　次:2019 年 6 月第 1 版　　　　　　印　　次:2019 年 6 月第 1 次印刷
书　　号:ISBN 978-7-313-21353-2/R
定　　价:168.00 元

编 委 会

主　编　蔡　威　上海交通大学医学院附属新华医院
副主编　毛　萌　四川大学华西第二医院
　　　　　　汪之顼　南京医科大学公共卫生学院
编　委（按姓氏笔画排序）
　　　　　王丹华　北京协和医院
　　　　　王　莹　上海交通大学医学院附属新华医院
　　　　　方　莹　西安儿童医院
　　　　　冯　琪　北京大学第一医院
　　　　　汤庆娅　上海交通大学医学院附属新华医院
　　　　　杨锡强　重庆医科大学附属儿童医院
　　　　　李晓南　南京医科大学附属儿童医院
　　　　　吴明远　浙江大学医学院附属妇产科医院
　　　　　陆丽娜　上海交通大学医学院附属新华医院
　　　　　陈同辛　上海交通大学医学院附属上海儿童医学中心
　　　　　陈　倩　北京大学第一医院
　　　　　周　伟　广州市妇女儿童医疗中心
　　　　　洪　莉　上海交通大学医学院附属上海儿童医学中心
　　　　　黄志华　华中科技大学同济医学院附属同济医院
　　　　　盛晓阳　上海交通大学医学院附属新华医院
　　　　　韩树萍　南京医科大学附属妇产医院
　　　　　黑明燕　首都医科大学附属北京儿童医院
　　　　　童梅玲　南京医科大学附属妇产医院

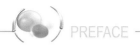

序

生命早期指的是婴儿生命第一天(即妊娠第一天,胎内)到出生后 24 个月龄的 1000 天。有充分的科学证据表明,生命早期的营养和发育状况可以很大程度上决定儿童期的生长发育,特别是智力发育,以及成年后肥胖和其他主要慢性疾病的发生和发展。我国也有研究表明,婴儿期的营养不良会导致成年后的肥胖、糖尿病、精神障碍等疾病的发生。为此,国际上对生命早期的营养和发展高度重视,联合国不但为此专门召开了高层论坛,而且将其纳入了可持续发展目标。

在上述理论的指引下,形成了"儿童早期发展"这个专门名词和专业领域,而营养状况无疑是其中一个主要的决定因素和组成部分。换而言之,生命早期营养的重要性不但关系到儿童的全面发展,而且对成年后的健康和疾病有重大影响。为更好保障生命早期营养,一方面要科学喂养、适当营养、正常生长发育,另一方面也要重视对疾病的营养支持。

随着我国国民经济的快速发展,人民生活水平的不断提高,婴幼儿的营养状况明显改善。然而,由于地区发展的不平衡和营养知识贫乏,营养不足与营养过剩并存的现象在相当长一段时期还会存在。与先进国家相比,我国对于生命早期营养和发展的认识和重视还有很大差距,特别是在临床上普遍忽视婴幼儿疾病的营养支持。为了实施《"健康中国 2030"规划纲要》和推动全面建设小康社会,必须在保障生命早期健康方面加快步伐,迎头赶上国际进程。

《生命早期营养精典》是由蔡威教授主编,国内众多知名营养和儿科临床专家共同参与编写的一本旨在推动和引领生命早期营养的好书。其内容覆盖了保障婴幼儿正常生长和发育的营养指导,以及婴幼儿疾病的正确营养支持,内容全面,文字简洁易懂,弥补了这一领域出版物的空白,既可以作为儿童保健和儿科临床的培训教材和参考书,也可以作为有识之士的科普读物。祝贺《生命早期营养精典》的出版。

中国工程院院士

2019 年 5 月,北京

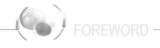

前　言

　　2017 年 7 月,中共中央办公厅印发《国民营养计划(2017—2030 年)》(以下简称《计划》),明确了今后一段时期内国民营养工作的指导思想、基本原则、实施策略和重大行动。《计划》指出,要以人民健康为中心,关注国民生命全周期、健康全过程的营养健康;明确提出,"到 2030 年,在降低 5 岁以下儿童生长迟缓率方面取得明显进步和改善""加强营养能力建设,包括提升营养科研能力和注重营养人才培养"成为《计划》所部署的七项实施策略保障工作目标之一;"生命早期 1000 天营养健康行动,提高孕产妇、婴幼儿的营养健康水平"成为《计划》所提出的六项重大行动之一。

　　"生命早期 1000 天"被世界卫生组织定义为一个人生长发育的"机遇窗口期",是指 280 天的胎儿期和宝宝出生之后的 720 天。这 1000 天是人的体格和大脑发育最快的时期,这期间的营养状况与其一生的健康状况息息相关。这 1000 天也是儿童发育的第一个关键阶段,其影响主要有以下几个方面:胎儿的正常发育,幼儿的体格和大脑发育,儿童的认知和学习能力,儿童的免疫力,儿童的发病率和病死率。不仅如此,它还影响着婴儿成人后的慢性病发病率、社会能力和劳动生产力。

　　"生命早期 1000 天"具体可以分为 3 个时期:胎儿期(即孕期)、6 月龄内的婴儿期、7～24 月龄的幼儿期。针对这 3 个时期,《中国居民膳食指南(2016)》给出了相应的膳食指导。孕期是胎儿生命早期 1000 天的起始阶段,孕期胎儿的生长发育、母体乳腺和子宫等器官的发育,以及为分娩后乳汁分泌进行必要的营养储备,都需要充足的营养。6 月龄内婴儿处于生命早期 1000 天机遇窗口期的第二阶段,营养作为最重要的环境因素,对其生长发育和后续健康持续产生着至关重要的影响。母乳中适宜的营养水平既能提供充足而适宜的能量，又能避免过度喂养，使婴儿获得最佳的、健康的生长速率，因此，对6月龄内的婴儿应给予纯母乳喂养。7~24月龄内婴儿处于生命早期1000天机遇窗口期的第三阶段，适宜的营养和喂养不仅关系到近期的生长发育，也关系到长期健康。

我国关于生命早期营养的工作起步较晚，相关人才的培养相对落后，为此，在中华医学交流基金会的组织下，我们发起了"生命早期1000天营养教育平台"，纽迪希亚生命早期营养启动了"中国生命早期营养学苑"项目，提出关于"生命早期营养"图书的编写计划，目的是通过国内外经验分享，为医务工作者提供生命早期1000天营养学知识及临床实践的专业培训和指导，同时能对大众进行生命早期1000天营养知识的普及，提升公众营养健康意识。2018年4月，"中国生命早期营养学苑"专家委员会在上海成立，涵盖了全国儿科、产科临床教授及营养学教授共22位一线专家；2018年6月，在苏州召开的纽迪希亚国际研讨会上，项目开始立项筹备；2018年12月，中华国际医学交流基金会宣布项目正式启动，同期进行了编写大纲和样张的审定以及编写工作的安排；2019年1~5月，编写、审稿、定稿；2019年5~6月，编辑加工、出版。

本书分为三篇，包括营养基础、生命早期1000天营养和特殊状况下的营养。第一部分系统介绍了健康的生命全程观，生命早期营养与表观遗传学以及膳食指南等。第二部分着重阐述了母乳库的建立与质控，生长发育评价，孕产妇营养与膳食管理以及营养与脑发育等。第三部分对特殊状况下儿童营养提供了具体的指导。本书可以作为生命早期营养支持团队的教材，用于各儿科医院的营养科和相关科室的营养师及临床医生的综合性营养支持的培训，或者结合不同的专业需求开展有针对性的培训。本书充分考虑了新生儿临床营养的特殊性和实用性，在每一个章节前，标注了该章节学习目的，分为"了解""熟悉"和"掌握"，可以有针对性地进行学习。

鉴于国内关于生命早期营养方面的著作不多，我们把编撰出版本书作为创新尝试，期望能够为我国生命早期营养工作的开展起到积极促进作用。本书在编写过程中，借鉴引用了部分国内外同行的科研成果，多在参考文献中标注，但囿于无法一一联系，在此致以衷心的感谢。挂一漏万之处，恳请同道和关心本书的读者们多提宝贵意见！

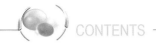 CONTENTS

目　　录

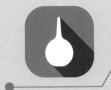

第一篇　营养基础

- 健康与疾病预防的生命全程观
- 生命早期营养与表观遗传学
- 食物营养
- 宏量和微量营养素
- 膳食指南
- 医务人员在营养健康教育中的作用

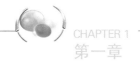

第一章

健康与疾病预防的生命全程观

学习目的

了解　当前慢性病形势和预防任务。

熟悉　生命全程观定义和生命周期理论,以及生命全程观对慢性病预防的意义。

掌握　"健康和疾病的发育起源"理论和生命早期营养的意义,生命全程健康与疾病防治策略。

随着中国社会与经济发展,人民生活水平不断提高,但健康理念的更新相对落后,这种快速社会转型对健康的影响,既有好的促进作用,也有不利的阻碍作用。食物供应充足,一方面极大地减少了严重营养不良的发生,但同时超重、肥胖、代谢性疾病、肿瘤等慢性非传染性疾病也愈发突出。各类人群超重率和肥胖率逐年升高,心脑血管病、癌症和慢性呼吸系统疾病成为主要的致死因素。这种情况下,传统的医疗驱动型的健康工作模式已不适应,需要更多强调疾病预防的重要性。而众多科学研究结论证实,生命早期阶段是成年期慢性疾病预防的最关键时期,胚胎和婴幼儿良好的生长发育状况是其一生健康的基石,加强妇幼人群保健水平对大众长期健康具有极为重要的意义。

一、慢性病预防是当前健康促进工作的重点

(一)当前中国卫生工作中的慢性病预防任务

健康是促进人类全面发展的必然要求,也是经济社会发展的基础条件。改

革开放以来,随着我国经济社会的不断发展和卫生服务水平的不断提高,居民人均预期寿命逐年增长,健康状况和营养水平不断改善,疾病预防控制工作取得了重大成就。与此同时,人口老龄化、城镇化、工业化进程加快以及不健康生活方式等也影响着人们的健康,居民营养与疾病状况呈现新的变化。《中国居民营养与慢性病状况报告(2015)》显示,2012 年中国 18 岁及以上成人超重率和肥胖率分别为 30.1% 和 11.9%。儿童肥胖形势也日趋严重,6～17 岁儿童、青少年超重率和肥胖率分别为 9.6% 和 6.4%,其直接后果就是导致体形、生活方式及儿童高血脂、高血压、高血糖等向成年期延续。2012 年全国居民慢性病的病死率为 533/10 万,因慢性病死亡的人数占总死亡人数的 86.6%。心脑血管病、癌症和慢性呼吸系统疾病为主要死因,占总死亡人数的 79.4%。在各种慢性病中,高血压、糖尿病、慢性阻塞性肺病在全国 18 岁及以上成年人中的患病率分别高达 25.2%、9.7% 和 9.9%。通过以上分析可见,心脑血管病、癌症、慢性呼吸系统疾病等慢性病已成为当前威胁我国居民健康、导致医疗费过度增长、损害劳动力素质的主要健康问题。为加强慢性病防治工作,降低疾病负担,提高居民健康期望寿命,努力全方位、全周期保障人民健康,依据《"健康中国 2030"规划纲要》,国务院办公厅印发了《中国防治慢性病中长期规划(2017—2025 年)》。该文件指出须坚持预防为主,加强行为和环境危险因素控制,强化慢性病早期筛查和早期发现,推动慢性病由疾病治疗向健康管理转变。

（二）生命全程观对慢性病预防的意义

近年来,生命全程观在健康与疾病防治方面的应用加深了我们对生命的不同阶段健康和慢性病发生与发展的理解,并对卫生保健、社会政策和干预措施的制订具有重要的指导意义。生命全程是指人类从受精卵形成到死亡的整个过程。世界卫生组织将生命全程划分为"围生和婴幼儿期、青少年期、成年工作期和晚年期"4 个阶段。在不同阶段机体健康始终承受着内在遗传因素、外在环境因素(如母亲孕期以及婴幼儿期的营养状况、家庭环境和社会关系的影响、个人的生活习惯、成年期的工作环境等)以及两者之间相互作用的影响。虽然不同生命阶段往往表现出不同的突出健康问题,如儿童青少年突出的健康问题有龋齿、缺铁性贫血、肠道蠕虫感染、哮喘、意外伤害等;中老年人突出的健康问题有肿瘤、肥胖、高血压、糖尿病、心脑血管病等慢性病。但是,整个生命过程中的健康状况是每一个阶段各个因素的综合结果,这些不同生命阶段之间存在着密切的联系。因此,健康与疾病防治是一个持续终生的过程,而不仅仅局限于某一年龄段。针对我国慢性病的严峻形势,我们应该树立健康与疾病防治的生命全程观,全面认识生命各阶段的特点、面临的健康问题以及处理的方法,领会环境、行为生活方式等与健康的关系,并思考在生命的不同阶段如何从健康的不同维度来促进健康,提高生命质量。

二、生命全程观

(一)生命全程观定义

生命全程观强调从时间和社会视角来回顾个人或群体本身(或隔代)的生活经历,以寻找当前健康和疾病模式的线索,是研究物质和社会环境的危险因素在围生期、婴幼儿期、青少年期、成年期以及老年期(包括隔代)长期对健康和疾病(主要是慢性病)的影响;重点是研究生物、行为和心理因素是如何作用于整个生命过程及如何影响疾病的发生和发展,从而达到尽早预防疾病发生与发展的目的。在这过程中,若主要健康危险因素能得到有效控制,全民健康素养能得到大幅提高,健康生活方式能得到全面普及,这些都有利于整个社会健康的生活环境的形成。

在整个生命过程中,从胎儿期开始一直到晚年都存在患慢性病的风险。目前慢性病的预防仍然是强调已知的危险因素(膳食不合理、身体活动不足、吸烟、滥用酒精等),生命全程观把注意力转向了第一级预防,注重这些危险因素和行为在儿童与青少年期的产生。人的生命包含一系列以某些特殊事件为标志的关键转折点,如出生、上学、升学考试、离开父母和家庭独立生活、参加工作、建立自己的家庭、成为父亲或母亲、工作的变动或被解雇、慢性病的发生、退休、丧偶或亲人朋友的逝世等,这些转折点又称生命过程的关键期。这些事件与生物学的病理改变和健康因素有着非常复杂的交互作用。慢性病的发生与发展以及人的生理功能的改变是由于危险因素长期累积的结果,它反映了人们在有害的自然和社会环境中累积风险的差异。

(二)生命周期理论

从受精卵发育起一个生命周期便开始了,经历生长和发育、成熟、衰老,最终死亡。尽管一般会按照生理特点将生命周期划分为不同的阶段,如胚胎时期、婴幼儿时期、儿童青少年时期、壮年和老年时期等,但实际上生命过程是一个连续变化的过程。生命周期的不同阶段之间,不仅相互形成递进的基础,甚至在相距较远的不同生命阶段之间也存在着相互影响。

目前,生命早期所处生理和营养环境、生长发育状态对成年期慢性病发生风险的影响,受到极大的关注。人类研究和动物实验阐述了"成人疾病胎儿起源"的发生机制,反映了宫内不良环境与成人后疾病的关联,这种现象也称为"胎儿规划"或"宫内编程"(见图1-1)。它认为宫内刺激能使胎儿产生永久性的应答反应,导致其成人后增加疾病的易感性。不仅如此,大量的流行病学资料也证明,出生后发育可塑期同样有着"规划"的功能。研究人员将慢性疾病程序化的敏感时期从宫内延续至婴儿期甚至儿童期,形成"健康和疾病的发育起源"(developmental origins of adult health and disease,DoHaD)学说,该理论表明人类在生命早期(胎儿期、婴儿期、儿童期)这一关键阶段经历的任何一种不良因素,都可能影响胎儿、婴幼儿的发育可塑性,带来表型特点的改变即组织和器官在结构与功能上会发生永久性或程序性改变,最终导致将来一系列儿童期、成年期疾病的发育源性改变,包括代谢性疾病、心血管疾病、癌症、精神行为异常等慢性病的发生与发展(见图1-2)。

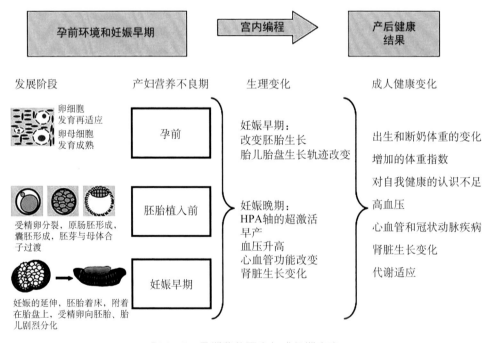

图 1-1 孕期营养不良与成年期疾病

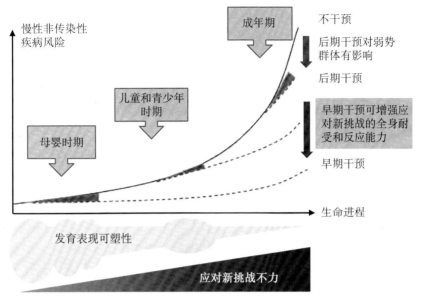

图 1-2 慢性非传染性疾病预防的生命全程观

（三）DoHaD 理论的形成

20 世纪 80 年代,英国学者 Barker 通过观察一系列流行病学资料发现,婴儿病死率、婴儿出生体重和胚胎期营养与成年后冠心病病死率之间存在关联。最初这些联系主要集中在支气管炎和心血管疾病方面。据此,Barker 于 1995 年提出了"支气管和心血管疾病的胎儿起源学说"。这方面的研究线索进一步推动了相关工作,各种研究从宫内发育进一步扩展到出生后生长发育,从宫内营养环境、生长发育状况,到出生后生长速率、营养水平与青少年时期、成年期以及中老年时期的动脉粥样硬化、冠心病、2 型糖尿病、中风、慢性支气管炎、骨质疏松症以及胰岛素抵抗和代谢综合征各要素等之间的关系,都陆续进入研究者的视线。一些研究利用一些国家经过饥荒灾害的人群所做的观察性研究,如荷兰饥荒研究,以及基于早产儿和低出生体重儿进行的长期队列观察资料,都形成了支持"人体发育可塑性"的研究证据。基于这些研究,在 2005 年加拿大多伦多举办的第三届国际疾病和健康的发育起源大会上,正式将"疾病的胚胎起源假说"重新命名为"疾病和健康的发育起源假说(DoHaD)"。

DoHaD 学说认为,生长发育的关键期不仅存在于子宫内和婴儿早期,而且还存在于童年和青春期。儿童和青少年时期同样是生长发育的敏感阶段,在该阶段,社交和认知技能、习惯、应对策略、态度和价值观都比成年后更容易获得,而在该阶段获得的这些能力和技能对生命历程的轨迹产生了重要影响。生命全程观还考虑了成年早期和中期的物质和社会环境的危险因素对长期健康所发挥的作用。此外,生命全程观不仅仅关注以上因素与生命早期生物和社会因素以及它们之间的相互作用(如宫内发育迟缓和成年后肥胖并存)对个人健康的影响,还关注其对几代人之间的健康产生的累积影响。同时,在整个生命过程中,社会经济状况决定了成年期健康和疾病的风险,目前生命全程观的方法也用于研究健康方面的社会不平等问题。因此,在该领域的进一步研究对全世界(特别是在发展中国家)将产生深远的意义,此举将有助于评估和优化采取措施的时机和方式,从而更经济有效地改善人民的健康状况。

(四) 生命早期营养的意义

生命早期营养对母子双方的近期和远期健康均会产生显著影响。孕前营养状况是确保良好孕期营养的基础,同时孕前营养状况对卵子和受精卵早期发育的影响,足以对子代健康产生深远影响。孕前营养状况不仅是预防先天性畸形风险的关键,而且影响子代认知和社会行为发展,降低子代远期慢性病风险。WHO提出,至2025年全面改善母亲、婴幼儿和儿童、青少年营养状况的6项目标,其中前3条均针对育龄女性也是基于这样的理论基础。孕期营养不良如铁缺乏、钙和碘摄入不足、维生素D缺乏等可导致孕母贫血、低蛋白血症和骨质疏松症,还会增加流产、早产、产后出血和产后感染的危险。母亲孕前低体重或者孕期营养不良容易发生宫内发育迟缓、低出生体重儿和小于胎龄儿。微量营养素摄入不足会导致胎儿组织和器官在结构、功能或者代谢方面的异常。

孕期营养不良也就意味着子代经历宫内饥荒,可增加子代成年期心血管疾病、原发性高血压、糖代谢异常、中心性肥胖和血脂异常风险。另一方面,孕期饮食过度、能量摄入与营养素摄入不均衡也会导致孕期糖尿病和代谢紊乱,仍然会增加子代患慢性疾病的风险。

婴儿出生后早期的喂养状况,不仅制约婴幼儿的早期体格发育、免疫功能发展、脑神经认知功能和智力发展,影响婴幼儿的存活和生长发育,而且也会对成年期各种慢性病的发病风险产生重要影响。大量研究显示,母乳喂养具有双向优势,既可以确保婴幼儿的良好生长发育,又可以很好地保障免疫功能的发展,增强儿童对感染性疾病的抵抗力,降低自身免疫性疾病,同时也有利于促进智力的发展。也是基于此理论基础,WHO特别强调,要努力保证给予每一个婴儿出生后6个月龄内的纯母乳喂养,并在此后及时添加辅食,并持续母乳喂养至出生后 2 岁。

三、生命全程的研究方法和工作策略

（一）生命全程的研究方法

成年期健康的生命全程观，即生命早期的生活经历对成年期健康起决定作用并不是一个全新的概念，而是 20 世纪上半叶公共卫生领域的主流模式。一些队列研究虽然证实了成年期的生活方式是慢性病发生与发展的主要病因，如吸烟是肺癌、冠心病和呼吸系统疾病的主要危险因素。然而，这些传统的危险因素对个体风险进行预测时却受到了限制，只能部分解释慢性病的疾病分布中存在社会和地理位置的差异。自 20 世纪 80 年代以来，随着日益成熟的出生队列和历史队列研究的复兴，研究人员开始重新投入生命全程观的流行病学研究。

简单来讲，生命全程观的概念模型可分成 4 类，即关键期模型（模型 1）、后效应修正的关键期模型（模型 2）、相互独立无相关性的损害风险累积模型（模型 3）和有相关性的损害风险累积（集群或连锁风险）模型（模型 4）。这些概念模型的提出都是建立在充分的证据基础上的。关键期模型是指在特定发育时期的损害将对器官、组织和身体系统的结构或功能产生持久或终生的影响。较多研究证据表明，后期的生活因素可能会改变这种早期风险。例如，与成年期正常体重人群相比，冠心病、高血压和胰岛素抵抗与低出生体重的相关性在成年期超重人群中更强（见图 1-3）。于是就产生了后效应修正的关键期模型（模型 2）。模型 3 和模型 4 的风险累积模型需要研究者关注生命阶段的每个具体的危险因素如

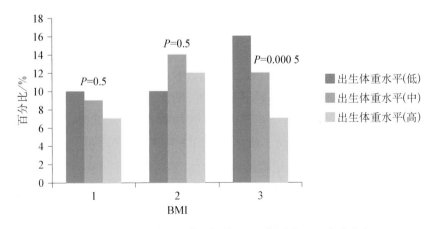

图 1-3 按出生体重和体重指数（BMI）划分的冠心病发病率

何联合以增强疾病的发生风险。但这两模型之间存在区别。模型 3 是研究无相关性的(独立的)损害如何逐渐累积从而对健康造成长期影响。但在一些条件下,危险因素往往以社会模式的方式集群。例如,生活在不利社会环境中的婴儿更有可能面临低出生体重的风险,且更容易遭受不良饮食、感染和被动吸烟的影响。这些暴露因素可能会增加他们发生儿童期和成年期呼吸道疾病的风险。而儿童反复发生呼吸道疾病可能会导致其生病缺课和教育程度低下,这反过来又增加了其在成年期吸烟和患呼吸系统疾病的连锁风险。这就是有相关性的损害风险累积(集群或连锁风险)模型(模型 4)。

目前生命全程的相关研究刚刚起步,关注点主要集中在生命早期的因素对成年期健康和老龄化的影响,所选用的队列和研究的具体疾病也不具有普遍性,因此在进行结果推断时还需要保持谨慎的态度。但是生命全程的方法具有深远的影响,它使我们在如何对健康进行投资上找到了答案。可以说健康与疾病防治的生命全程观在传统的成人生活方式与早期疾病起源之间架起了一座桥梁,它综合考虑了社会因素和物质因素的危害以及所导致的行为、生理因素在不同阶段的作用。与传统的生活方式干预相比,它更加强调危险因素对生命全程的累积影响,尤其强调在儿童青少年时期对一些不良生活方式的预防。它注重风险的累积,但不是简单地累加,而是时间与暴露的相互作用(在不同时期,危险因素有不同的作用机制)。诱发疾病的影响因素囊括了基因的微环境到整个社会乃至全球的宏观环境,而这些因素具有连续性,也给预防工作提供了机会。因此,生命全程理念也重视在此过程中提供的诸多干预机会。它有助于确定连锁风险和干预时间,特别是在关键的生命过渡时期(如青春后期至成年早期),此时采取防治措施将改变生命历程轨迹,对后续健康产生影响。

(二) 生命全程健康与疾病防治策略

老龄化是一个终生的过程。如图 1 - 4 所示,机体的生理功能(如通气功能、肌肉力量、心血管输出量)在生命早期(婴幼儿期、儿童青少年期)增加,在成年期早期达到高峰,随后逐渐下降。虽然机体生理功能的改变有其固定的规律,但是每个个体的轨迹并不完全一致。机体生理功能下降的速度在很大程度上取决于生活方式,如体力活动不足、膳食摄入不合理、滥用烟草和酒精等不良生活方式将使生理功能变化曲线出现较大幅度的下降,从而导致过早的伤残。在任何年龄下降的速率都具有可逆性,并且可受到个人生活方式、社会经济状况和国家政策等方面的影响。例如,文化程度低、贫困和不利的生活和工作条件可能会降低

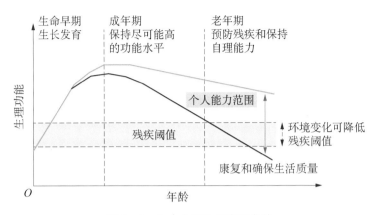

图 1-4 生命全程功能变化曲线

成年期和老年期的生活能力,而戒烟和适当的运动可降低冠心病的发生风险。

在这样的一个大背景下,中国出台了一系列的政策,如《营养改善工作管理办法》《"健康中国 2030"规划纲要》《国民营养计划(2017—2030)》等,这些规划立足全人群和全生命周期两个着力点,力求提供公平可及、系统连续的健康服务,实现更高水平的全民健康。相关的规划措施力求惠及全人群,不断完善制度、扩展服务、提高质量,使全体人民享有所需要的、有质量的、可负担的预防、治疗、康复、健康促进等健康服务,并突出解决好妇女儿童、老年人、残疾人、低收入等重点人群的健康问题。要覆盖全生命周期,针对生命不同阶段的主要健康问题及主要影响因素,确定若干优先领域,强化干预,实现从胎儿到生命终点的全程健康服务和健康保障,全面维护人民健康。

(汪之顼)

参考文献

[1] 郭清."健康中国 2030"规划纲要的实施路径[J].健康研究,2016,36(6):601-604.

[2] 翟凤英,张兵,张继国.《营养改善工作管理办法》解读[J].中国卫生标准管理,2010,1(5):38-39.

[3] 顾景范.《中国居民营养与慢性病状况报告(2015)》解读[J].营养学报,2016,38(6):525-529.

[4] 国务院办公厅.国民营养计划(2017—2030 年)[J].营养学报,2017,39(4):315-320.

[5] World Health Organization. The implications for training of embracing: A life

course approach to health [EB/OL]. 2002. WHO/NMH/HPS/00. 2.

[6] McMillen IC，MacLaughlin SM，Muhlhausler BS，et al. Developmental origins of adult health and disease：The role of periconceptional and foetal nutrition [J]. Basic Clin Pharmacol Toxicol，2008,102(2)：82 - 89.

[7] 汪之顼. 早期营养和生长对健康的影响[J].临床儿科杂志,2011,29(9)：898 - 900.

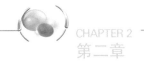

生命早期营养与表观遗传学

学习目的

了解 营养因子对 DNA 甲基化、组蛋白修饰以及 miRNA 的影响；了解生命早期营养对 DNA 甲基化的影响。

熟悉 孕期母体饮食和营养以及婴儿肠道菌群对表观遗传的影响与可能机制。

掌握 表观遗传学、营养表观遗传学、营养程序化、代谢程序化、成人疾病的胎儿起源学说、成人期代谢综合征等概念。

生命早期在分子和细胞水平发生的事件可导致婴儿终生表型改变，其分子机制是染色质的表观遗传修饰，改变了基因的表达和随后的表型。健康和疾病的发展起源研究已经确定了早期营养、表观遗传过程和以后生命阶段的疾病的联系。传统的营养学研究侧重于每天摄入足够的营养素以预防缺陷和促进人类健康。复杂的疾病不仅是养分摄取不足或能量供给不足的结果，而且还取决于营养物质与 DNA 的相互作用。表观遗传学（epigenomics）是指在没有细胞核 DNA 序列改变的情况下，基因功能的可逆、可遗传性改变。基因组含有两种遗传信息，包括 DNA 序列所提供的遗传信息以及表观遗传信息，比如 DNA 甲基化、组蛋白共价修饰、非编码 RNA 及基因组印记等。近年来提出的营养表观遗传学（nutriepigenomics）则是研究在没有改变 DNA 序列的情况下，营养素诱导的表观遗传修饰对人类健康的影响。对于个体的营养还必须考虑跨代、产前和产后的影响,因为在发育过程中关键时间点的表观遗传改变可能导致稳定的变化,并使个体易于患病。代谢综合征、癌症或中枢神经系统疾病、男性和女性之间的临床差异或单卵双胞胎的许多非孟德尔特征与胎儿和终生营养的表观遗传效应有关。从表观遗传学角度认识生命早期营养对远期健康的影响具有深远意义。

一、营养与疾病发育起源

英国 Barker 教授于 1986 年首先提出了成人疾病的胎儿起源学说,他通过研究一系列流行病学调查结果,发现成年后心脑血管疾病的发生与胎儿期宫内发育不良密切相关。暴露于宫内营养不良环境的胎儿会对环境做出调节或适应,优化营养供给,选择合适的生长轨迹,以保证重要脏器发育,使机体能够存活,这样的个体出生后对生活方式的改变更加敏感,易引发成年代谢相关疾病,从而提出了成人疾病的胎儿起源(fetal origins of adult disease,FOAD)学说。后来的研究进一步表明,不仅胎儿所处的环境,人类在生长发育过程中所处的各种环境都可能对以后生命阶段的疾病产生影响,因此成人疾病胎源性的概念进一步扩展为成人疾病的发育源性(development origin of adult disease,DOAD)。

调查发现,出生期和婴儿期低体重的群体在成人期冠心病的发生率更高。而且,一系列成人疾病如高血压、2 型糖尿病和血脂代谢异常等均与低出生体重相关,且这种相关性并不依赖于胎龄大小和成年后生活方式而独立存在。张晓铭等对 3 198 名研究对象组成的队列进行随访,最终纳入研究 936 例,结果显示低出生体重可增加儿童期及成年期女性罹患高血压的风险。Bazaes 等和曹国敏等对 5~7 岁儿童研究发现,极低出生体重儿中的小于胎龄儿比适于胎龄儿的胰岛素敏感性低,出生体重的变化与胰岛素抵抗指数明显相关。Roseboom 等对年龄为 50~58 岁(1943 年冬至 1947 年春出生)的 2 414 人进行队列研究,发现如果饥饿发生在母孕早期,则冠心病、血脂异常、血液黏稠度增加、抑郁、肥胖等的发病率升高,而糖不耐受和胰岛素抵抗则与整个孕期营养不足有关;另一方面,如果孕期营养过剩,导致孕妇体重增长过多以及巨大儿,也会增加不良妊娠结局。这些研究表明,出生时体重处于两个极端的婴儿,成年后发生肥胖和代谢综合征的危险性高于正常出生体重儿,这种现象科学家们称为"U 形关系"。生命早期的不良因素可导致后期疾病的发生已被广泛认可,宫内和宫外生长受限造成的营养不良与远期神经发育障碍等多种不良结局有关。出生后营养过剩也增加早产儿患病的危险,低出生体重儿非蛋白能量摄入过多、过快的追赶生长,与肥胖、2 型糖尿病和心血管疾病的发生有关。鉴于早期营养对生长的重要作用,Lucas 提出"营养程序化"(nutrition programming)的概念,即在发育关键期或敏感期的营养状况将对机体和各器官功能产生长期甚至终生的影响,此机制可能是早期不良营养环境刺激机体产生适应性的克隆选择,从而使组织细胞数量成比例永久性地改变。随后,Sullivan 等又提出了"代谢程序化"(metabolism programming)的概念,即生后对不利营养环境的适应使胰岛内分泌功能和结构改变,胰岛素靶器官敏感性下降,这种改变可持续至成年期,导致 2 型糖尿病易感性增加。

二、早期营养与表观遗传的关系

多种营养素均可对基因表达实时调控而影响机体生理、病理过程,且可以通过对基因的表观修饰改变机体的遗传特性,将其传递给后代。这些营养素作为蛋白质的结构成分、酶的辅助因子或甲基供体,参与基因表达、DNA 合成、DNA 氧化损伤的预防以及维持 DNA 甲基化的稳定等。母体遗传给后代的 DNA 从胚胎期即开始受到突变的威胁,例如点突变、碱基修饰、染色体改变、RNA 干扰和基因沉默。上述 DNA 改变除来自机体内部自然发生外,大多由外界环境因素引发。某些特殊的微量营养素缺乏也可导致基因损伤,不仅引起宫内胎儿发育异常,还可增加出生后患恶性肿瘤的风险。

表观遗传学包括从一个细胞世代复制到下一个基因组的标记的改变,这可能改变基因表达,但不涉及初级 DNA 序列的改变。营养因子可能引起三种不同但密切相互作用的表观遗传机制,即 DNA 甲基化、组蛋白修饰和非编码microRNA(miRNA,微小 RNA)等,它们共同负责调节特定基因表达的强度和时间,这种作用不仅存在于胚胎和胎儿发育的细胞分化过程中,而且贯穿整个生命过程。

(一)营养因子对 DNA 甲基化的影响

DNA 甲基化是正常发育的重要组成部分。营养因子可以改变与基因表达密切相关的特异性启动子的 DNA 甲基化。一部分胞嘧啶残基在翻译后通过将甲基连接到胞嘧啶环上的位置而被修饰,通常这种甲基化在胞嘧啶磷酸鸟嘌呤二核苷酸(CpG)中。在人类基因组的大约一半基因中,发现未甲基化的 CpG 聚集在称为 CpG 岛的结构域基因的 50 个末端;当这些岛中的 CpG 未甲基化时,基因转录正常进行,但当部分或全部 CpG 变成甲基化时,基因转录被切断。

叶酸对 DNA 甲基化具有显著影响,因为叶酸携带甲基,并最终将该甲基用于合成腺苷甲硫氨酸(AdoMet),这是 DNA 甲基化反应的独特甲基供体。然而,叶酸不是 DNA 甲基化的唯一决定因素,因为其他甲基供体营养物如蛋氨酸、胆碱、甜菜碱和维生素 B_2、B_6 和 B_{12} 也可以改变 DNA 甲基化状态。由于怀孕期间叶酸缺乏与神经管缺陷的风险增加有关,因此,低膳食叶酸的 DNA 甲基化的异常重编程被认为是一种候选机制。动物实验研究显示,限制围生期饮食中的叶酸、维生素 B_{12} 和蛋氨酸可诱导成年后代的肥胖,限制并改变营养因子在生命早期的暴露可能是关键性的,因为生长和发育组织的可塑性意味着它们塑造了机体对后来的挑战做出反应的方式。Barker 等对荷兰饥荒时期孕妇的营养状况研究后发现,孕期营养缺乏对后代心血管疾病、糖代谢异常、高血压病、中心性肥胖和血脂异常等一系列代谢性疾病的发生均具有重要影响。动物实验也发现,成年期严重的健康问题起源于生命早期,比如给孕期小鼠补充叶酸、胆碱、维生素 B_{12}、锌等甲基供体可以增加子代 agouti 基因甲基化水平,使 agouti 蛋白表达减少,引起子代小鼠的皮毛颜色改变,同时预防成年期肥胖的发生。大鼠孕期蛋白质营养不良可导致子代瘦素、肝脏糖皮质激素受体和过氧化物酶体、增殖因子活化受体的基因启动子甲基化和基因表达改变,进而引起能量代谢异常和代谢综合征的发生。而在新生儿期补充瘦素或孕期补充叶酸,则可以逆转基因甲基化和表达的异常,从而预防肥胖等代谢综合征的发生。

所有这些研究表明,营养因子诱导的 DNA 甲基化不仅在胎儿时期,而且在整个生命过程中都起着关键的调节作用。有研究表明,一种新的表观遗传修饰——5-羟甲基胞嘧啶,起着关键作用。羟甲基化似乎与更高程度的多能性有关,并且基因组中羟甲基化和甲基化之间的平衡与多能性和谱系承诺之间的平衡是紧密联系在一起的。这种新的表观遗传标记——羟甲基化,可能有助于改进再生医学的发展策略。

(二)营养因子对组蛋白修饰的影响

组蛋白包括 H1、H2A、H2B、H3 和 H4 5 种,H2A、H2B、H3 和 H4 组蛋白各两个分子形成一个八聚体,真核生物中的 DNA 缠绕在此八聚体上形成核小体,组蛋白 H1 把每个核小体连接到一起。在 5 种组蛋白中,H1 的 N 端富含疏水氨基酸,C 端富含碱性氨基酸,H2A、H2B、H3 和 H4 都是 N 端富含碱性氨基酸(如精氨酸、赖氨酸),C 端富含疏水氨基酸(如缬氨酸、异亮氨酸)。在组蛋白中带有折叠基序的 C 端结构域与组蛋白分子间发生相互作用,并与 DNA 的缠绕有关。与仅通过甲基化修饰的 DNA 相反,组蛋白 N 端可同其他调节蛋白和 DNA 作用,且富含赖氨酸,具有高度精细的可变区。组蛋白 N 端尾部的 15～38 个氨基酸残基是翻译后修饰,包括乙酰化与去乙酰化、磷酸化与去磷酸化、甲基化与去甲基化、泛素化与去泛素化、ADP 核糖基化等。

组蛋白乙酰化是获得最广泛研究的表观遗传机制之一。研究认为组蛋白尾部乙酰化是增强基因对转录机制的可访问性,而去乙酰化尾部被高度充电,并且认为与 DNA 骨架紧密相关,从而限制了基因对转录因子的可访问性。有趣的是,已公认组蛋白脱乙酰酶(histone deacetylase,HDAC)抑制剂为新的潜在抗癌药物,因为它们通过增强某些促凋亡或细胞周期介导基因的表达而诱导细胞周期停滞和凋亡。与癌症治疗不同,有证据表明膳食化合物如丁酸酯、二烯丙基二硫醚和萝卜硫素作为 HDAC 的弱配体,可显示出 HDAC 抑制活性。膳食化合物的作用机制假设是,DNA 染色质相互作用保持在 HDAC 共阻遏复合物存在的约束状态,HDAC 抑制剂促使组蛋白乙酰转移酶共激活剂(HAT CoA)配合物将乙酰基转移到组蛋白中的赖氨酸尾部,由此减弱与 DNA 的相互作用,促进转录因子的进入和基因激活。

不同的膳食化合物如丁酸、生物素、硫辛酸、大蒜有机硫化合物和维生素 E 的代谢物具有与 HDAC 抑制剂相似的结构特征。膳食化合物具有抑制癌细胞表观遗传沉默基因的能力,并激活在正常细胞中的这些基因,对癌症的预防和治疗具有重要意义。而且,针对饮食中 HDAC 抑制剂及其通过表观遗传机制影响其他慢性疾病,如心血管疾病、神经退行性变和老化的研究也在不断进行中。

（三）营养因子对 miRNA 的影响

RNA 不仅是 DNA 和蛋白质之间的信使,而且整个真核基因组的转录产生无数的非蛋白质编码 RNA 物种,显示复杂的重叠模式的表达和调节。miRNA 是编码在基因组中的小分子 RNA,可以在控制基因表达方面产生深远的影响。miRNA 结合它们的靶 mRNA 并下调其稳定性和翻译。每个 miRNA 可能有许多靶点,并且每个 mRNA 可以由不止一个 miRNA 调节。miRNA 在控制 DNA 甲基化和组蛋白修饰中发挥重要作用,产生高度控制的反馈机制。有趣的是,表观遗传机制,如启动子甲基化或组蛋白乙酰化也可以调节 miRNA 的表达。表观遗传学和 miRNA 之间的关系已经表明,通过改变细胞增殖和凋亡在癌变中起着重要的作用。姜黄素、染料木素和维 A 酸是通过 miRNA 减少致癌作用的生物活性食品成分。miRNA 不仅参与癌变,而且参与胰岛素抵抗和其他相关疾病的发生。甲基缺乏型饮食的动物模型研究表明,miRNA 表达的改变是肝癌和非酒精性脂肪性肝炎引起的饮食甲基缺乏症发展中的一个基本事件。与饲喂标准饮食的猪相比,喂食高胆固醇饮食的猪也观察到 miRNA 的改变,表明 miRNA 在肥胖中具有潜在影响。虽然长的非编码 RNA 是目前了解最少的非蛋白质编码 RNA 物种,但近来有证据表明它们在转录调控、表观遗传调控和疾病发生与发展中起着一定的作用。在这方面,还需要更多的研究来评估表观遗传修饰剂和非蛋白编码 RNA 物种的治疗潜力。

三、孕期母体饮食引起的表观遗传机制

在动物模型中获得的流行病学和实验数据表明,妊娠和哺乳期的营养不足或过度营养都会对后代的生理和结构表型产生稳定的改变。在大鼠中,适度限制母体饮食蛋白质可改变后代的表型,如表现为高血压、血脂异常和糖代谢受损。然而,这些异常可以通过补充叶酸来逆转。已经证明,妊娠期间母体蛋白质限制性饮食诱导的表型改变包括特定基因中 DNA 甲基化和组蛋白修饰的改变,如糖皮质激素受体(下调 33%)和肝脏中的 PPARα(下调 26%);不过,在妊娠期和哺乳期大鼠的高蛋白摄入也会导致雄性后代血压升高,而雌性后代具有较高的体质量和脂肪质量增加;推测这些效应也通过表观遗传机制介导。Maurer 等研究表明,妊娠期和哺乳期母体的高蛋白饮食,而不是高益生元纤维饮食对后代大鼠糖、脂代谢相关基因的表达有负面影响。这些早期的改变可能是基于表观遗传机制,对肥胖和代谢综合征的发展可能有长期的影响。

临床研究表明,代谢综合征和糖尿病发生风险较高的人群是出生时小于胎龄且在儿童早期体重过重的成年人。低出生体重和出生后追赶生长与迟发性疾病之间的关联是由于胰岛素抵抗的早期发展。动物实验研究表明,产前营养不足引起胰岛新生,损害 β 细胞的再生能力。这可以解释 β 细胞在衰老过程中无法适应,加重了葡萄糖耐量异常。限制蛋白质摄入的大鼠模型显示,母体低蛋白饮食导致后代对胰岛素抵抗的敏感性增加,并且这种效应归因于较低的细胞增殖而减少的 β 细胞量。Pinney 等研究了一种影响 β 细胞功能和发育的重要转录因子——胰十二指肠同源盒 1(PDX-1)基因启动子的表观遗传事件,其表达在宫内生长迟缓(IUGR)中降低,促进成年期糖尿病的发展。IUGR 导致 PDX-1

的转录抑制是由于组蛋白去乙酰化和随后的主要转录因子与 PDX‐1 启动子的结合丢失。在新生儿阶段,这种表观遗传过程是可逆的,或许可以定义为防治糖尿病发展的重要时间窗。在出生后组蛋白去乙酰化进展,其次是组蛋白 H3 赖氨酸 4(H3K4)三甲基化显著降低,组蛋白 H3 赖氨酸 9(H3K9)在 IUGR 胰岛中的二甲基化显著增加。H3K4 三甲基化通常与基因转录活性相关,而 H3K9 二甲基化通常是抑制性染色质标记。这些组蛋白修饰的进展与 PDX‐1 表达的逐渐减少相平行,这与曾有 IUGR 的成人糖尿病时胰腺的沉默状态相一致。

除了产前营养不良模型,在产前营养过剩的情况下,子宫内的新陈代谢也可能发生变化。在妊娠期和哺乳期增加膳食脂肪摄入易导致后代在成年期发生代谢综合征样表型。母亲高脂饮食可通过多种表观遗传修饰来改变代谢相关的特殊基因的表达,这种遗传修饰以基因甲基化改变为多见,如 Vucetic 等发现多巴胺重摄取转运子基因、阿片受体基因和前脑啡肽原基因的启动子呈现低甲基化水平,从而引起子代脑内多巴胺基因和阿片相关基因的表达增加,可能会激发子代对美味可口食物的喜好,通过行为改变来增加子代肥胖等的发生风险。母体高脂饮食也会出现特殊基因的组蛋白修饰,从而影响基因转录活性。Strakovsky 等发现高脂饮食母鼠的子代肝脏中磷酸烯醇式丙酮酸羧激酶(*PCK1*)基因发生组蛋白修饰,导致 *PCK1* 基因表达增加,而 *PCK1* 是调控糖异生的关键酶,因此子代肝糖异生能力增强,糖生成过度,血糖水平升高,导致其儿童期及成人期发生 2 型糖尿病的潜在风险增加。此外,母体高脂饮食也可引起子代出现 miRNA 的改变。有研究发现,高脂饮食母体其子代 5.7%(总共 579 种)的 miRNA 表达发生改变,其中 23 种表达下降,包括 miRNA‐709、‐122、‐192、‐194、‐26a、‐let7s、‐494 及‐483 等,这些关键的 miRNA 变化可干扰生长及脂代谢等相关基因的表达,从而引起代谢性疾病的发生。

四、微生物、表观遗传学与生后早期营养

研究结果清楚地显示,出生后的早期环境包括营养,也是成人健康的重要决定因素。环境暴露,如早期婴儿饮食,被认为会影响肠道微生物的发育和功能。肠道菌群在健康免疫应答的建立和维持中起着至关重要的作用。研究认为,用共生细菌对婴儿肠道进行延迟定植或微生物区系的改变,是免疫变态反应性慢性疾病如过敏和自身免疫性疾病发展的高危因素。而在以后的生活中,免疫偏离可能是肠黏膜在早期阶段细菌压力不足的结果。在这个早期阶段发生的各种

表观遗传修饰,可以解释后期免疫和总体健康状况的异常编程。虽然表观遗传学在新生儿出生后的编程作用还有待证实,但似乎存在一个婴儿易受伤害的窗口期。例如,用单一细菌物种恢复微生物分布,可能对预防和治疗过敏性和炎症性疾病有效,但只有在新生儿期发生时才有效。上述观察结果表明,益生菌具有恢复肠道微生物群平衡的潜力,可以有效地预防慢性免疫介导性疾病的发展。益生菌的确切作用机制还有待充分了解,但可以假设,益生菌的生物功能可能是表观遗传修饰的结果。益生菌的一个重要作用是发酵食物中的化合物产生短链脂肪酸(short chain fatty acid,SCFA)。研究益生菌对 SCFA 生产的影响和 SCFA 的表观遗传作用将有助于了解微生物与过敏或自身免疫性疾病之间的联系。SCFA 中的丁酸酯是人体膳食纤维微生物发酵的主要终产物,在维持肠道稳态和整体健康状况中起着重要作用。丁酸对胃肠道的影响是多种多样的,具有抗炎和抗癌等多种功能,在人类医学中具有很高的治疗潜力。鉴于益生菌在生产 SCFA 中的作用,益生菌可能是预防或治疗慢性炎症性疾病的另一种方法。一项随访至 7 岁的纵向前瞻性研究显示,早期暴露组合,包括分娩方式(阴道或剖腹产)、孕产妇孕前 BMI 和婴儿期抗生素(小于 6 个月龄)使用,可影响儿童发生超重的风险,这种效应可能通过微生物菌群的建立和多样性的影响来解释。Wang 等发现肠道菌群依赖性的代谢性磷脂酰胆碱代谢与心血管疾病发病机制之间的直接联系是死亡和发病的主要原因,提示适当的益生菌干预可以作为预防和治疗动脉粥样硬化性心脏病及其并发症的治疗策略。在这方面,重要的是在产后饮食控制的动物模型中评估特定营养素对甲基化和组蛋白修饰的影响,母乳喂养的益处可能是能在婴儿肠道中建立有益菌群,且不论菌群的来源是什么。

五、生命早期营养对 DNA 甲基化、衰老的影响

有证据表明,早期生活环境,特别是营养,在早期生活中可以引起 DNA 甲基化的长期变化,导致对一系列衰老相关疾病的易感性改变。衰老是生物体内变化的积累,导致应激反应的减少、稳态的受损、非传染性疾病的风险升高和最终死亡。众所周知,基因型在衰老过程中起着重要的作用,因为基因突变,即使是在单个基因中也已经证明对长寿和与年龄相关的疾病的发病有显著的影响。然而表观遗传过程也可以改变衰老过程。

对蜜蜂的 DNA 甲基化的研究,是证明饮食如何改变表型和寿命最好的一

个例子。蜂王和工蜂在遗传上是相同的,但它们的形态、繁殖能力和寿命不同,蜂王的寿命是工蜂的 20 倍。Maleszka 等发现,如果雌性幼虫在蜂王浆存在的情况下孵育,它们就发育成蜂王,而如果幼虫在没有蜂王浆的情况下孵育,则发育成不育的工蜂。然而即使在没有蜂王浆的情况下,使幼虫体内的甲基化转移酶 3(DNMT 3)表达沉默,也会增加幼虫发育成蜂王的比例。这表明营养可以深刻地影响表型,并通过 DNA 甲基化来实现。

总之,母婴饮食对非传染性慢性成人疾病的发展可能具有持久的影响,特别是所谓的代谢综合征如胰岛素抵抗、2 型糖尿病、肥胖、血脂异常和心血管疾病。不同的表观遗传机制至少可部分解释在早期关键发育阶段的饮食因素可能会影响成年期代谢性疾病易感性的方式。母体营养不足和营养过剩可能与控制脂质和碳水化合物代谢的基因相互作用,从而引起表观遗传调控的改变。早期出生后的环境,包括营养,可能是一个重要的决定性因素,通过影响肠道微生物的发展和功能影响着成人健康。研究认为,益生菌通过生产 SCFA 引起的表观遗传机制,是了解它们如何调节从肠道到整体健康状况的众多健康促进作用的关键。近期在理解表观遗传现象方面取得的进展,很大程度上是由于技术进步,使研究人员能够精确定位蛋白质的基因组位置,这些蛋白质可以包裹和调节 DNA 的获取。关于早期生活对营养表观遗传学影响,尽管有所进展,但了解仍然有限。需要使用最新技术对人类受试者进行进一步研究,以更好地了解营养素或生物活性食品组分如何维持人体的健康,以及通过可变形表观遗传来预防疾病的机制。此外,鉴于表观遗传标记的可塑性及其对饮食因素的反应性,表观遗传标记作为干预研究的健康生物标志物的发展具有潜力,指导孕期良好的饮食习惯可以减少表观遗传修饰的有害影响,大大减少子代患代谢性疾病的风险,使优化膳食防治多种疾病成为可能。

(周 伟)

参考文献

[1] Remely M, Stefanska B, Lovrecic L, et al. Nutriepigenomics:The role of nutrition in epigenetic control of human diseases [J]. Curr Opin Clin Nutr Metab Care, 2015,18(4):328 - 333.

[2] Perera F, Herbstman J. Prenatal environmental exposures, epigenetics, and

disease［J］. Reprod Toxicol，2011,31(3)：363－373.

［3］ Vanden Berghe W. Epigenetic impact of dietary polyphenols in cancer chemoprevention：Lifelong remodeling of our epigenomes［J］. Pharmacol Res，2012,65(6)：565－576.

［4］ Barker DJ，Eriksson JG，Forsén T，et al. Fetal origins of adult disease：strength of effects and biological basis［J］. Int J Epidemiol，2002,31(6)：1235－1239.

［5］ 罗琼,黄荷凤.发育源性成人疾病及其发生机制的研究进展［J］.国际妇产科杂志,2008,35(3)：222－224.

［6］ 张晓铭,张美仙,侯冬青,等.出生体重对儿童期和成年期高血压影响的队列研究［J］.中国循证儿科杂志,2011,6(2)：199－204.

［7］ Basaes RA，Alegria A，Pittaluga E，et al. Determinants of insulin sensitivity and secretion in very low-birth-weight children［J］. J Clin Endocrinol Metab，2004,89(3)：1267－1272.

［8］ 曹国敏,韩汝棠.宫内发育迟缓与儿童代谢综合征发生机制的研究现状［J］.中国新生儿科杂志,2006,21(6)：377－379.

［9］ Roseboom T，de Rooij S，Painter R. The Dutch famine and its long-term consequences for adult health［J］. Early Hum Dev，2006,82(8)：485－491.

［10］ 李晓南.早期营养对远期健康的影响［J］.中国儿童保健杂志,2010,18(9)：635－637.

［11］ Lucas A. Long term programming effects of early nutrition-implications for the preterm infant［J］. J Perinatol，2005,25(Suppl 2)：S2－6.

［12］ Sullivan EL，Grove KL. Metabolic imprinting in obesity［J］. Forum Nutr，2010,63：186－194.

［13］ Mathers JC. Early nutrition：impact on epigenetics［J］. Forum Nutr，2007,60(1)：42－48.

［14］ Steegers-Theunissen RP，Obermann-Borst SA，Kremer D，et al. Periconceptional maternal folic acid use of 400 microg per day is related to increased methylation of the IGF2 gene in the very young child［J］. PLoS One，2009,4(11)：e7845.

［15］ Barker DJ. The developmental origins of adult disease［J］. J Am Coil Nutr，2004,23(6 Suppl)：588S－595S.

［16］ Feng S，Jacobsen SE，Reik W. Epigenetic reprogramming inplant and animal development［J］. Science，2010,330(6004)：622－627.

［17］ Gluckman PD，Hanson MA，Cooper C，et al. Effect of in utero and early life conditions on adult health and disease［J］. N Engl J Med，2008,359(1)：61－73.

［18］ Ficz G，Branco MR，Seisenberger S，et al. Dynamic regulation of 5-hydroxymethylcytosine in mouse ES cellsand during differentiation［J］. Nature，

2011,473(7347):398－402.

[19] Delage B, Dashwood RH. Dietary manipulation of histone structure and function [J]. Annu Rev Nutr, 2008,28:347－366.

[20] Dashwood RH, Ho E. Dietary histone deacetylase inhibitors: from cells to mice to man [J]. Semin Cancer Biol, 2007,17(5):363－369.

[21] Pogribny IP, Starlard-Davenport A, Tryndyak VP, et al. Difference in expression of hepatic microRNAs miR－29c, miR－34a, miR－155, and miR－200b is associated with strain specific susceptibility to dietary nonalcoholic steatohepatitis in mice [J]. Lab Invest, 2010,90(10):1437－1446.

[22] Cirera S, Birck M, Busk PK, et al. Expression profiles of miRNA－122 and its target CAT1 in minipigs (Sus scrofa)fed a high cholesterol diet [J]. Comp Med, 2010;60(2):136－141.

[23] Ponting CP, Oliver PL, Reik W. Evolution and functions of long noncoding RNAs [J]. Cell, 2009,136(4):629－641.

[24] Armitage JA, Khan IY, Taylor PD, et al. Developmental programming of the metabolic syndrome by maternal nutritional imbalance: how strong is the evidence from experimental models in mammals [J]. J Physiol, 2004,561(Pt 2):355－377.

[25] Sandovici I, Smith NH, Nitert MD, et al. Maternal diet and aging alter the epigenetic control of a promoter-enhancer interaction at the Hnf4a gene in rat pancreatic islets [J]. Proc Natl Acad Sci USA, 2011,108(13):5449－5454.

[26] Armitage JA, Taylor PD, Poston L. Experimental models of developmental programming: consequences of exposure to an energy rich diet during development [J]. J Physiol, 2005,565(Pt 1):3－8.

[27] Thone-Reineke C, Kalk P, Dorn M, et al. High-protein nutrition during pregnancy and lactation programs blood pressure, food efficiency, and body weight of the offspring in a sex-dependent manner [J]. Am J Physiol Regul Integr Comp Physiol, 2006,291(4):R1025－R1030.

[28] Xita N, Tsatsoulis A. Fetal origins of the metabolic syndrome [J]. Ann N Y Acad Sci, 2010,1205:148－155.

[29] Cianfarani S, Germani D, Branca F. Low birth weight and adult insulin resistance: the 'catch-up growth' hypothesis [J]. Arch Dis Child Fetal Neonatal, 1999,81(1):F71－F73.

[30] Garofano A, Czernichow P, Bre'ant B. Impaired b-cell regeneration in perinatally malnourished rats: a study with STZ [J]. FASEB J, 2000,14(15):2611－2617.

[31] Petrik J, Reusens B, Arany E, et al. A low protein diet alters the balance of islet cell replication and apoptosis in the fetal and neonatal rat and is associated with a

reduced pancreatic expression of insulin-like growth factor-II [J]. Endocrinology, 1999,140(10): 4861 – 4873.

[32] Pinney SE, Simmons RA. Epigenetic mechanisms in the development of type 2 diabetes [J]. Trends Endocrinol Metab, 2010,21(4): 223 – 229.

[33] Vucetic Z, Kimmel J, Totoki K, et al. Maternal high-fat diet alters methylation and gene expression of dopamine and opioid-related genes [J]. Endocrinology, 2010,151(10): 4756 – 4764.

[34] Strakovsky RS, Zhang X, Zhou D, et al. Gestational high fat diet programs hepatic phosphoenolpyrnvate carboxykinase gene expression and histone modification in neonatal offspring rats [J]. J Physiol, 2011,589(Pt 11): 2707 – 2717.

[35] Zhang J, Zhang F, Didelot X, et al. Maternal high fat diet during pregnancy and lactation alters hepatic expression of insulin like growth factor-2 and key microRNAs in the adult offspring [J]. BMC Genomics, 2009,10: 478.

[36] Ajslev TA, Andersen CS, Gamborg M, et al. Childhood overweight after establishment of the gut microbiota: The role of delivery mode, pre-pregnancy weight and early administration of antibiotics [J]. Int J Obes (Lond), 2011,35(4): 522 – 529.

[37] Wang Z, Klipfell E, Bennett BJ, et al. Gut flora metabolism of phosphatidylcholine promotes cardiovasculardisease [J]. Nature, 2011,472(7341): 57 – 63.

[38] Poroyko V, White JR, Wang M, et al. Gut microbial gene expression in mother-fed and formula-fed piglets [J]. PLoS One, 2010,5(8): e12459.

[39] Maleszka R. Epigenetic integration of environmental and genomic signals in honey bees [J]. Epigenetics, 2008,3(4): 188 – 192.

[40] Kucharski R, Maleszka J, Foret S, et al. Nutritional control of reproductive status in honeybees via DNA methylation [J]. Science, 2008,319(5871): 1827 – 1830.

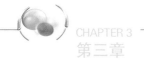

食 物 营 养

了解 食物营养价值的内涵。

熟悉 食物的分类方法,每一类食物的营养成分特征,营养价值及膳食地位。

掌握 《中国居民平衡膳食宝塔》的食物分类,以及每一类食物的常见食品。

　　人体所需要的能量和营养素主要是靠食物获得。各种食物由于所含能量和营养素的种类和数量能满足人体营养需要的程度不同,故营养价值有高低之分。含营养素种类齐全,数量及其相互比例适宜,易被人体消化吸收利用的食物,营养价值相对较高;所含营养素种类不全,或数量欠缺,或相互比例不适当,不易为机体消化吸收利用的食物,其营养价值相对较低。自然界的食物都各具特色,其营养价值各不相同。

　　营养素的种类和含量可因食物的种类、品系、部位、产地和成熟程度等不同而存在一定的差异,但这种差异在很多情况下并不具有太大意义。食品在生产、加工、贮藏、运输、销售、烹调直至食用前的各个环节中,都可能发生营养素的损失,也可能遭受某些有害物质的污染,从而引起食品的营养价值降低,卫生质量下降,出现一些对健康可能会有显著影响的变化。因此,了解各种食物的营养价值以及根据营养价值而对事物进行的分类,是学习营养学非常重要的内容。如果对食物营养缺乏了解的话,即使从生物化学角度对人体营养需要(营养素)有很清晰的了解，在营养健康实践中探讨营养改善措施时，也会有隔靴搔痒的感觉。

一、食物分类概述

食物可以按照不同的方法进行分类，不同领域可能会采用不同的分类方法。举一个简单的例子，在贸易领域，可以分为国产食品和进口食品。当然，我们在此处讨论食物分类，是按照营养学的需要，依据食物的营养价值特征进行分类。由于我们的食物通常就是自然界中的动植物组织，所以在依据营养价值分类，难免要考虑食物材料来源，个别时候还要考虑加工方式或加工程度等。由于在生物学领域对动物、植物和微生物已有系统完善的分类方法，而生物体的进化程度和亲缘关系与其组织构成特点密切相关，因此在食物分类时，也常常结合动植物的生物学分类。

人类食用的食物种类繁多，从基本原材料（食材）到各种形式的加工食品，内涵各不相同，因此单一分类往往不能满足需要。这里首先介绍食物原材料及主要加工品的分类（见表 3-1）。

表 3-1　营养学对食物原材料及主要加工品的常见分类方法

食 物 分 类		常 见 食 物 举 例
谷类薯类及杂豆	小麦及制品	面粉、馒头、挂面、鲜面条、面片、面包
	稻米及制品	大米、大米粥、年糕
	杂粮	小米、小米粥、玉米、玉米粥、燕麦片
	杂豆	绿豆、红小豆
	薯类	红薯、马铃薯
植物性食物	嫩茎叶薹花	菠菜、卷心菜、空心菜、油菜、油麦菜、生菜、木耳菜、苋菜、韭菜、大葱和小葱、香椿、芹菜、莴苣、茼蒿、蒜苗、蒜薹、韭菜薹、菜花、西兰花、茭白、槐花、白菜
蔬菜	根茎类	胡萝卜、萝卜、马铃薯、芋头、山药、芦笋、竹笋、洋葱、大蒜、莲藕
	瓜果类	黄瓜、西葫芦、丝瓜、南瓜、冬瓜、苦瓜、瓠瓜
	茄类	茄子、番茄
	鲜豆类	豆角、芸豆、荷兰豆、毛豆、豌豆、眉豆、黄豆芽、绿豆芽
	菌藻类	蘑菇、木耳、香菇、紫菜、海带

（续表）

食 物 分 类			常见食物举例
	水果	仁果类	苹果、梨、柿子、山楂、木瓜
		核果类	桃子、杏子、李子、樱桃、桂圆、杨梅、大枣
		橘果类	柑橘、柚子
		瓜果类	西瓜、甜瓜（包括哈密瓜）
		浆果类	草莓、番茄、猕猴桃、桑椹、石榴、葡萄、葡萄干
		热带水果	香蕉、菠萝、荔枝、芒果、火龙果、山竹
	大豆和大豆制品	原豆类	黄豆、青豆、黑豆、大豆油
		豆制品类	北豆腐、南豆腐、豆腐脑、豆腐皮、豆腐干、腐竹
	坚果类	草本类坚果	花生、花生油、芝麻、芝麻油、莲子、葵花籽、葵花籽油、黑瓜子、开心果、南瓜子
		木本类坚果	核桃、松子、栗子
	油料植物		菜籽油、亚麻籽油、椰子油、棕榈油
动物性食物	畜禽肉类	畜肉及内脏类	瘦猪肉、猪排骨、猪肝、猪肾、猪蹄、猪血、火腿肠、烤肉、香肠、腊肉、肉松、瘦牛肉、牛肉干
		禽肉及内脏类	鸡块、鸡脯肉、鸡腿、鸡翅、鸡爪、鸡脖、鸡心、鸡肝、鸡胗
	鱼虾贝等甲壳类	淡水鱼类	鲫鱼、鲤鱼、鲢鱼、草鱼、鳊鱼、鲂鱼、鳟鱼、鳝鱼、泥鳅、鲶鱼、乌鳢、鳜鱼、鳡鱼
		海鱼类	带鱼、鲅鱼、黄花鱼、鲆鱼、鳕鱼、三文鱼、鲳鱼、鲈鱼、石斑鱼、鱿鱼、鱿鱼片、烤鱼片、墨鱼
		虾蟹类	虾、海米、虾皮、小龙虾、螃蟹（大闸蟹、梭子蟹）
		贝类	蛤蜊、扇贝、带子、牡蛎、海螺、毛蚶、蚬蛏、鲍鱼
	蛋类		鸡蛋、鸭蛋、鹅蛋、鹌鹑蛋、咸鸭蛋、蛋黄
	乳和乳制品		牛奶、羊奶、炼乳、全脂奶粉、酸奶、奶酪、奶油、乳清粉、婴儿奶粉、老年奶粉
微生物食物			酵母、微藻、蔬菜中的藻类、益生菌
矿物性食物			食盐、石膏、盐卤、钙片、铁剂

　　在日常生活中，有很多食物往往不再是单一的食材，或单一食材的简单加工品（如面粉、牛肉干等），而是有多种食材加工制成的食品，这些食品往往又分为

糕点、糖果、调味品、腌渍蔬菜、水果、酒水、饮料、方便食品、婴幼儿辅食、婴幼儿代乳品等。

依据食品的营养价值特征,为了帮助广大居民通过平衡膳食获得更加全面、合理的营养,中国营养学会在 2016 年颁布的《中国居民平衡膳食宝塔》中,将食物分为 10 类,分别是谷类薯类及杂豆、蔬菜、水果、畜禽肉类、鱼虾贝类、蛋类、奶及奶制品、大豆及豆制品、坚果类、烹调油脂类(见表 3 - 2)。

表 3 - 2 《中国居民平衡膳食宝塔 2016》中食物分类

膳食宝塔分层		食 物 分 类
第五层	加碘食盐、油	食盐(碘盐)
		第 10 类 烹调油脂类
第四层 坚果	奶类及奶制品、大豆类及	第 9 类 坚果类
		第 8 类 大豆及豆制品
		第 7 类 奶及奶制品
第三层	肉禽蛋鱼类	第 6 类 蛋类
		第 5 类 鱼虾贝类
		第 4 类 畜禽肉类
第二层	蔬菜水果类	第 3 类 水果
		第 2 类 蔬菜
第一层	谷类薯类及杂豆	第 1 类 谷类薯类及杂豆

二、各类食物的营养价值及特征

(一)谷类薯类及杂豆

对应于《中国居民平衡膳食宝塔》最底层的食物构成。含有较高的淀粉含量,是膳食中能量的主要来源。

1. 谷类食物

谷类食物是单子叶植物纲禾本科植物的种子和加工品,如小麦、稻米、玉米、小米、大麦、青稞、高粱、薏米、燕麦、荞麦、莜麦、糜子等。其中,中国居民膳食以小麦和稻米为主,称之为主食;除小麦、稻米以外的谷类食物被中国居民称之为杂粮(见图 3 - 1)。

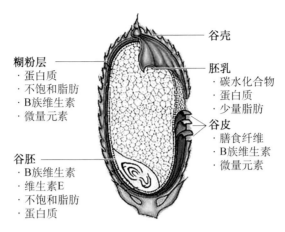

图 3 - 1 谷类种粒的结构和营养分布示意图

谷类食物的主要营养成分是淀粉(碳水化合物),含量在 70% 以上,是我国膳食中能量供给的主要来源。谷类淀粉以支链淀粉为主,主要特点是蒸煮熟化后比较黏,消化过程中水解速度相对较慢。谷类蛋白质主要由谷蛋白、白蛋白、醇溶蛋白和球蛋白组成,多数谷类食物的总蛋白质含量一般为 7% ~ 12%。谷类蛋白质氨基酸组成中赖氨酸含量相对较低,因此,谷类蛋白质的生物学价值不及动物性蛋白质。如果按照鸡蛋或牛奶蛋白质的营养价值为 100 分来估计,谷类蛋白质的营养价值得分大概为:大米 77、小麦 67、大麦 64、小米 57、玉米 60、高粱 56。谷类食物中脂肪含量较低,约为 2%,玉米和小米可达 3%,主要集中在糊粉层和谷胚部分。谷类脂肪主要含不饱和脂肪酸,营养质量较好。由于不饱和脂肪酸容易酸败和氧化,在谷类食物的精加工中,这些脂肪成分往往大多被去除,以延长谷类食品的货架期,如精白面粉和精制大米,脂肪含量就会降低,但不容易出现脂肪酸败。去除的糊粉层和谷胚部分可以用来加工油脂,如玉米胚芽和小麦胚芽油,其中 80% 为不饱和脂肪酸,亚油酸含量为 60%。另外,植物脂类中的甾醇也是受到特别关注的植物化学物。

谷类含矿物质为 1.5% ~ 3%,主要分布在谷皮和糊粉层中,其中主要是磷、钙,多以植酸盐的形式存在。铁含量较低,为 (1.5~3)mg/100 g。谷类是膳食中 B 族维生素的重要来源,如维生素 B_2、烟酸、泛酸、吡哆醇等,主要分布在糊粉层和谷胚中。因此,谷类加工越细,上述维生素损失就越多。玉米含烟酸较多,但主要为结合型,不易被人体吸收利用。

谷类食物的精加工对营养成分的损失是一个重要话题。由于谷物种粒的成分分布特征,富含蛋白质、油脂、膳食纤维、矿物质和B族维生素等糊粉层和谷胚,也是最影响口感和商品性状的部分,导致谷类食物精加工追求更好口感、更优商品属性、更容易营养吸收的同时,必然以牺牲部分营养素为代价。加工越精细,营养损失越大。在膳食越来越精细的人群中,特别是杂粮类食物的比例不高的人群,全谷物食品(全麦制品)是鼓励的方向。全谷物食品指未经精细化加工或虽经碾磨/粉碎/压片等处理仍保留了完整谷粒所具备的胚乳、胚芽、麸皮及其天然营养成分的谷物。目前,一般市面上标注的所谓全谷物制品往往并不是真正的全谷物,因为在加工过程中会把胚去除使其具有耐储存性质(去除油脂防酸败)。与精制谷物相比,全谷物食品提供更多的膳食纤维、B族维生素、矿物质等营养成分及有益健康的植物化学物。由于消化吸收速度慢,全谷物食品升血糖负荷也比较低,适合中老年和糖尿病患者食用,孕期糖尿病妇女也可以适量选用。

谷类食物的重要营养价值特征是提供高经济效益的、低代谢负荷的碳水化合物。谷类食物富含淀粉,在消化道经过简单水解后即可直接转化为葡萄糖,对于机体供能特别是维持血糖水平具有重要意义。孕早期妇女由于体内激素变化,导致消化系统功能发生一系列变化,如胃肠道平滑肌松弛、张力减弱、蠕动减慢,使胃排空及食物在肠道中停留的时间延长,孕妇容易出现饱胀感及便秘;消化液和消化酶分泌减少,易出现消化不良;由于贲门括约肌松弛,胃内容物可逆流入食管下部,引起胃灼热、反胃或呕吐。这种早孕孕吐反应往往导致食物摄入不足。因严重孕吐不能摄入足够谷类食物(碳水化合物)时,机体需要动员身体脂肪来产生能量维持基本生理需要。大量脂肪酸在肝脏经 β-氧化产生乙酰乙酸、β-羟丁酸和丙酮,三者统称为酮体。当酮体生成量超过机体氧化能力时,血液中酮体水平升高,称为酮血症或酮症酸中毒。血液中过多的酮体可通过胎盘进入胎儿体内,损伤胎儿大脑和神经系统的发育。而体内酮体的去路,又必须靠消耗葡萄糖来实现,因此,为避免孕早期酮症酸中毒对胎儿神经系统发育的不利影响,早孕反应进食困难者,也必须保证每天摄入不低于130 g的碳水化合物。

婴儿在满4月龄时,肠道淀粉酶活性就基本发育完善,具备接受淀粉类食物的能力。在以往的婴儿辅食添加建议中,为了避免过早地接触动物性食物而引起蛋白质过敏,往往首先添加强化铁的含淀粉谷类,如铁强化米粉。但近年的辅食添加建议认为,应首先添加瘦肉类食物,与铁强化米粉相比,可以尽早补充优质铁营养,还可以补充优质蛋白质和其他各种微量营养素。

2. 薯类食物

薯类食物是植物的根茎类食物,主要有马铃薯、甘薯、木薯、山药等,可直接食用,也可制作粉丝、糕点等。马铃薯又称土豆、洋芋、山药蛋等;薯又称番薯、山芋、红薯、地瓜等;山药,学名薯蓣,又称怀山药、淮山药、土薯、山薯等。

薯类可提供丰富的碳水化合物(淀粉和膳食纤维),还有较多矿物质、B族维生素。脂肪、蛋白质含量均较低,兼有谷类和蔬菜的双重好处(如山药)。对于许多根茎类食物中含有的碳水化合物或者糖类,目前的认识可能还比较局限,其中低聚糖的存在值得关注,这使得根茎类食物(包括其他蔬菜)与健康的关系,可能不仅仅局限于普通淀粉与提供能量的作用。

3. 杂豆类食物

按照营养成分含量的多少,豆类可分为大豆和杂豆。大豆含有较多的蛋白质(35%～40%)和脂肪(15%～20%),而碳水化合物相对较少(20%～30%);除大豆外的其他豆类称为杂豆,包括豌豆、蚕豆、绿豆、红豆、豇豆、小豆、芸豆,此类食物含有较高的碳水化合物(55%～65%),中等的蛋白质(20%～30%)和少量的脂肪(低于5%)。

相对谷类食物而言,其蛋白质含量丰富(氨基酸种类比较齐全),且碳水化合物含量也高。由于杂豆类食物不需要经过精细加工即可直接烹调食用,因此其所富含的膳食纤维、矿物质和维生素对膳食可有较大贡献。豆类食物中的低聚糖也是非常值得关注的营养物质。豆类食物中富含叶酸,是膳食叶酸的重要来源,例如每100 g干绿豆中的叶酸含量可以高达600 μg叶酸当量,与此对比,孕期妇女膳食叶酸的推荐摄入量为600 μg叶酸当量。

(二)蔬菜

蔬菜在《中国居民平衡膳食宝塔》中处于从下向上数第二层的部分内容,它是指可供入餐、佐饭的一年生、二年生或多年生草本植物或木本植物的柔嫩多汁的器官或部位。

1. 蔬菜的分类

根据蔬菜颜色深浅,可以将蔬菜分为深色蔬菜、浅色蔬菜和白色蔬菜。深色蔬菜指深绿、红、橘红、紫红色蔬菜。深色蔬菜的营养价值一般优于浅色蔬菜和白色蔬菜。这类蔬菜富含β-胡萝卜素、叶绿素、叶黄素、番茄红素、花青素等。

根据植物的结构和可食部位不同,可将蔬菜分为根茎类蔬菜、叶花芽类蔬菜、瓜果类蔬菜、菌藻类蔬菜等。

1) 叶花芽类蔬菜

这些是蔬菜中最常见、最重要的一些品种,往往具有鲜艳的颜色,营养素和其他植物化学物质的含量和种类都很有优势。

叶类蔬菜是以植物肥嫩的叶片、叶柄为食用对象。按栽培特点分类可分为生长期较短、成熟快、品种多的普通叶菜(如青菜、菠菜、生菜);结球紧实、耐贮藏的结球叶菜(如大白菜、卷心菜、结球甘蓝)和具有较多挥发油、可调味香辛叶菜(如葱、茴香、香菜)。

花类蔬菜是以花、肥大的花茎或花球为食用部分,如蒜薹、菜薹、花菜、西兰花、金针菜、槐花、紫菜蔓、朝鲜蓟。

芽类蔬菜是种子遮光(或不遮光)发芽培育成的幼嫩芽苗,如黄豆、绿豆、赤豆、蚕豆类以及香椿、豌豆、萝卜、荞麦、蕹菜、苜蓿芽苗等。

2) 根茎类蔬菜

根类蔬菜是以植物膨大的根部作为食用部分的蔬菜。可分为肉质植根(如萝卜、胡萝卜、牛蒡、甜菜、芜菁、辣根、根用芥菜)和肉质块根(如豆薯、莨)。这类植物根茎往往含有较多的碳水化合物,包括可消化的淀粉和不可消化的膳食纤维、低聚糖类,如菊糖等。

茎类蔬菜是以植物的嫩茎或变态茎作为食用部分的蔬菜。按照供食部位的生长环境可分为地上茎类植物的嫩茎(如茭白、茎用莴苣、芦笋、竹笋)和植物肥大而肉质化的变态茎(如球茎甘蓝、茎用芥菜)和地下茎类的鳞茎类(皮鳞茎如洋葱、大蒜;无皮鳞茎如百合)、球茎(如芋艿)、根状茎(如藕和姜)和块茎类(如马铃薯)。

3) 瓜果类蔬菜

该类蔬菜是以嫩果实或成熟的果实作为食用部分的蔬菜。可分为茄果类(如茄子、番茄、甜椒),瓜菜类(如黄瓜、南瓜、冬瓜、丝瓜、西葫芦、苦瓜),鲜豆类(如豆角、荷兰豆、四季豆、毛豆、芸豆、豌豆)。茄果瓜菜类含有一定量的果胶,鲜豆类的蛋白质含量在所有蔬菜中最高。

4) 菌藻类蔬菜

食用菌:人类食用的真菌,分人工栽培和野生菌两大类,如香菇、平菇、金针菇、蘑菇、草菇、木耳、银耳、口菇、猴头菇、竹荪。该类蔬菜蛋白质含量高,含有丰富的多糖。

海藻类:无胚,自养,以孢子进行繁殖,生长在水中的植物,如海带、紫菜、发菜,含有丰富的碘。

2. 蔬菜的营养价值

蔬菜类别和品种繁多,颜色丰富多彩,具有各不相同的风味,有助于丰富膳食烹调花样和提高膳食色香味,可刺激食欲。新鲜蔬菜的主要成分是水分,可占蔬菜鲜重的 92%～98%,其余为包括膳食纤维、糖分、蛋白质、脂类、维生素、矿物质和其他植物化学物质共同构成的固形物。摄食蔬菜的最大营养意义是通过膳食纤维的吸附作用,发挥清理肠道作用,同时许多蔬菜含有不同的膳食纤维和低聚糖,其残渣对于肠道微生态具有重要影响,是为人体提供维生素和无机盐。蔬菜不是蛋白质和脂肪有意义的供应源。

叶花芽类蔬菜蛋白质含量较低,一般为 1%～2%,脂肪含量不足 1%,碳水化合物含量为 2%～4%,膳食纤维约 1.5%。绿叶类蔬菜往往含类胡萝卜素丰富,也富含维生素 K(叶绿醌),也是叶酸的良好来源。

根茎类蔬菜蛋白质含量为 1%～2%,脂肪含量不足 0.5%,碳水化合物含量相差较大,低者为 5% 左右,高者可达 20% 以上。膳食纤维的含量较叶菜类低,约 1%。许多根茎类蔬菜中的低聚糖成分值得关注。

瓜果类蔬菜蛋白质含量为 0.4%～1.3%,脂肪微量,碳水化合物 0.5%～3.0%,膳食纤维含量 1% 左右。胡萝卜素含量以南瓜、番茄和辣椒中最高,维生素 C 含量以辣椒、苦瓜中较高。番茄中的维生素 C 含量虽然不很高,但受有机酸保护,损失很少,且食入量较多,是人体维生素 C 的良好来源。

菌藻类蔬菜富含蛋白质、膳食纤维、碳水化合物、维生素和微量元素。蛋白质含量以发菜、香菇和蘑菇最为丰富,可占干重的 20% 以上。脂肪含量低,约 1.0% 左右。碳水化合物含量可达干重的 20%～35%,银耳和发菜中的含量较高,达干重的 35% 左右。胡萝卜素含量差别较大,在紫菜和蘑菇中含量丰富,其他菌藻中较低。维生素 B_1 和维生素 B_2 含量也比较高。微量元素含量丰富,尤其是铁、锌和硒,其含量是其他食物的数倍甚至十余倍。海带、紫菜含有丰富的碘,每 100 g 海带(干)中碘含量可达 36 mg,具有特别重要的意义。

3. 蔬菜对妇幼人群的意义

蔬菜在膳食营养中具有特别重要的地位,对妇幼人群也不例外。充足的叶酸可帮助预防神经管畸形的发生,绿叶蔬菜是富含叶酸的食物,而神经管畸高风险往往就在蔬菜摄入不足的人群或蔬菜缺乏的季节。中国妇幼人群膳食指南建议孕期妇女在整个孕期应口服叶酸补充剂 400 μg/d,每天摄入绿叶蔬菜。

海带、紫菜等富碘海藻对于孕期妇女获得充足的碘营养具有重要意义。孕期碘的推荐摄入量为 $230\ \mu g/d$,比非孕时增加近 1 倍,通过食用碘盐仅可获得推荐量的 50% 左右。中国妇幼人群膳食指南建议,为满足孕期对碘的需要,孕妇常吃富含碘的海产食品。海带(鲜,100 g)、紫菜(干,2.5 g)、裙带菜(干,0.7 g)、贝类(30 g)、海鱼(40 g)均可提供 $110\ \mu g$ 碘。

由于蔬菜体积大,有助于增加饱腹感,对于孕期体重管理中需要控制饮食总量的妇女,可以通过多吃蔬菜来减少其他高能量密度食物的摄入。但需要注意蔬菜的烹调方法,推荐沸水汆煮食用蔬菜,应避免大油烹炒。

由于蔬菜口味清淡,往往被部分偏食儿童拒食。因此,蔬菜也是婴幼儿辅食添加和儿童饮食习惯话题中的重要角色。

（三）水果

对应于《中国居民平衡膳食宝塔》中从下向上数第二层的部分内容。水果是气味芬芳、味道酸甜、口感清爽多汁的植物性食物的总称(植物的带肉果实或种子、茎根)。

1. 水果的分类

水果的种类很多,根据其果实的形态和生理特征分为仁果类、核果类、浆果类、柑橘类、瓜果类、亚热带和热带水果等。

1) 核果类

在植物学上属蔷薇科,此类果实大都由外、中、内果皮构成。外果皮较薄,中果皮肉质为主要食用部分,内果皮木质化,坚硬成核,核中有仁。如桃、杏、李、樱桃、杨梅、桂圆、枣等。

2) 仁果类

在植物学上多属蔷薇科,其食用部分主要是由肉质的花托发育而成,子房形成果芯,果芯内有数个小型种子,如苹果、梨、山楂、海棠果、木瓜等。

3) 浆果类

这类果实浆汁多,种子小而数量多,散布在果肉内,包括葡萄干、葡萄、草莓、猕猴桃、沙棘、醋栗、石榴、无花果、桑椹、番茄等。

4) 柑橘类

属于芸香科柑橘类属植物,其果实外果皮为革质,中果皮较疏松,内果皮多形成囊瓣。常见的有橙、柑橘、柚、柠檬等。

5）瓜果类

指西瓜、甜瓜、哈密瓜、黄金瓜等一般作为水果食用的瓜类食物。

6）亚热带和热带水果

包括香蕉、菠萝、芒果、椰子、番石榴、荔枝、枇杷、洋桃、火龙果、山竹等。

2. 水果的营养价值

从来源上来讲,蔬菜和水果的营养价值并无严格的区别,主要区别于风味特点。水果不但要柔嫩多汁,一般更要酸甜可口,芳香味美。从营养学上来讲,两者都是膳食纤维、维生素和矿物质的重要食物来源。水果更多的是满足人的心理精神层面的需求,可以调节食欲(如有早孕反应的孕妇),这是水果和蔬菜相比一个最大的优势。

新鲜水果第一成分也是水分,与蔬菜类似,水分含量为70%~98%。营养素含量相对较低。蛋白质及脂肪含量均不超过1%。水果中所含碳水化合物主要是果糖、葡萄糖和蔗糖,碳水化合物总含量差异较大,低者为6%,高者可达28%。矿物质含量除个别水果外,相差不大。水果富含膳食纤维,主要为纤维素、半纤维素和果胶。水果中含有人体所需的各种矿物质如钾、镁、钙、磷。新鲜水果中含维生素C和胡萝卜素、B族维生素。水果中富含植物化学物,如有机酸、多酚类物质、芳香物质等成分。

干果是新鲜水果经过加工晒干制成,如葡萄干、杏干、蜜枣和柿饼等。由于加工的影响,维生素损失较多,尤其是维生素C。但干果便于储运,别具风味,有一定的食用价值。

对于需要控制体重的孕妇和乳母,即使新鲜水果,过量食用也容易造成能量摄入过多,往往成为孕期增重过多和产后体重滞留不可忽视的原因。

(四)畜禽肉类

对应于《中国居民平衡膳食宝塔》中间层(第三层)的部分内容;畜禽肉类指来源于热血动物且适合人类食用的所有部分的总称(肌肉、内脏和其他器官)。这类食物能供给人体优质蛋白、脂肪、矿物质和部分维生素,是人类重要的食物资源。随着我国居民膳食结构的改变,该类食物的摄入量逐年增加。

1. 畜禽肉类的分类

1）畜肉

指猪、牛、羊、马等牲畜的肌肉、内脏及其制品。如猪肉、猪耳、猪蹄、猪小排、猪肚、猪肺、猪肝、猪肾、猪大肠、猪血、猪肉松、香肠、火腿、腊肉、牛肉、牛蹄筋、牛百叶、牛肚、牛肺、牛肝、牛舌、牛肾、牛大肠、牛肉干、牛肉松、羊肉、羊蹄筋、羊肚、羊肺、羊肝、羊肉干、马肉、马心、驴肉、狗肉、兔肉等。

2）禽肉

指鸡、鸭、鹅等的肌肉、内脏及其制品。如鸡肉、鸡块、鸡翅、鸡腿、鸡脖、鸡爪、鸡肝、鸡心、鸡胗、鸡血、鸭肉、鸭皮、鸭爪、鸭肝、鸭心、鸭舌、鸭胗、鹅肉、鹅肝、鹅爪、鹅胗、火鸡肉、鸽子、鹌鹑等。

2. 畜禽肉类的营养价值

畜禽肉类是人类优质蛋白质、矿物质和维生素的重要来源之一。营养素的分布因动物的种类、年龄、肥瘦程度及部位的不同而差异较大。畜禽肉类蛋白质大部分存在于肌肉组织中，属于优质蛋白；皮肤和筋腱主要是胶原蛋白和弹性蛋白，缺乏色氨酸等必需氨基酸，营养价值低。畜禽肉类脂肪含量较高，且所含脂肪中饱和脂肪酸比例较高、胆固醇含量也高，但禽肉相对畜肉来讲脂肪含量较少，且一部分是亚油酸。碳水化合物含量低，以糖原形式存在于肌肉和肝脏中。畜禽肉类矿物质如铁、钙、钾、镁、硒等的质量高、吸收利用好。畜禽肉可提供多种维生素，其中主要以 B 族维生素和维生素 A 为主，内脏维生素含量尤其高。

畜瘦肉富含血红素铁，不受肠道干扰因素影响，是最为优质的膳食铁来源，对于备孕期妇女和孕期妇女，是非常重要的膳食组成。《中国居民膳食指南（2016）》建议，备孕妇女和孕期妇女应该"常吃含铁丰富的食物"，瘦的畜肉和动物内脏是最佳的选择。备孕期和孕期妇女平衡膳食宝塔推荐备孕妇女每日 40～65 g 瘦畜禽肉类，孕中期每日 50～75 g 瘦畜禽肉，晚孕期每日 75～100 g。对于辅食添加阶段的婴儿，为了尽快补充优质铁营养，也可以首选瘦肉作为辅食原料。

肝脏类食物富含维生素 A，是膳食中维生素 A 的最有效和最主要来源。许多人根据以往认为的维生素 A 来自动物性食物，认为畜禽肉是维生素 A 的主要来源。其实日常食用的鱼肉类等动物性食物并不能提供充足的维生素 A。如果用瘦猪肉满足维生素 A 需要的话，孕妇、乳母和 3 岁儿童达到维生素 A 推荐量需要吃瘦猪肉 1.75 kg、2.96 kg 和 0.7 kg，显示日常膳食中难以靠普通畜禽肉类满足维生素 A 需要。而每日食用鲜重 15 g、26 g 及 6 g 猪肝，或者鲜重 7.4 g、12 g 及 3 g 鸡肝即可满足一个孕妇、乳母和 3 岁儿童每日膳食维生素 A 的推荐量。《中国居民膳食指南（2016）》建议，哺乳期妇女每周吃 1～2 次动物肝脏（总量达 85 g 猪肝，或总量 40 g 鸡肝）。

（五）鱼虾贝类

对应于《中国居民平衡膳食宝塔》中间层（第三层）的部分内容；鱼虾贝类是在水体中经人工捕捞或人工养殖而获取的鱼类、甲壳类、软体类和海兽类。

1. 鱼虾贝类的分类

1）鱼类

（1）淡水鱼类：指在淡水水体中养殖、捕捞而获得的鱼类，如鲫鱼、鲤鱼、青鱼、草鱼、鲢鱼、鳙鱼、鳜鱼、鳊鱼、黄颡鱼、乌鳢、白条鱼、鲶鱼、鳝鱼、泥鳅、银鱼、鲈鲤、鲴鱼、鲻鱼。

（2）海水鱼类：指所有居住于海洋中的鱼类（不包括三文鱼等洄游鱼），如带鱼、鲅鱼、鲆鱼、鲽鱼、黄鱼、鲈鱼、鲳鱼、黑头鱼、鳕鱼、沙梭鱼、沙丁鱼、鳗鱼、红娘鱼、包公鱼、凤尾鱼、黄尖子、石斑鱼、龙利鱼、鳐鱼、鲐鱼、柳叶鱼。

2）虾蟹贝等甲壳类

（1）虾：指节肢动物门甲壳纲十足目长尾亚目，如对虾、海虾、基围虾、红虾、河虾、小龙虾、海米、虾皮、皮皮虾。

（2）蟹：指节肢动物门甲壳纲十足目爬行亚目，如梭子蟹、大闸蟹、帝王蟹、红毛蟹、面包蟹。

（3）贝类（软体类）：软体类指贝类（如哈喇、扇贝、牡蛎、海螺、毛蚶、缢蛏、鲍鱼、贻贝、鸟贝、文蛤、螺蛳、田螺）、海参、海蜇、鱿鱼等。

2. 鱼虾贝类的营养价值

鱼虾贝类富含优质蛋白质，消化、吸收、利用效价较好；含有丰富的 n-3 系列多不饱和脂肪酸，主要为二十碳五烯酸（EPA）和二十二碳六烯酸（DHA），海鱼脂肪酸含量高于淡水鱼，鱼子中胆固醇含量较高；碳水化合物含量低（糖原形式存在）；矿物质含量丰富（磷、钙、钠、钾、镁、锌、硒），海产品中碘含量丰富；维生素含量丰富，鱼油和鱼肝油是脂溶性维生素 A、D 的重要来源。

膳食 n-3 多不饱和脂肪酸对中晚期孕妇和哺乳期妇女以及婴幼儿具有重要意义，因此《中国居民膳食指南（2016）》建议，孕中晚期妇女每周最好食用 2～3 次深海鱼类，哺乳期妇女则每天比孕前增加 80～100 g 的鱼、禽、蛋、瘦肉（每天总量为 220 g），至少每周摄入 1 次海鱼、海带、紫菜、贝类等海产品。

（六）蛋类

对应于《中国居民平衡膳食宝塔》中间层（第三层）的部分内容；蛋类是指禽类所产的卵，鸡蛋、鸭蛋、鹌鹑蛋、鹅蛋、鸽子蛋、鸵鸟蛋和火鸡蛋等。各种蛋类大小不一,但结构类似,均由蛋壳、蛋清和蛋黄三部分组成。

蛋的宏量营养素含量稳定,微量营养素含量受品种、饲料、季节等多方面的影响。鸡蛋蛋白的必需氨基酸组成与人体接近,是蛋白质生物学价值最高的食物,常被用作参考蛋白;蛋的脂肪含量少,主要集中在蛋黄(甘油三酯、磷脂、固醇),是磷脂的良好来源(主要是卵磷脂和脑磷脂),胆固醇较高;蛋的碳水化合物含量低;蛋的矿物质(磷、钙、钾、钠、铁、镁、锌、硒等)主要存在于蛋黄内,含量丰富,蛋黄中的铁虽然含量高,但由于是非血红素铁,并与卵黄高磷蛋白结合,生物利用率低;蛋的 B 族维生素、维生素 A 和 E 含量丰富,主要集中在蛋黄,受品种、季节和饲料的影响。

蛋制品(如皮蛋、咸蛋、糟蛋等)的不同加工方法会对一些营养素的含量产生影响,如皮蛋加工过程加碱和盐,矿物质含量增加,对 B 族维生素造成较大损失,且会增加铅的含量。

蛋黄是维生素 A、磷脂、多不饱和脂肪酸甚至 n-3 脂肪酸的重要来源,尽管含有较高胆固醇,但仍然是不可或缺的膳食成分,对于妇幼人群如孕妇、乳母和婴幼儿,是鼓励适当多吃的食物。

(七)奶及奶制品

对应于《中国居民平衡膳食宝塔》中从下往上数第四层的部分内容;乳类食品按来源主要分为牛乳、羊乳、马乳和人乳;市场产品以牛乳为主;乳制品是以乳类为原料经浓缩、发酵等工艺制成的产品。

1. 奶及奶制品的分类

1)液态乳

巴氏杀菌乳:消毒温度在 100℃以下,短期存放。

灭菌乳:经超高温瞬时灭菌(135℃以上),可室温较长时间保存。

调制乳:添加其他原料或食品添加剂或营养强化剂。

2)奶粉

指将原料乳灭菌、浓缩,后经喷雾干燥制成的粉状产品。按是否脱脂分为全脂奶粉、脱脂乳粉。

调制乳粉:指根据不同人群的营养需要特点,对牛乳的营养组成成分加以适当调整,如婴幼儿配方乳粉、孕妇乳粉、儿童乳粉、中老年乳粉等。

3)酸奶

经乳酸菌发酵后,乳糖变成乳酸,蛋白质凝固,游离氨基酸和肽增加,脂肪不同程度水解,形成独特风味,营养价值更高;此外,添加的益生菌可维护正常的肠道菌群。

纯酸牛奶:是以牛乳或乳粉为原料,脱脂或不脱脂,经发酵制成的产品。

调味酸奶:指添加了糖或调味剂等辅料的酸奶。

果味酸奶:指添加了天然果料等辅料的酸奶。

4)奶油

稀奶油:以乳为原料,分离出的含脂肪的部分,脂肪含量10.0%～80.0%。

奶油(黄油):以乳和(或)稀奶油为原料,脂肪含量不小于80.0%。

无水奶油:以乳和(或)奶油或稀奶油为原料,脂肪含量不小于99.8%。

5)奶酪

也称干酪,原料乳经消毒后用乳酸菌发酵,蛋白质发生凝固,并加盐、压榨除乳清之后的产品。

6)其他奶制品

包括炼乳、奶片、奶皮等。

2. 奶及奶制品的营养价值

鲜乳主要是由水、脂肪、蛋白质、乳糖、矿物质、维生素等组成的一种复杂如乳胶体,水分含量占86%～90%,因此营养素含量较其他食物相对较低。牛乳的蛋白质含量为2.8%～3.3%,主要由酪蛋白(79.6%)、乳清蛋白(11.5%)和乳球蛋白(3.3%)组成。人乳较牛乳蛋白质含量低,且酪蛋白比例低于牛乳,以乳清蛋白为主。乳中脂肪含量3.0%～5.0%,乳脂肪微粒分散,易吸收。乳中碳水化合物主要形式为乳糖。乳中矿物质含量丰富,钙吸收率高,铁含量低。牛乳也是B族维生素的良好来源(不同乳中主要营养素含量见表3-3)。

表3-3 不同乳中主要营养素含量比较(每100 g)

营养成分	人乳	牛乳	羊乳
水分/g	87.6	89.8	88.9
蛋白质/g	1.3	3.0	1.5
脂肪/g	3.4	3.2	3.5
碳水化合物/g	7.4	3.4	5.4
热能/kJ	272	226	247
钙/mg	30	104	82

（续表）

营养成分	人乳	牛乳	羊乳
磷/mg	13	73	98
铁/mg	0.1	0.3	0.5
视黄醇当量/μg	11	24	84
硫胺素/mg	0.01	0.03	0.04
核黄素/mg	0.05	0.14	0.12
烟酸/mg	0.20	0.10	2.10
抗坏血酸/mg	5.0	1.0	—

牛奶是最优质和具有营养意义的钙来源。每 100 g 鲜牛奶含钙 100～125 mg，而且其中的钙元素与酪蛋白螯合，确保其较高的吸收效率。因此对于该需求明显增加的人群，首先应寻求适当增加乳类食物的消费量。反之，以乳类食物为主食的婴幼儿，或者乳类食物摄入量比较高的成年人，则没有必要再借助钙剂进一步补钙。

孕期和哺乳期妇女对钙的需要量明显增加，《中国居民膳食指南（2016）》建议，孕期妇女从孕中期开始，每日增加 200 g 奶，使奶的总摄入量达到 500 g/d（以鲜牛奶计）；哺乳期妇女也应比非孕、非哺乳妇女每日增加 200 ml 的牛奶，使总奶量达到每日 400～500 ml。婴幼儿喂养中更是围绕母乳、乳基婴幼儿配方等食物展开，即使较大儿童，乳类仍然是每日膳食中极为重要的部分。

（八）大豆及豆制品

对应于《中国居民平衡膳食宝塔》中从下往上数第四层的部分内容，是膳食中优质蛋白的重要来源。

1. 大豆及豆制品的分类

大豆按种皮的颜色分为黄、黑、青、褐及双色大豆。大豆在营养物质含量特点上不同于一般的杂豆类，尤其是蛋白质和脂肪含量特别丰富。尽管一般杂豆中蛋白质含量也比较高，但大豆中蛋白质和脂肪的含量，合计达到总重量的一半以上，淀粉含量并不高。而一般杂豆，往往还含有较丰富的淀粉。豆制品是指以大豆为原料制作的发酵或非发酵食品。发酵豆制品包括腐乳、臭豆腐、豆瓣酱，非发酵豆制品包括水豆腐、干豆腐（百页）、卤制（油炸、熏干）豆制品、冷冻豆制品。

2. 大豆及豆制品的营养价值

大豆的蛋白质含量高达 35%～40%,由球蛋白、清蛋白、谷蛋白和醇溶蛋白组成,氨基酸模式较好,是优质蛋白质;脂肪含量较高,达 15%～20%,富含不饱和脂肪酸(85%)和卵磷脂,大豆油是主要烹调用油;碳水化合物较高,达 25%～30%,一般为人体不可消化吸收的寡糖;矿物质(钙、铁)含量丰富;也是 B 族维生素和维生素 E 的良好来源;此外,大豆含有特殊成分,如大豆异黄酮、大豆皂苷、大豆甾醇、植酸、蛋白酶抑制剂,具有良好的保健功能。

（九）坚果类

对应于《中国居民平衡膳食宝塔》中从下往上数第四层的部分内容,饮食生活中对坚果的定义为果壁坚硬或坚韧,内含一枚种子。

1. 坚果的分类

坚果根据植物来源可分为草本类坚果和木本类坚果。草本类坚果如花生、莲子、葵花子、黑瓜子、南瓜子、西瓜子;木本类坚果如杏仁、腰果、榛子、核桃、松子、板栗、白果、开心果、夏威夷果等。

2. 坚果的营养价值

坚果的蛋白质含量适中,但必需氨基酸相对低,从而影响蛋白质的生物学价值;脂肪含量高,其中不饱和脂肪酸含量较高;碳水化合物含量依不同种类而异;矿物质丰富,如核桃、栗子含有丰富的钾、钙、锌、铁;富含 B 族维生素和维生素 E。

（十）烹调油脂类

对应于《中国居民平衡膳食宝塔》中最上层(第五层)的地位。烹调油分类如下。

1）动物油脂

动物脂肪包括猪脂和牛、羊等动物体脂、乳脂以及海洋鱼类的脂肪。乳脂又称奶油,一般指牛乳脂,因与乳类有密切的联系,在食物分类上归入到"乳类及制品"中。畜禽等动物脂肪饱和脂肪酸和单不饱和脂肪酸含量较高,而多不饱和脂肪酸含量较少;鱼油富含不饱和脂肪酸(DHA 和 EPA 相对较多)。

2）植物油脂

植物油包括豆油、菜籽油、花生油、棉籽油、芝麻油、核桃油、棕榈油、橄榄油、辣椒油等。植物油富含不饱和脂肪酸,但可可油、椰子油和棕榈油则富含饱和脂肪酸。植物油中普遍含有亚油酸,豆油、紫苏籽油和亚麻籽油中 α-亚麻酸较多,且富含维生素 E 和植物化学物。

（汪之顼）

参考文献

［1］葛可佑.中国营养科学全书［M］.北京：人民卫生出版社,2004.

［2］孙长颢.营养与食品卫生学［M］.8 版.北京：人民卫生出版社,2017.

［3］杨月欣,王光亚,潘兴昌.中国食物成分表第一册［M］.2 版.北京：北京大学医学出版社,2011.

［4］中国营养学会.中国居民膳食营养素参考摄入量（2013 版）［M］.北京：科学出版社,2013.

［5］中国营养学会.中国居民膳食指南（2016）［M］.北京：人民卫生出版社,2016.

［6］蔡威.食物营养学［M］.上海：上海交通大学出版社,2006.

［7］周晓燕.烹调工艺学［M］.北京：中国轻工业出版社,2004.

［8］Whitney E，Rolfes SR. Understanding Nutrition ［M］. 11th ed. Boston：Thomson Wadsworth, 2008.

［9］丁文平.小麦加工过程中的营养损失与面粉的营养强化［J］.粮油加工,2008,5：87 - 89.

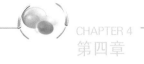

第四章

宏量和微量营养素

了解 营养素的定义和分类,各种营养素的基本理化背景知识。

熟悉 各种营养素的生理功能。

掌握 各种营养素的主要食物来源,平衡膳食的基本原则。

营养素是任何存活有机体继续生存所必需的化学物质。人体组织的构建、生长和更新,都离不开基本的营养素,人体活动的能量也均来源于各种营养素,因此,提供全面和均衡的营养素是维持人体健康最基本的保证。在经济发展落后或营养知识匮乏的国家或地区,营养缺乏是常见的社会问题,是导致发病率和病死率增高的主要原因,特别是妇女和儿童的营养缺乏,对人类健康的影响更为突出。相反,在经济发达国家或地区,受不良饮食或生活习惯的影响,营养过剩也已成为常见的营养不良类型。另外,即使在同一地区甚至同一个体的不同时期,各种营养素摄入的不平衡,常导致一部分营养素缺乏而另一部分营养素过剩的并存状态,也是影响健康的重要方面。因此,全面了解各种营养的基本理化背景和生理功能,特别是熟悉各种营养素的主要食物来源和平衡膳食原则,能帮助我们正确指导孕产妇和儿童的营养管理,帮助实现生命头 1000 天的理想营养目标。

一、宏量营养素和微量营养素的定义和种类

人体需要的营养素共有 45 种,包括碳水化合物、脂类、蛋白质、水、膳食纤维

(纤维素)、矿物质以及维生素共七大类。

碳水化合物、脂类和蛋白质因为需要量多,在膳食中所占的比重大,称之为宏量营养素;水及膳食纤维不提供能量,但却是生命的要素,故也归入宏量营养素范畴。从某种意义上理解,水是一切生命存在的基础,是生命活动最重要的营养素。

矿物质和维生素因需要量相对较少,在膳食中所占比重也较小,称为微量营养素。根据在人体内的含量,矿物质可分为宏量元素和微量元素。体内含量大于体重0.01%的矿物质称为宏量元素,包括钠、钾、氯、钙、镁、磷、硫。体内含量小于体重0.01%的称为微量元素,其中铁、铜、锌、硒、铬、碘、钴和钼被认为是必需的微量元素,锰、硅、镍、硼、钒为可能必需微量元素,氟、铅、镉、汞、砷、铅、锡和锂为具有潜在毒性但低剂量可能具有作用的微量元素。维生素虽然不提供能量,但它们是维持身体健康必需的一类有机化合物,在物质代谢中起重要的调节作用。虽然维生素的需要量很少,但由于人体不能合成或合成量不足,所以必须由食物供给。维生素通常按溶解性质分为脂溶性和水溶性两类。脂溶性维生素主要包括维生素 A(视黄醇)、维生素 D(钙化醇)、维生素 E(生育酚)、维生素 K(凝血维生素);水溶性维生素主要包括 B 族维生素和维生素 C,B 族维生素中主要有维生素 B_1(硫胺素)、维生素 B_2(核黄素)、维生素 B_3(维生素 PP、烟酸、尼克酸)、维生素 B_5(泛酸、遍多酸)、维生素 B_6(吡哆醇)、维生素 B_7(生物素)、维生素 B_9(叶酸)、维生素 B_{12}(钴胺素)。

二、宏量营养素及其作用

宏量营养素对于维持机体各项生命活动均至关重要,可为机体提供燃料(产生能量),构成机体成分和组织修复以及调节生理功能的化学成分。饮食中三种宏量营养素所能提供的热量值有所差异:碳水化合物和蛋白质均提供 4 kcal/g,脂肪提供 9 kcal/g,其中碳水化合物和脂肪是人体最主要的能量来源。如果机体缺乏这些燃料,将无法维护正常的生命活动,最终导致死亡。

(一)碳水化合物

碳水化合物也叫糖类,是由碳、氢、氧三种元素组成的化合物,是人体最为主要的宏量营养素。糖类是人体进行正常生理活动、生长发育和体力活动的主要热能来源,特别是大脑的热能必须由葡萄糖来供给。一旦血糖下降,直接影响脑细胞功能,出现低血糖综合征,延误诊断与治疗会造成永久性神经损伤而不可逆转,严重者可因脑水肿而死亡。

碳水化合物不仅可直接提供机体能量,而且可以糖原形式储存于肝脏和肌肉中。当人体血糖消耗完后,为维持机体的能量所需,可通过进一步分解糖原来补充能源。糖类也是构成细胞组织的重要成分,如细胞膜和结缔组织中的糖蛋白、神经组织中的糖脂等,都含有糖类成分。足够的糖类供给,还可节约蛋白质消耗,减少脂肪过度分解中不完全代谢产物酮体的积蓄。

碳水化合物的食物来源主要有谷物、乳制品、水果。对婴儿而言,碳水化合物的主要来源是母乳或配方乳,其所含乳糖经过水解转变为葡萄糖和半乳糖,能提供婴儿所需热量的40%以上。

(二)脂类

人体内的脂类主要指脂肪,脂肪在人体内氧化后变成二氧化碳和水,放出热量。由脂肪所产生的热量约为等量蛋白质或碳水化合物的2.2倍,因此也是人体能量的主要来源,人体每日摄入总热量的20%~35%应来自脂肪,其中每天总热量的10%以下应该来自饱和脂肪。

除了产能以外,脂肪也是构成身体细胞的重要成分之一,在脑神经和肝脏、肾脏等重要器官中含有很多脂肪。脂肪在体内还构成身体组织和生物活性物质,如细胞膜的主要成分,形成磷脂、糖脂等。皮下脂肪组织是保护身体的隔离层,有助于维持正常的体温。体内脂肪还是身体储存"燃料"的重要形式,在机体需要热量时再利用。此外,脂肪还有保护内脏器官、滋润皮肤、防震、溶解营养素等作用。有些不溶于水而只溶于脂类的维生素,只有在脂肪存在时才能被人体吸收利用。

脂肪酸是甘油三酯的基本构成组分,按碳链长度可分为长链(含14碳以上)、中链(含8~12碳)、短链(含2~6碳)。按碳链上是否存在双键及双键的数量,可分为饱和脂肪酸(没有双键)、单不饱和脂肪酸(有1个双键)、多不饱和脂肪酸(有2个及以上双键)。饱和脂肪酸的主要来源是家畜肉和乳类的脂肪,还有热带植物油(如棕榈油、椰子油等)。单不饱和脂肪酸主要是油酸。含单不饱和脂肪酸较多的油品包括橄榄油、芥花籽油、花生油等。多不饱和脂肪酸主要是亚油酸、亚麻酸、花生四烯酸等,其中亚油酸、亚麻酸为必需脂肪酸。含多不饱和脂肪酸较多的油类包括玉米油、黄豆油、葵花籽油等。

随着营养科学的发展,发现不饱和脂肪酸双键所在的位置影响脂肪酸的营养价值,因此又常根据双键位置进行分类,即从脂肪酸甲基端第一个碳原子开始编号,以第一个出现双键的碳原子所在位置,命名为 $\omega-n$ 族,如 $\omega-3$ 族、$\omega-6$ 族、$\omega-9$ 族不饱和脂肪酸等。人体不能合成的 $\omega-3$ 族、$\omega-6$ 族脂肪酸,被称为必需脂肪酸,如 $\omega-3$ 族的亚麻酸、二十二碳六烯酸(DHA)、二十碳五烯酸(EPA),$\omega-6$ 族的亚油酸和花生四烯酸(AA)。对人体健康影响较大的长链多不饱和脂肪酸主要包括 $\omega-3$ 族的 DHA 和 EPA,以及 $\omega-6$ 族的 AA,这些脂肪酸均为生物膜结构重要的组成成分,对于维持人体正常的生理功能具有不可替代的作用。如 DHA 是大脑和视网膜的重要构成成分,在人体大脑皮质中含量高达 20%,在眼睛视网膜中所占比例最大(约占 50%),因此对胎儿和婴儿智力和视力发育至关重要。

观察性研究显示,孕期 DHA 摄入与后代神经发育之间存在关联,摄入不足会影响胎儿和婴儿大脑和视网膜发育。另有研究表明,孕期补充 $\omega-3$ 多不饱和脂肪酸或补充鱼油对预防婴幼儿过敏疾病以及降低早产发生率有效,但需要补充的剂量、时间和食物或制剂类型,以及是否对远期代谢、生长和神经发育有影响,尚有待深入研究。由于多种食物如海产品、鱼油以及婴儿食物母乳中含有丰富 DHA,对于均衡膳食的孕产妇和母乳喂养的婴儿是否需要额外补充 DHA,目前的随机临床试验尚无法得出肯定结论。但对于无法获得足够海产品或鱼油等食物的孕产妇,孕期和哺乳期适当补充 DHA 对胎儿和婴儿健康可能是有益的。

（三）蛋白质

蛋白质是由基本单位氨基酸构成,是所有生物细胞的基本构成物质。氨基酸大约有 25 种,人体不可或缺的氨基酸有 8 种,称为必需氨基酸,而其他氨基酸也称为半必需氨基酸。氨基酸以不同的形式组合在一起,构成不同的蛋白质,以建造人体的细胞和器官。不同形式的蛋白质是构成人体的重要成分,它们不仅是生长和修复身体组织所必不可少的,还是制造激素、酶、抗体和神经递质的原料并帮助在体内运送物质。蛋白质还参与体内的酸碱平衡调节,帮助维持体内的中性环境。在没有其他可利用能源的情况下,蛋白质也提供能量。一般人体每日摄入的能量只有 15% 左右来自蛋白质。

和碳水化合物和脂肪相比,蛋白质更主要的作用是有助于生长,但每个个体的蛋白质需要量应根据其年龄、生理状况以及劳动强度等因素来决定,过多和过少的蛋白质摄入均不利于人体健康。对于孕产妇和婴幼儿,合适的蛋白质供给更为重要。如按每千克体重或蛋白/能量比例计算,早产儿或低体重儿需要更高的蛋白质需要量,必须根据不同胎龄和体重供给足量蛋白质,以避免早产儿宫外生长受限、改善神经预后。

按营养的价值可以将蛋白质分为完全蛋白质、半完全蛋白质和不完全蛋白质。完全蛋白质所含的必需氨基酸种类齐全、数量充足、比例合适，在膳食中将这类蛋白质作为唯一蛋白质来源时，不但能维持成人的健康，还能促进儿童发育。如蛋类中的卵白蛋白、卵磷蛋白，乳类中的酪蛋白、乳白蛋白，肉类中的白蛋白、肌蛋白，大豆中的大豆蛋白等，均属于优质的完全蛋白质。半完全蛋白质所含的必需氨基酸种类不够齐全，数量多少不均，比例不太合适。食用这类蛋白质虽然有利健康，但不够理想。如果将半完全蛋白质在膳食中作为唯一的蛋白质来源时，虽可以维持生命，但不能促进生长发育。含半完全蛋白质的食物有米、面粉、土豆、干果中的蛋白质等。不完全蛋白质缺少若干种必需氨基酸，氨基酸比例不适当，如果将这类蛋白质作为唯一的蛋白质来源，既不能维持生命，也不能促进生长发育。如玉米、肉皮、蹄筋中的蛋白质均属于不完全蛋白质。

尽管各种食物所含的蛋白质种类不同，生物价值各不相同，但这种生物价值体现的前提是单一食用这一种食物所达到的效果，如果均衡搭配各种食物，则这种生物价值的体现就不是特别明显了。因此，在日常饮食中除优选完全蛋白质外，还可通过多种食物的混搭，通过蛋白质的互补作用，提高蛋白质的营养价值。

（四）纤维素

食物中的碳水化合物分成两类：一类是可以吸收利用的有效碳水化合物，如单糖、双糖、多糖，是人体能量的主要来源。另一类是不能被消化和吸收的无效碳水化合物，如纤维素。纤维素虽然是碳水化合物，但由于人体内没有消化它的化学物质（消化酶），它的化学键无法被打开，因而无法被消化和吸收，无法作为能量物质被组织利用。但研究发现膳食纤维对人体许多功能起到调节作用，一旦缺乏，易发生血脂、血糖、血压等异常，食物消化吸收和粪便排泄障碍，甚至诱发胆结石和癌症等疾病，所以目前把它从碳水化合物中提出来单独列为第七大营养素。

母乳中的低聚糖为可溶性纤维素的一种，它是母乳中仅次于乳糖和脂肪的第三大固体组分，在肠道不被消化酶分解，但它能作为刺激和（或）激活肠道细菌生长繁殖的底物，发挥抵御肠道病原微生物感染和维持肠道微生态平衡的作用，因而被看成是有益于健康的"益生元"。

目前对母乳低聚糖组分和功效进行了大量研究，极大地推进了婴儿配方奶中添加低聚糖的研究和应用，特别是在婴儿配方乳中添加低聚半乳糖（GOS）/低聚果糖(FOS)组合对婴儿肠道健康影响的研究较为深入。研究表明,GOS/FOS组合配方乳喂养的婴儿肠道菌群建立和定植模式类似于母乳喂养儿,优势菌群是双歧杆菌属和乳杆菌属。GOS/FOS组合还能通过在肠道发酵产生与母乳喂养相类似的短链脂肪酸为宿主提供部分能量,并且在调节细胞代谢及细胞分裂和分化中发挥作用。此外,GOS/FOS组合还能在肠道中竞争性拮抗病原菌,促进免疫系统成熟和抗过敏,改善粪便性状,并促进矿物质的吸收。

（五）水

虽然水本身不提供能量,也非机体结构的有形成分,但水是生命之源,是人体中含量最丰富的物质,约占成人体重的60%,占新生儿体重的70%～80%。其主要功能包括滋润皮肤黏膜和关节,保护身体器官和组织,有助于防止便秘,帮助溶解矿物质和其他营养物质,携带营养和氧气进入细胞,调节体温,以及稀释废物、排出废物,减轻肾脏和肝脏负担。

三、微量营养素及其作用

微量营养素包括维生素和矿物质,也是人体各种功能、生长以及疾病预防所需的化学物质,对人体的整体健康至关重要。与宏量营养素相比,人类和动物对这些物质的消耗量很少,但它们共同参与了人体的新陈代谢,也是人体所必需的成分。如果缺乏,同样会导致严重的健康问题,这也是世界卫生组织高度关注的公共卫生问题之一。最常见的微量营养素缺乏包括碘缺乏、维生素 A 和维生素 D 缺乏以及铁缺乏。

（一）脂溶性维生素

1. 维生素 A

维生素 A 又称视黄醇或抗干眼病因子,是一类具有视黄醇生物活性的物质,包括动物性食物来源的维生素 A_1、A_2 两种。维生素 A 缺乏可致免疫功能受损,可致儿童失明,孕妇维生素 A 缺乏可致夜盲症,并增加产妇病死率。

维生素 A_1 多存于哺乳动物及咸水鱼的肝脏中,维生素 A_2 常存于淡水鱼的肝脏中。由于维生素 A_2 的活性比较低,所以通常所说的维生素 A 是指维生素 A_1。植物来源的 β-胡萝卜素及其他胡萝卜素可在人体内合成维生素 A,β-胡萝卜素的转换效率最高。

虽然婴幼儿能通过母乳及辅食获取维生素 A,但母乳中维生素 A 水平受泌乳期不同阶段、不同地区、不同人群、不同出生胎龄以及不同饮食行为等影响,婴儿通过辅食摄入的维生素 A 也常常不足,导致婴幼儿维生素 A 缺乏仍然普遍存在。因此,对婴幼儿推广维生素 A 和 D 同时补充,能有效预防维生素 A 和 D 缺乏,有助于降低婴幼儿的发病率和病死率。

2. 维生素 D

维生素 D 能促进正常骨骼、牙齿的形成,刺激钙和磷的吸收,为钙磷代谢过程所必需。除阳光照射和营养补充外,维生素 D 的主要食物来源有蛋、鱼、肝、奶。

对婴儿而言,母乳是最全面的营养来源,但母乳所含维生素 D 严重不足,无法满足婴儿需要。虽然日照可促进维生素 D 合成,但婴儿难以每日获得充分的阳光照射,特别是婴儿皮肤娇嫩,阳光中紫外线照射可增加皮肤损伤风险。因此,对所有母乳喂养婴儿在生后尽早补充维生素 D 400 IU/d 应作为常规的营养补充手段。

孕期和哺乳期维生素 D 虽然可以通过增加阳光照射来解决,但适量补充维生素 D 有利于减轻晒太阳的迫切性。

3. 维生素 E

维生素 E 具有清除自由基、抗氧化的功能,有效防止不饱和脂肪酸在细胞膜上产生过氧化反应,保护细胞膜免受氧化损伤。维生素 E 还可明显增加孕妇体内性激素分泌水平,可调节细胞基因表达和细胞增殖,可维持免疫系统功能的正常稳定。此外,在防治心脑血管疾病、肿瘤、糖尿病及其他并发症、中枢神经系统疾病、运动系统疾病、皮肤疾病等方面,维生素 E 也具有广泛的作用。主要食物来源:植物油、谷类、肉类、家禽、蛋类、水果、蔬菜和小麦胚芽油。

4. 维生素 K

维生素 K 是一组结构相似的脂溶性维生素,参与多种凝血因子合成,还参与骨骼代谢。维生素 K 一方面由肠道细菌合成,另一方面从食物中摄取。绿叶蔬菜的维生素 K 含量高,其次是奶及肉类,水果及谷类中含量低。

由于新生儿在出生时普遍缺乏维生素 K,且无法从母乳获得或自身合成足够维生素 K,所有新生儿在出生后常规肌肉注射维生素 K_1 1 mg,可有效预防新生儿出血症。

(二)水溶性维生素

1. 维生素 B_1

维生素 B_1 可协助碳水化合物的代谢和能量的生成,维持正常的神经功能。

主要食物来源：向日葵籽、小麦胚芽、啤酒酵母、西瓜、豌豆、芦笋；谷类、豆类、硬果类；猪肉、心/肝/肾。

2. 维生素 B_2

维生素 B_2 可协助食物中能量的产生，协助红细胞的产生，参与各种代谢过程。主要食物来源：牛奶、蘑菇、菠菜、肝、椰菜、甜菜、杏仁、牛肝、牛排、奶酪。

3. 维生素 B_3（维生素 PP、烟酸、尼克酸）

维生素 B_3 的主要功能是协助碳水化合物、脂肪、蛋白质中能量的释放（参与血糖控制）。主要食物来源：蘑菇、鸡、鲑鱼、牛肝、花生、金枪鱼、麦麸、芦笋、虾、马铃薯。

4. 维生素 B_6

维生素 B_6 可协助食物中能量的释放，参与脂肪的代谢，参与红细胞、激素的合成，是蛋白质、神经系统、免疫系统功能正常发挥的基础。主要食物来源：广泛存在于各种食物如肉类、鱼类、禽类、豆类、全谷类食物以及蔬果中。

5. 维生素 B_7（生物素、维生素 H、辅酶 R）

维生素 B_7 参与碳水化合物的代谢，参与脂肪、蛋白质的合成。主要食物来源：广泛存在于食物中，人类极少缺乏。

6. 维生素 B_9（叶酸）

叶酸和维生素 B_{12} 作用相似，育龄妇女充足的膳食叶酸摄入量可以降低胎儿神经管畸形如脊柱裂、无脑儿等发生风险，另有实验显示叶酸对心脏有保护作用。主要食物来源：菠菜、芦笋、芜菁、欧芹、啤酒酵母、利马豆、豌豆、椰菜、橙、哈密瓜、莴苣。

鉴于叶酸对预防神经管畸形和高同型半胱氨酸血症、促进红细胞成熟和血红蛋白合成均至关重要，而天然食物中的叶酸在烹调加工或遇热时易分解，生物利用率较低，合成的叶酸制剂稳定性好，生物利用率高，因此推荐孕期除了常吃富含叶酸的食物外，还应补充叶酸制剂 0.4 mg/d，以满足其需要。

7. 维生素 B_{12}

维生素 B_{12} 是正常生长的必需物质，参与红细胞的生成，是碳水化合物、脂肪、某些蛋白质代谢过程中所必需的，协助维持正常的神经系统，也是 DNA 合成所必需的。主要食物来源：肉类、鱼类、禽类、贝类、奶、蛋、奶酪。

8. 维生素 C

维生素 C 为结缔组织、骨骼、牙齿形成所必需，是伤口愈合和牙龈健康的重要条件,协助脂肪的分解,促进铁的吸收,是重要的抗氧化剂。严重的维生素 C 缺乏可导致维生素 C 缺乏症。主要食物来源:芦笋、针叶樱桃、青椒、甘蓝、柑橘类水果。

(三)常量元素

1. 钠

钠是最常见和重要的电解质,对于维持正常水平衡、正常渗透压和血压以及各种细胞功能均极其重要。尽管人体对钠的需要量大,但由于钠离子在食物中普遍存在,包括食物中添加的食盐,正常人很少缺钠。0～6 月婴儿纯母乳或添加配方奶喂养期间不应额外加盐,7～12 月龄婴儿添加辅食时也不建议加盐,13～24 月龄幼儿在辅食中不加或少加盐,也不建议添加其他调味品。正常成人包括孕产妇应控制食盐摄入量,每日摄入加碘食盐 5～6 g 即可满足人体对钠的需要量,过多使用(每日超过 6 g)食盐会增加高血压风险。

2. 钾

钾也是常见和重要的电解质,和钠离子共同参与维持正常的水平衡、渗透压平衡和酸碱平衡,还在调节神经肌肉活动中起重要作用。食物来源包括香蕉、鳄梨、蔬菜、土豆、豆类、鱼和蘑菇。

3. 氯

氯广泛分布在全身,主要以氯离子形式与钠、钾化合存在,其中氯化钾主要在细胞内液中,而氯化钠主要在细胞外液中。氯离子对维持细胞外液的容量与渗透压,维持体液酸碱平衡,参与血液二氧化碳运输,参与胃液中胃酸形成,以及稳定神经细胞膜电位,均发挥重要作用。膳食中氯主要来源于氯化钠,仅少量来自氯化钾。

4. 钙

钙是人体最重要的矿物质之一,参与形成坚固的骨骼和牙齿,促进伤后血液的凝固,为正常神经肌肉活动所需。主要食物来源:奶、奶制品、全小鱼、豆腐、深绿色蔬菜、豆类、杏仁。

人体对钙的吸收有赖于充足的维生素 D,婴幼儿缺钙的主要原因是缺乏维生素 D。因此,在获得足够维生素 D 的前提下,只要保证每日摄入至少 500 ml 母乳或配方奶,并食用含钙丰富的食物,不需要额外补钙。充足的钙摄入对孕产妇也非常重要,推荐孕期和哺乳期每日钙摄入量 1 000 mg。但若单纯依靠膳食则需要 500 ml 以上的牛奶,这些奶量有可能会增加能量摄入过量的风险,这种情况下适量补充钙制剂有助于缓解奶制品方面的矛盾。

对于长期奶量摄入不足的新生儿特别是极低和超低出生体重儿,适当补充钙制剂是预防代谢性骨病的重要组成部分。

5. 磷

磷与钙协同形成骨骼和牙齿,调节食物中能量的释放,是人体遗传物质DNA的构成成分,是人体能量直接来源ATP的构成成分。主要食物来源:肉类、禽类、鱼类、蛋类、奶和奶制品、全谷类。

正常膳食的妇女和儿童一般不会缺磷。在以静脉营养为主要营养方式的新生儿,特别是极低和超低出生体重儿,静脉营养液中需添加磷制剂,有助于正常的骨矿化,并预防低磷血症。

6. 镁

镁是正常神经肌肉(含心肌)活动之所需,参与能量(ATP)代谢和DNA的合成,并参与骨矿化过程。主要食物来源:坚果、豆类、全谷类、深绿色蔬菜、海产品。

体内镁大约50%在骨骼中,剩余50%几乎都在细胞内,只有1%存在于细胞外液中。正常饮食的妇女和儿童一般不会缺乏镁,但在某些特殊状况下,应考虑补充镁制剂。研究表明,对于胎龄32~34周的孕妇,如果预期在24 h内早产,产前使用硫酸镁具有神经保护作用,能使新生儿患脑瘫和严重运动功能障碍的风险降低。对于需要长时间静脉营养者特别是极低或超低出生体重新生儿,应在补充维生素D、钙、磷的同时补充镁离子,防止低镁血症和代谢性骨病的发生。

(四)微量元素

1. 铁

铁是血红蛋白(血液中氧气的运输者)的基本成分,参与能量代谢。铁缺乏可导致缺铁性贫血,这是世界性的健康问题,常见于婴幼儿、青少年、孕妇、老年人。主要食物来源:肉类、鱼类、豆类、贝类、蛋类、干果以及铁强化的婴儿辅食。

育龄妇女和婴幼儿是铁缺乏和缺铁性贫血的高发年龄,为此,备孕和孕期妇女应常吃含铁丰富的食物,婴幼儿应及时添加铁强化的食品。对于膳食铁摄入缺乏者,或本身存在明显铁缺乏者,可在医师指导下适量补充铁剂,预防缺铁和贫血。早产儿应考虑在生后2周开始补充铁剂(根据胎龄和体重大小,在医生指导下使用),直到开始添加含铁丰富的辅食。正常婴儿在出生6个月后,应首先添加铁强化的米粉,然后逐步添加蛋类、肉类等含铁丰富的辅食,能有效预防婴幼儿缺铁和缺铁性贫血的发生。

2. 锌

锌是正常成长之所需,参与蛋白质的消化、合成,参与伤口愈合、骨骼健康、DNA 的合成,调节免疫功能,是体内一种重要的抗氧化酶的成分。主要食物来源:牡蛎、肉类、鱼类、禽类、全谷类。

3. 碘

碘是合成甲状腺素的原料,有助于甲状腺的发育和功能,可帮助机体代谢脂肪,促进能量产生,促进生长。碘缺乏是世界上最主要的脑损伤原因,如果孕期缺碘,会导致死胎、流产和不可逆的智力迟钝;婴幼儿缺碘可影响体格和智力发育。主要食物来源:加碘食盐、海产品(如贝类、鱼类、海洋植物)。

只要普及使用碘盐,碘缺乏很容易得到预防。对于备孕或孕期妇女,除选用碘盐外,每周还应摄入 1~2 次富含碘的海产品,可有效预防碘缺乏。如果母亲不缺碘,婴幼儿正常饮食情况下无须再额外补碘。

4. 铜

铜参与铁代谢、神经系统功能、骨骼健康的调节和蛋白质的合成,是一种抗氧化酶的成分,参与皮肤、头发、眼睛等部位色素的形成。主要食物来源:牡蛎、内脏、巧克力、坚果、谷类、干果、禽类、贝类。

5. 锰

锰是骨骼、结缔组织正常成长之所需,是脂肪酸合成酶的成分,参与碳水化合物的代谢。主要食物来源:全谷类、坚果、茶叶。

虽然微量营养素种类较多,各种微量营养素缺乏都可导致疾病,但只要通过公共卫生宣教和全民健康素养的提高,所有微量营养素缺乏均可得到有效预防。平衡膳食、膳食多样化、食品营养强化或应用营养素补充剂,是世界卫生组织推荐的改善人群微量营养素缺乏的主要措施。

四、均衡饮食的重要性

无论宏量营养素或微量营养素,均为人体健康所必需的营养素,缺一不可。正常人只要坚持合理饮食、均衡饮食,就能获得充足的营养素,满足机体需要。原国家卫计委(现国家卫健委)推出的 2016 年版《中国居民膳食指南》,对 2 岁以上健康人群提出以下 6 条核心推荐,这是机体获得适当宏量和微量营养素的有效方法,有助于机体的营养平衡。

(一)食物多样,谷类为主

每天的膳食应包括谷薯类、蔬菜水果类、畜禽鱼蛋奶类、大豆坚果类等食物。建议平均每天摄入 12 种以上食物,每周 25 种以上。谷类为主是平衡膳食模式的重要特征,每天摄入谷薯类食物 250~400 g,其中全谷物和杂豆类 50~150 g,薯类 50~100 g;膳食中碳水化合物提供的能量应占总能量的 50% 以上。

(二)吃动平衡,保持健康体重

各个年龄段人群都应该坚持天天运动、维持能量平衡、保持健康体重。推荐每周应至少进行 5 天中等强度身体活动,累计 150 min 以上;坚持日常身体活动,平均每天主动身体活动 6 000 步;尽量减少久坐时间,每小时起来动一动,动则有益。

(三)多吃蔬果、奶类、大豆

蔬菜、水果、奶类和大豆及制品是平衡膳食的重要组成部分,坚果是膳食的有益补充。蔬菜和水果是维生素、矿物质、膳食纤维和植物化学物的重要来源,奶类和大豆类富含钙、优质蛋白质和 B 族维生素,对降低慢性病的发病风险具有重要作用。提倡餐餐有蔬菜,推荐每天摄入 300~500 g,深色蔬菜应占 1/2。天天吃水果,推荐每天摄入 200~350 g 的新鲜水果,果汁不能代替鲜果。吃各种奶制品,摄入量相当于每天液态奶 300 g。经常吃豆制品,每天相当于大豆 25 g 以上,适量吃坚果。

(四)适量吃鱼、禽、蛋、瘦肉

动物性食物优选鱼和禽类,鱼和禽类脂肪含量相对较低,鱼类含有较多的不饱和脂肪酸;蛋类各种营养成分齐全;吃畜肉应选择瘦肉,瘦肉脂肪含量较低。过多食用烟熏和腌制肉类可增加肿瘤的发生风险,应当少吃。推荐每周吃鱼280~525 g,畜禽肉 280~525 g,蛋类 280~350 g,平均每天摄入鱼、禽、蛋和瘦肉总量 120~200 g。

(五)少盐少油,控糖限酒

应当培养清淡饮食习惯,成人每天食盐不超过 6 g,每天烹调油 25~30 g。过多摄入添加糖可增加龋齿和超重发生的风险,推荐每天摄入糖不超过 50 g,最好控制在 25 g 以下。建议成年人每天饮水 7~8 杯(1 500~1 700 ml),提倡饮用白开水和茶水,不喝或少喝含糖饮料。儿童少年、孕妇、乳母不应饮酒,成人如饮酒,一天饮酒的酒精量男性不超过 25 g,女性不超过 15 g。

（六）杜绝浪费，兴新食尚

按需选购食物、按需备餐，提倡分餐不浪费。选择新鲜卫生的食物和适宜的烹调方式，保障饮食卫生。学会阅读食品标签，合理选择食品。创造和支持文明饮食新风的社会环境和条件，应该从每个人做起，回家吃饭，享受食物和亲情，传承优良饮食文化，树健康饮食新风。

五、孕产妇和婴幼儿宏量和微量营养素的需求特点与平衡

对于 2 岁以上的健康人群，只要按照国家卫健委推出的 2016 年版《中国居民膳食指南》核心推荐，坚持均衡饮食，就能获得充足的宏量和微量营养素，但对于一些特殊的健康人群，如孕产妇和婴幼儿，其宏量和微量营养素需求存在一些差异，营养素摄入量需进行适当补充或调整，以保证生命头 1000 天胎儿和婴幼儿的均衡营养和正常生长。

对于妊娠期妇女而言，除遵循一般人群膳食指南的原则外，还要求适当补充叶酸，常吃含铁丰富的食物，选用碘盐；孕吐严重者，可少量多餐，保证摄入含必要量碳水化合物的食物；孕中晚期应适量增加奶、鱼、禽、蛋、瘦肉的摄入；应适量身体活动，维持孕期适宜增重；必须禁烟酒，愉快孕育新生命，积极准备母乳喂养。如果孕妇能完全遵循这些原则，营养补充剂并不是非用不可的选择，但适当提供营养补充剂有助于减少膳食面临的营养挑战。另外，对于日常饮食安排不佳、食物品种单调的孕产妇，如孕期继续工作的职业女性，或者食欲不佳、食量不足者，可选择营养强化全面的孕妇奶粉作为营养补充。

由于乳母的营养不但影响母体健康，还和乳汁分泌和乳汁质量密切相关，因此，对哺乳期妇女除要求遵循一般人群膳食指南的基础上，还应注意以下事项：①应增加富含优质蛋白质及维生素 A 的动物性食物和海产品，选用碘盐；②产褥期食物多样不过量，重视整个哺乳期营养；③保持愉悦心情，保证充足睡眠，促进乳汁分泌；④坚持哺乳，适度运动，逐步恢复适宜体重；⑤忌烟酒，避免浓茶和咖啡。

婴儿应在母乳或配方奶喂养基础上，及时添加维生素 A 和维生素 D，添加富含铁、锌、钙等微量营养素的辅食。对于胎龄＜34 周、出生体重＜2 000 g 的母乳喂养早产儿，在一定时期内应使用母乳强化剂以增加宏量和微量营养素密度，特别是强化蛋白质、维生素和矿物质的供给，直到早产儿体格生长参数达到预期目标。上述各种营养素的补充措施，对预防婴幼儿缺铁性贫血、佝偻病、维生素

A 缺乏以及生长受限等营养障碍均发挥关键作用,是生命早期 1000 天营养管理的重要组成部分。

值得注意的是,在生活条件不断改善的今天,既要防止孕产妇和婴幼儿微量营养素的缺乏,也要防止宏量营养素特别是碳水化合物摄入过多所致的体重增加过快或肥胖,避免营养不均衡导致的营养不良(包括宏量或微量营养素缺乏或过多),以实现全面均衡的营养管理目标。

(吴明远)

参考文献

［1］ 刘英华,张永. 临床营养培训手册［M］. 北京：化学工业出版社,2016.

［2］ Koletzko B. 临床儿科营养［M］. 2 版. 王卫平,译. 北京：人民卫生出版社,2009.

［3］ Jasani B, Simmer K, Patole SK, et al. Long chain polyunsaturated fatty acid supplementation in infants born at term［J］. Cochrane Database Syst Rev. 2017,3：CD000376.

［4］ Miles EA, Calder PC. Can early omega-3 fatty acid exposure reduce risk of childhood allergic disease［J］. Nutrients, 2017,9(7)：784.

［5］ Middleton P, Gomersall JC, Gould JF, et al. Omega-3 fatty acid addition during pregnancy［J］. Cochrane Database Syst Rev. 2018,11：CD003402.

［6］ 武庆斌. 益生元与婴儿肠道健康［J］. 中华儿科杂志,2017,55(7)：484－486.

［7］ 汪之顼. 妊娠期营养评估与干预［J］. 实用妇产科杂志,2018,34(4)：243－246.

［8］ 史琳,陈鹏,刘兴会. 妊娠期营养及体质量管理对母儿不良结局的影响［J］. 实用妇产科杂志,2018,34(4)：241－243.

［9］ 汪之顼,盛晓阳,苏宜香.《中国 0～2 岁婴幼儿喂养指南》及解读［J］. 营养学报,2016,38(2)：105－109.

［10］ 中国营养学会膳食指南修订专家委员会妇幼人群指南修订专家工作组. 7～24 月龄婴幼儿喂养指南［J］. 临床儿科杂志,2016,34(5)：381－387.

［11］ 曾果. 中国营养学会"孕期妇女膳食指南(2016)"解读［J］. 实用妇产科杂志,2018,34(4)：265－267.

［12］ 侯成,冉霓,衣明纪. 母乳中的维生素 A 水平及其影响因素［J］. 中华围产医学杂志,2018,21(11)：783－787.

［13］ Imdad A, Mayo-Wilson E, Herzer K, et al. Vitamin A supplementation for preventing morbidity and mortality in children from six months to five years of age［J］. Cochrane Database Syst Rev, 2017,11(3)：CD008524.

［14］Black RE，Victora CG，Walker SP，et al. Maternal and child undernutrition and overweight in low-income and middle-income countries［J］. Lancet，2013，382 （9890）：427 − 451.

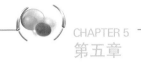

膳 食 指 南

学习目的

了解　一般人群膳食指南的基本原则和关键推荐。

熟悉　一般人群平衡膳食宝塔对不同人群推荐的各类食物的建议摄入量。

掌握　妇幼膳食指南(喂养指南)的基本原则和关键推荐,以相应膳食宝塔对每一类食物的推荐量。

膳食指南(dietary guideline)是由一个国家或地区的政府或委托营养健康权威机构发布的,用于指导大众合理选择与搭配食物的一组以食物为表达语言的建议或公告。膳食指南由营养专业人员以营养学原则为基础,结合本国或本地居民营养健康和食物供应的实际情况而制订和提出,以促进合理营养、改善健康状况为目的,教育国民如何明智而可行地选择食物、调整膳食,是当前最需要遵循的重要膳食原则。膳食指南需要具备同时具备科学性、严谨性、通俗性、可操作性的特点。

卫生部(现国家卫健委)于 2008 年 1 月 19 日以新闻发布会形式发布了由中国营养学会组织专家制订,并于 2007 年 9 月经理事会扩大会议通过的《中国居民膳食指南(2007)》(以下简称《指南》)。该《指南》由一般人群膳食指南、特定人群膳食指南和平衡膳食宝塔三部分组成。一般人群膳食指南共有 10 条,适合于 6 岁以上的正常人群。特定人群膳食指南是根据各人群的生理特点及其对膳食营养需要而制订的。特定人群包括孕妇、乳母、婴幼儿、学龄前儿童、儿童青少年和老年人群。平衡膳食宝塔以直观的形式告诉居民每日应摄入的食物种类、合理数量及适宜的身体活动量。一般人群膳食指南的 10 条建议是：①食物多样，谷类为主，粗细搭配；②多吃蔬菜水果和薯类；③每天吃奶类、大豆或其制品；④常吃适量的鱼、禽、蛋和瘦肉；⑤减少烹调油用量，吃清淡少盐膳食；⑥食不过量，天天运动，保持健康体重；⑦三餐分配要合理，零食要适当；⑧每天足量饮水，合理选择饮料；⑨如果饮酒应限量；⑩吃新鲜卫生的食物。中国营养学会妇幼营养分会负责这个版本中的孕妇、乳母和婴幼儿膳食指南的制订，在《中国居民膳食指南（2007）》发布后，也通过人民卫生出版社出版了《中国孕妇、乳母和婴幼儿膳食指南（2007）》。

随着中国经济的迅速发展，人民生活水平也得到极大改善和提高，居民膳食状况发生巨大变化，与膳食营养相关的健康形势也与以往有了很大不同，包括营养缺乏病的流行情况，超重、肥胖以及其他与膳食摄入、代谢有关的慢性非传染性疾病的发病形势都面临新的挑战。为此，中国营养学会组织专家，在原有膳食指南的基础上，依据近 10 年来营养科学研究进展，针对相关健康问题的变化，对《中国居民膳食指南（2007）》进行重新修订，并于 2016 年 5 月 13 日由原国家卫生计生委疾控局发布《中国居民膳食指南（2016）》（以下简称 2016 版《指南》）。

2016 版《指南》的内容同样也包括一般人群膳食指南和特定人群膳食指南。一般人群膳食指南适用于 2 岁以上健康人群，特定人群膳食指南包括孕妇乳母膳食指南、婴幼儿喂养指南（0～24 月龄）、儿童少年（2～5 岁、6～17 岁）膳食指南、老年人膳食指南（≥65 岁）和素食人群膳食指南。除 0～24 月龄婴幼儿喂养指南外，特定人群膳食指南是根据不同年龄阶段人群的生理和行为特点，在一般人群膳食指南基础上进行了补充。

一、一般人群膳食指南

（一）食物多样，谷类为主

1. 提要

平衡膳食模式是最大程度保障人体营养和健康的基础，食物多样是平衡膳食模式的基本原则。食物可分为五大类，包括谷薯类、蔬菜水果类、畜禽鱼蛋奶类、大豆坚果类和油脂类。不同食物中的营养素及有益膳食成分的种类和含量不同。除供 6 月龄内婴儿的母乳外，没有任何一种食物可以满足人体所需的能量及全部营养素。因此，只有多种食物组成的膳食才能满足人体对能量和各种营养素的需要。建议我国居民的平衡膳食应做到食物多样，平均每天摄入 12 种以上食物，每周 25 种以上食物。平衡膳食模式能最大限度地满足人体正常生长发育及各种生理活动的需要，并且可降低包括高血压、心血管疾病等多种疾病的发病风险。

谷类为主是指谷薯类食物所提供的能量占膳食总能量的一半以上，也是中国人平衡膳食模式的重要特征。谷类食物含有丰富的碳水化合物，是提供人体所需能量的最经济和最重要的食物来源，也是提供 B 族维生素、矿物质、膳食纤维和蛋白质的重要食物来源，在保障儿童青少年生长发育，维持人体健康方面发挥着重要作用。近 30 年来，我国居民膳食模式正在悄然发生着变化，居民的谷类消费量逐年下降，动物性食物和油脂摄入量逐年增多，导致能量摄入过剩；谷类过度精加工导致 B 族维生素、矿物质和膳食纤维丢失而引起摄入量不足，这些因素都可能增加慢性非传染性疾病（以下简称"慢性病"）的发生风险。与精制米面相比，全谷物和杂豆可提供更多的 B 族维生素、矿物质、膳食纤维等营养成分。因此，坚持谷类为主，特别是增加全谷物摄入，有利于降低 2 型糖尿病、心血管疾病、结直肠癌等与膳食相关的慢性病的发病风险，以及减少体重增加的风险。薯类含有丰富的淀粉、膳食纤维以及多种维生素和矿物质。因此，每天宜摄入一定量的全谷物和杂豆类及薯类食物。建议一般成年人每天摄入谷薯类 250～400 g，其中全谷物和杂豆类 50～150 g，薯类 50～100 g。

在轻身体活动水平下，针对各年龄段人群所建议的每天或每周谷薯类摄入量如表 5-1 所示。

表 5-1 不同人群谷薯类食物建议摄入量

食物类别	单位	幼儿（岁）		儿童青少年（岁）			成人（岁）	
		2～	4～	7～	11～	14～	18～	65～
谷类	(g/d)	85～100	100～150	150～200	225～250	250～300	200～300	200～250
	(份/d)	1.5～2	2～3	3～4	4.5～5	5～6	4～6	4～5
全谷物和杂豆类	(g/d)	适量		30～70	50～100	50～150	50～150	
薯类	(g/d)	适量		25～50	50～100	50～100	50～75	
	(份/周)	适量		2～4	4～8	4～8	4～6	

注：能量需要量水平计算按照 2 岁～(1 000～1 400 kcal/d)；7 岁～(1 400～1 600 kcal/d)；11 岁～(1 800～2 000 kcal/d)；14 岁～(2 000～2 400 kcal/d)；18 岁～(1 600～2 400 kcal/d)；65 岁～(1 600～2 000 kcal/d)

2. 关键推荐

（1）每天的膳食应包括谷薯类、蔬菜水果类、畜禽鱼蛋奶类、大豆坚果类等食物。

（2）平均每天摄入 12 种以上食物，每周 25 种以上。

（3）每天摄入谷薯类食物 250～400 g，其中全谷物和杂豆类 50～150 g，薯类 50～100 g。

（4）食物多样、谷类为主是平衡膳食模式的重要特征。

（二）吃动平衡，健康体重

1. 提要

能量是人体维持新陈代谢、生长发育和从事体力活动等生命活动的基础，不同人群所需要的能量不同。体重是客观评价人体营养和健康状况的重要指标。成人健康体重的体重指数（BMI）应在 18.5～23.9。体重过低一般反映能量摄入相对不足，可导致营养不良，诱发疾病的发生。体重过高反映能量摄入相对过多或活动不足，易导致超重和肥胖，可显著增加 2 型糖尿病、冠心病、某些癌症等疾病的发生风险。食物摄入量和身体活动量是保持能量平衡、维持健康体重的两个主要因素。如果吃得过多或活动不足，多余的能量就会在体内以脂肪的形式积存下来，使体重增加，造成超重或肥胖；相反，若吃得过少或活动过多，可由于能量摄入不足或能量消耗过多而引起体重过低或消瘦。体重过高和过低都是不健康的表现，易患多种疾病，缩短寿命。

目前，我国大多数的居民身体活动不足或缺乏运动锻炼，能量摄入相对过多，导致超重和肥胖的发生率逐年增加。超重或肥胖是许多疾病的独立危险因素，如 2 型糖尿病、冠心病、乳腺癌等。因此需要适当减少能量摄入，增加身体活动，天天运动，保持能量摄入和能量消耗的平衡。这不仅有助于保持健康体重，还能够调节机体代谢，增强体质，降低全因死亡风险和冠心病、脑卒中、2 型糖尿病、结肠癌等慢性病的发生风险；同时也有助于调节心理平衡，有效消除压力，缓解抑郁和焦虑等不良精神状态。

2 岁以上各个年龄段人群都应该天天运动，保持能量平衡和健康体重。推荐成人积极参加日常活动和运动，每周至少进行 5 天中等强度身体活动，累计 150 min 以上，平均每天主动身体活动 6 000 步以上。多运动多获益，减少久坐时间，每小时起来动一动（见表 5 - 2）。

表 5-2 推荐的成人身体活动量

	推荐活动量	时　间
每天	主动性运动,相当于快走 6 000 步	30～60 min
每周	每周至少进行 5 天中等身体活动	150 min
提醒	减少久坐时间,每小时动一动	

注:快步走 6 000 步所需时间,因年龄和体格不同而不同

2. 关键推荐

(1)各年龄段人群都应天天运动,保持健康体重。

(2)食不过量,控制总能量摄入,保持能量平衡。

(3)坚持日常身体活动,每周至少进行 5 天中等强度身体活动,累计 150 min 以上;主动身体活动最好每天 6 000 步以上。

(4)减少久坐时间,每小时起来动一动。

(三)多吃蔬菜、奶类、大豆

1. 提要

新鲜蔬菜水果、奶类、大豆及豆制品是平衡膳食的重要组成部分,坚果是膳食的有益补充。蔬菜水果是维生素、矿物质、膳食纤维和植物化学物的重要来源,对提高膳食微量营养素和植物化学物的摄入量起到重要作用。循证研究发现,提高蔬菜水果摄入量,可保持人体肠道正常功能并有效降低心血管、肺癌和糖尿病等慢性病的发病风险。成品果汁常常加入糖和调味原料,并去除了膳食纤维,因此,果汁不能替代鲜果。奶类富含钙,是优质蛋白质和 B 族维生素的良好来源。增加奶类摄入有利于儿童少年生长发育,促进成人骨骼健康。大豆富含优质蛋白质、必需脂肪酸、维生素 E,并含有大豆异黄酮、植物固醇等多种植物化学物。多吃大豆及其制品可以降低乳腺癌和骨质疏松症的发病风险。坚果富含脂类和多不饱和脂肪酸、蛋白质等营养素,适量食用有助于预防心血管疾病。

近年来,我国居民蔬菜摄入量逐渐下降,水果、大豆、奶类摄入量仍处于较低水平,成为制约平衡膳食和某些微量营养素不足的重要原因。基于其营养价值和健康意义,建议增加蔬菜水果、奶和大豆及其制品的摄入。推荐每天摄入蔬菜 300～500 g,其中深色蔬菜占 1/2;水果 200～350 g;每天饮奶 300 g 或摄入相当量的奶制品;平均每天摄入大豆和坚果 25～35 g。坚持餐餐有蔬菜,天天有水果,把牛奶、大豆当作膳食的重要组成部分。不同年龄人群推荐的食物摄入量如

表5-3所示。

表5-3 不同人群蔬果奶豆类食物建议摄入量

食物类别	单位	幼儿(岁)			儿童少年(岁)		成人(岁)	
		2~	4~	7~	11~	14~	18~	65~
蔬菜	(g/d)	200~250	250~300	300	400~450	450~500	300~500	300~450
	(份/d)	2~2.5	2.5~3	3	4~4.5	4.5~5	3~5	3~4.5
水果	(g/d)	100~150	150	150~200	200~300	300~350	200~350	200~300
	(份/d)	1~1.5	1.5	1.5~2	2~3	3~3.5	2~3.5	2~3
乳类	(g/d)	500	350~500	300	300	300	300	300
	(份/d)	2.5	2~2.5	1.5	1.5	1.5	1.5	1.5
大豆	(g/周)	35~105	105	105	105	105~175	105~175	105
	(份/周)	1.5~4	4	4	4	4	4~7	4
坚果	(g/周)	—	—	—	50~70(5~7)			

注：能量需要量水平计算按照2岁~(1000~1400 kcal/d);7岁~(1400~1600 kcal/d),11岁~(1800~2000 kcal/d),14岁~(2000~2400 kcal/d),18岁~(1600~2400 kcal/d),65岁~(1600~2000 kcal/d)

2. 关键推荐

(1) 蔬菜水果是平衡膳食的重要组成部分,奶类富含钙,大豆富含优质蛋白质。

(2) 餐餐有蔬菜保证每天摄入300~500 g蔬菜,深色蔬菜应占1/2。

(3) 天天吃水果,保证每天摄入200~350 g新鲜水果,果汁不能代替鲜果。

(4) 吃各种各样的奶制品,相当于每天摄入液态奶300 g。

(5) 经常吃豆制品,适量吃坚果。

(四)适量吃鱼、禽、蛋、瘦肉

1. 提要

鱼、禽、蛋和瘦肉均属于动物性食物,富含优质蛋白质、脂类、脂溶性维生素、B族维生素和矿物质等,是平衡膳食的重要组成部分。此类食物蛋白质的含量普遍较高,其氨基酸组成更适合人体需要,利用率高,但脂肪含量较多,能量高,有些含有较多的饱和脂肪酸和胆固醇,摄入过多可增加肥胖和心血管疾病等的发病风险,应当适量摄入。

水产品类与畜禽肉相比,脂肪含量相对较低,且含有较多的不饱和脂肪酸,有些鱼类富含二十碳五烯酸(EPA)和二十二碳六烯酸(DHA),对预防血脂异常和心血管疾病等有一定作用。禽类脂肪含量也相对较低,其脂肪酸组成优于畜类脂肪。因此,应当优先选择鱼和禽类食用。蛋类各种营养成分比较齐全,营养价值高,但胆固醇含量也高,摄入量不宜过多。蛋黄是蛋类中的维生素和矿物质的主要集中部位,并且富含磷脂和胆碱,对健康十分有益,因此吃鸡蛋不要丢弃蛋黄。畜肉类脂肪含量较多,尤其是肥肉,但瘦肉中脂肪含量较低,因此吃畜肉应当选瘦肉。烟熏和腌制肉类在加工过程中易遭受多环芳烃类和甲醛等多种有害物质的污染,过多摄入可增加某些肿瘤的发生风险,应当少吃或不吃。

目前我国多数居民摄入畜肉较多,禽和鱼类较少,对居民营养健康不利,需要调整比例。建议成人每天平均摄入水产类 40～75 g,畜禽肉类 40～75 g,蛋类40～50 g,平均每天摄入总量 120～200 g。各年龄段人群的适宜摄入量如表 5-4 所示。

表 5-4 不同人群动物性食物建议摄入量

食物类别	单位	幼儿(岁)		儿童少年(岁)			成人(岁)	
		2～	4～	7～	11～	14～	18～	65～
畜禽肉	(g/d)	15～25	25～40	40	50	50～75	40～75	40～50
	(份/周)	2～3.5	3.5～5.5	5.5	7	7～10.5	7～10.5	5.5～7
蛋类	(g/d)	20～25	25	25～40	40～50	50	40～50	40～50
	(份/周)	2～3.5	3.5～5.5	3.5～5.5	5.5～7	7	5.5～7	5.5～7
水产品	(g/d)	15～20	20～40	40	50	50～75	40～75	40～50
	(份/周)	2～3	3～5.5	5.5	7	7～10.5	7～10.5	5.5～7

注: 能量需要量水平计算按照 2 岁～(1 000～1 400 kcal/d);7 岁～(1 400～1 600 kcal/d);11 岁～(1 800～2 000 kcal/d);14 岁～(2 000～2 400 kcal/d);18 岁～(1 600～2 400 kcal/d);65 岁～(1 600～2 000 kcal/d)

2. 关键推荐

(1) 鱼、禽、蛋和瘦肉摄入要适量。

(2) 每周吃鱼 280～525 g,畜禽肉 280～525 g,蛋类 280～350 g,平均每天摄入总量 120～200 g。

(3) 优先选择鱼和禽。

(4) 吃鸡蛋不弃蛋黄。

(5) 少吃肥肉、烟熏和腌制肉制品。

(五)少盐少油,控糖限酒

1. 提要

食盐由钠和氯组成,是食物烹饪或加工食品的主要调味品。我国居民的饮食习惯中食盐摄入量过高,而过多的盐摄入与高血压、胃癌和脑卒中的发生有关,因此要降低食盐摄入,培养清淡口味,逐渐做到量化用盐用油,推荐每天食盐摄入量不超过 6 g。

烹调油包括植物油和动物油,是人体必需脂肪酸和维生素 E 的重要来源。目前我国居民烹调油和脂肪摄入量过多。过多的脂肪摄入是超重和肥胖发生的重要危险因素,反式脂肪酸的摄入会增高心血管疾病的发生风险。应减少烹调油和动物脂肪用量,每天的烹调油摄入量为 25～30 g。对于成年人脂肪提供能量占总能量的 30% 以下。

添加糖是纯能量食物,过多摄入可增加龋齿,引发超重和肥胖发生的风险,也会引发多种慢性病。我国居民糖的摄入主要来自加工食品。烹调用糖要尽量控制到最小量,同时也要少食用高糖食品。建议每天摄入添加糖提供的能量不超过总能量的 10%,最好不超过总能量的 5%。对于儿童、青少年来说,含糖饮料是添加糖的主要来源,建议不喝或少喝含糖饮料。

酒的主要化学成分是乙醇(酒精),过量饮酒与多种疾病相关,会增加肝损伤,也是胎儿酒精综合征、痛风、癌症和心血管疾病等发生的重要危险因素。因此应避免过量饮酒。若饮酒,成年男性一天饮用的酒精量不超过 25 g,成年女性一天不超过 15 g,儿童少年、孕妇、乳母等特殊人群不应饮酒。

水是构成人体组织和细胞的重要成分,参与人体摄入膳食后物质的代谢过程。饮水不足可影响人体的正常生理功能,应足量饮水。饮用白开水或茶水是我国的传统饮水方式,能满足人体健康需要。成年人每天饮用量 1 500～1 700 ml(7～8 杯)。

推荐各年龄段油、盐和水的摄入量应控制在一个适宜的范围内(见表 5 - 5)。

表 5-5　推荐的不同人群(轻身体活动水平*)食盐、烹调油和饮水摄入量

项目	幼儿(岁)		儿童少年(岁)			成人(岁)	
	2～	4～	7～	11～	14～	18～	65～
食盐(g/d)	<2	<3	<4	<6	<6	<6	<5
烹调油(g/d)	15～20	20～50	20～50			25～30	
水(ml/d)	总 1 300	总 1 600	1 000～1 300	1 200～1 400		1 500～1 700	

注:2～6 岁儿童的总水摄入量包括了来自粥、奶、汤中的水和饮水。1 杯水约为 200～250 ml。＊2～3.9 岁总脂肪占能量的 35%,4 岁以上为 20%～30%

2. 关键推荐

（1）培养清淡饮食习惯，少吃高盐和油炸食品。成人每天食盐不超过 6 g，每天烹调油 25～30 g。

（2）控制添加糖的摄入量，每天摄入不超过 50 g，最好控制在 25 g 以下。

（3）每日反式脂肪酸摄入量不超过 2 g。

（4）足量饮水，成年人每天 7～8 杯（1 500～1 700 ml），提倡饮用白开水和茶水；不喝或少喝含糖饮料。

（5）儿童少年、孕妇、乳母不应饮酒。成人如饮酒，男性一天饮用的酒精量不超过 25 g，女性不超过 15 g。

（六）杜绝浪费，兴新食尚

1. 提要

基于我国人口众多，且食物浪费问题比较突出、食源性疾病状况不容乐观。减少食物浪费、注重饮食卫生、兴饮食文明新风，对我国社会可持续发展、保障公共健康具有重要意义。

勤俭节约这种美德是中华民族和家庭文化取向的基础。虽然我们国家不断进步，人民逐步富裕，但是杜绝浪费、尊重劳动、珍惜食物仍然是每个人必须遵守的原则。珍惜食物从每个人做起，按需购买食物、按需备餐、小分量食物、合理利用剩饭菜，做到不铺张浪费；在外点餐应根据人数确定数量；集体用餐时采取分餐制和简餐，文明用餐，反对铺张浪费。

食物在生产、加工、运输、储存等过程中如果遭受致病性微生物、寄生虫和有毒有害等物质的污染，可导致食源性疾病，威胁人体健康。选择当地、当季食物，能最大限度保障食物的新鲜度和营养；备餐应该彻底煮熟食物，对于肉类和家禽、蛋类，应确保熟透。如果有条件，可以使用食物温度计检查食物中心温度是否达到要求。熟食或者隔顿、隔夜的剩饭剩菜在食用前须彻底再加热。食物应合理储存，避免交叉污染。购买预包装食品要看食品标签。食品标签通常标注了食品的生产日期、保质期、配料、质量（品质）等级等，可以告诉消费者食物是否新鲜、产品特点、营养信息。另要注意食物中的过敏原信息。

优良饮食文化是实施平衡膳食的保障。新食尚鼓励优良饮食文化的传承和发扬。勤俭节约、在家吃饭、尊老爱幼是中华民族的优良传统，同时也是减少浪费、饮食卫生、享受亲情和营养保障的良好措施。在家烹饪、吃饭，更有助于认识和了解食物，提升食物多样选择、提高平衡膳食的可及性，并增加家庭生活乐趣，树饮食文明新风尚。

2. 关键推荐

（1）珍惜食物，按需备餐，提倡分餐不浪费。

（2）选择新鲜卫生的食物和适宜的烹调方式。

（3）食物制备生熟分开、熟食二次加热要热透。

（4）学会阅读食品标签，合理选择食品。

（5）多回家吃饭，享受食物和亲情。

（6）传承优良文化，兴饮食文明新风。

二、一般人群平衡膳食宝塔

2016 版《指南》覆盖人群为 2 岁以上健康人群，遵循以食物为基础的原则，充分考虑食物多样化；以平衡膳食模式为目标，并考虑实践中的可行性和可操作性。

平衡膳食模式是经过科学设计的理想膳食模式。平衡膳食模式（理想膳食模式）所推荐的食物种类和比例能最大限度地满足不同年龄阶段、不同能量需要水平的健康人群的营养与健康需要。平衡膳食模式是中国居民膳食指南的核心。

我国地大物博，人口众多，平衡膳食模式所建议的食物种类和比例，特别是奶类和豆类食物的摄入量，可能与当前的多数人的实际摄入量有一定的距离。但对于健康而言，无论是南方还是北方，城市还是农村，平衡膳食模式同样适用。为了保持和改善营养和健康状况，应把平衡膳食作为一个奋斗目标，努力争取，逐步达到。

为了更好地理解和传播中国居民膳食指南和平衡膳食的理念，2016 版《指南》进一步修改和完善了《中国居民平衡膳食宝塔（2016）》。

《中国居民平衡膳食宝塔（2016）》是根据 2016 版《指南》的核心内容和推荐，结合中国居民膳食的实际情况，把平衡膳食的原则转化为各类食物的数量和比例的图形化表示（见图 5-1）。

中国居民平衡膳食宝塔形象化的组合，遵循了平衡膳食的原则，体现了一个在营养上比较理想的基本构成。平衡膳食宝塔共分 5 层，各层面积大小不同，体现了 5 类食物和食物量的多少；5 类食物包括谷薯类、蔬菜、水果类、畜、禽、鱼、蛋类、奶类、大豆和坚果类，以及烹饪用油盐，其食物数量是根据不同能量需要而

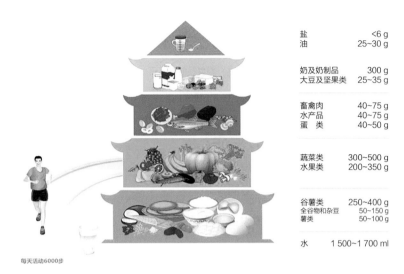

盐	<6 g
油	25~30 g
奶及奶制品	300 g
大豆及坚果类	25~35 g
畜禽肉	40~75 g
水产品	40~75 g
蛋 类	40~50 g
蔬菜类	300~500 g
水果类	200~350 g
谷薯类	250~400 g
全谷物和杂豆	50~150 g
薯类	50~100 g
水	1 500~1 700 ml

每天活动6000步

图 5 - 1 中国居民平衡膳食宝塔(2016)

设计,宝塔旁边的文字注释,标明了能量在 1 600~2 400 kcal 时,一段时间内成人每人每天各类食物摄入量的平均范围。

三、中国妇幼人群膳食指南和平衡膳食宝塔

理论上讲,2016 版《指南》覆盖 2 岁以上健康人群,因此 2 岁以上健康者均可依据一般人群膳食指南的基本原则安排日常膳食。但是,对于处于某特定年龄段和特定生理状态的人群,仍有许多需要特别强调的建议,这就有必要根据这些人群的生理特点和营养需要,再特别制订相应的膳食指南,孕妇和乳母人群有其自身的特殊生理需要和社会生活环境,需要针对性更强的膳食指导建议,为此,2016 版《指南》包括了备孕妇女、孕期妇女(孕妇)、哺乳期妇女(乳母)的膳食指南,以及 0 月龄内婴儿喂养指南,7~24 月龄婴幼儿、学龄前儿童、学龄儿童膳食指南,还有针对老年人群以及素食人群的膳食指南。

(一)中国孕妇、乳母膳食指南

妊娠是个复杂的生理过程,是 1000 天机遇窗口期的第一个阶段。为了妊娠的成功,孕期妇女的生理状态及代谢发生了较大的适应性改变,以满足孕期母体生殖器官和胎儿的生长发育,并为产后泌乳进行营养储备。孕期营养状况的优劣对胎儿的生长发育直至成年后的健康可产生至关重要的影响。

分娩后哺乳期妇女要分泌乳汁哺育婴儿,还要逐步补偿妊娠分娩时的营养

消耗,恢复各器官、系统功能,对能量及营养素的需要甚至超过妊娠期。乳母营养的好坏还直接关系到母乳喂养的成功和婴儿的生长发育。

无论是孕妇还是乳母的膳食构成都应该以膳食指南为基础,由多种多样食物组成的平衡膳食,只有多样化的平衡膳食才能获得足够而适量的营养,在此基础上补充如下。

1. 备孕妇女膳食指南

1) 调整孕前体重至适宜水平

孕前体重与新生儿出生体重、婴儿病死率以及孕期并发症等不良妊娠结局有密切关系。低体重或肥胖的育龄妇女是发生不良妊娠结局的高危人群,备孕妇女宜通过平衡膳食和适量运动来调整体重,尽量使体重指数(BMI)达到 $18.5\sim$ $23.9\,\mathrm{kg/m^2}$ 的理想范围。

关键推荐

(1) 肥胖或低体重备孕妇女应调整体重,使 BMI 达到 $18.5\sim23.9\,\mathrm{kg/m^2}$ 范围。

(2) 保证平衡膳食并维持适宜体重,以在最佳的生理状态下孕育新生命。

2) 常吃含铁丰富的食物,选用碘盐,孕前 3 月开始补充叶酸

育龄妇女是铁缺乏和缺铁性贫血患病率较高的人群,怀孕前如果缺铁,可导致早产、胎儿生长受限、新生儿低出生体重以及妊娠期缺铁性贫血。因此,备孕妇女应经常摄入含铁丰富、利用率高的动物性食物,铁缺乏或缺铁性贫血者应纠正贫血后再怀孕。碘是合成甲状腺激素不可缺少的微量元素,为避免孕期碘缺乏对胎儿智力和体格发育产生的不良影响,备孕妇女除选用碘盐外,还应每周摄入 1 次富含碘的海产品。叶酸缺乏可影响胚胎细胞增殖、分化,增加神经管畸形及流产的风险,备孕妇女应从准备怀孕前 3 个月开始每天补充 $400\,\mu\mathrm{g}$ 叶酸,并持续整个孕期。

关键推荐

(1) 多吃含铁丰富的食物,增加身体铁贮备。

(2) 选用碘盐,多吃含碘丰富的食物。

(3) 至少孕前 3 个月开始补充叶酸。

3) 禁烟酒,保持健康生活方式

良好的身体状况和营养贮备是成功孕育新生命最重要的条件,健康的生活方式、均衡的营养、有规律的运动和锻炼、充足的睡眠、愉悦的心情等,均有利于优孕优育,夫妻双方应共同为受孕进行充分的营养、身体和心理准备。应先纠正可能存在的营养缺乏和相关疾病,保持良好的卫生习惯和健康的生活方式。

关键推荐 **>>**

(1) 禁烟酒,讲卫生,规律作息。

(2) 检查身体,纠正营养缺乏,治疗疾病。

2. 备孕妇女平衡膳食宝塔(见图 5-2)

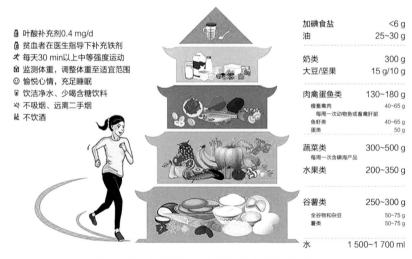

加碘食盐	<6 g
油	25~30 g
奶类	300 g
大豆/坚果	15 g/10 g
肉离蛋鱼类	130~180 g
瘦畜禽肉	40~65 g
每周一次动物血或畜禽肝脏	
鱼虾类	40~65 g
蛋类	50 g
蔬菜类	300~500 g
每周一次含碘海产品	
水果类	200~350 g
谷薯类	250~300 g
全谷物和杂豆	50~75 g
薯类	50~75 g
水	1 500~1 700 ml

图中左侧文字:
- 叶酸补充剂0.4 mg/d
- 贫血者在医生指导下补充铁剂
- 每天30 min以上中等强度运动
- 监测体重,调整体重至适宜范围
- 愉悦心情,充足睡眠
- 饮洁净水、少喝含糖饮料
- 不吸烟、远离二手烟
- 不饮酒

图 5-2 中国备孕妇女平衡膳食宝塔(2016)

3. 孕期妇女膳食指南

1) 补充叶酸,常吃含铁丰富的食物,选用碘盐

叶酸对预防神经管畸形和高同型半胱氨酸血症、促进红细胞成熟和血红蛋白合成极为重要。孕期叶酸的摄入应达到 600 μgDFE/d,除常吃含叶酸丰富的食物外,还应补充叶酸 400 μgDFE/d。为预防早产、流产,满足孕期血红蛋白合成增加和胎儿铁储备的需要,孕期应常吃含铁丰富的食物,铁缺乏严重者可在医师指导下适量补铁。碘是合成甲状腺素的原料,是调节新陈代谢和促进蛋白质

合成的必需微量元素,除选用碘盐外,每周还应摄入 1~2 次含碘丰富的海产品。

关键推荐

(1) 整个孕期应口服叶酸补充剂 400 μgDFE/d,每天摄入绿叶蔬菜。

(2) 孕中、晚期应每天增加 20~50 g 红肉,每周吃 1~2 次动物内脏或血液。

(3) 孕妇除坚持选用加碘盐外,还应常吃含碘丰富的海产食物,如海带、紫菜等。

2) 孕吐严重者,可少量多餐,保证摄入含必要量碳水化合物的食物

孕早期胎儿生长相对缓慢,对能量和各种营养素的需要量也无明显增加,应维持孕前平衡膳食。如果早孕反应严重,可少食多餐,选择清淡或可口的膳食,保证摄入含必要量碳水化合物的食物,以预防酮血症对胎儿神经系统的损害。

关键推荐

(1) 孕早期无明显早孕反应者应继续保持孕前平衡膳食。

(2) 孕吐较明显或食欲不佳的孕妇不必过分强调平衡膳食。

(3) 孕期每天必须摄取至少 130 g 碳水化合物,首选易消化的粮谷类食物。

(4) 进食少或孕吐严重者需寻求医师帮助。

3) 孕中晚期适量增加奶、鱼、禽、蛋、瘦肉的摄入

孕中期开始,胎儿生长速度加快,应在孕前膳食的基础上,增加奶类 200 g/d,动物性食物(鱼、禽、蛋、瘦肉)孕中期增加 50 g/d,孕晚期再增加 125 g/d,以满足对优质蛋白质、维生素 A、钙、铁等营养素和能量增加的需要。建议每周食用 2~3 次鱼类,以提供对胎儿脑和视网膜发育有重要作用的 ω-3 长链多不饱和脂肪酸。

关键推荐

(1) 孕中期开始,每天增 200 g 奶,使奶的总摄入量达到 500 g/d。

(2) 孕中期每天增加鱼、禽、蛋、瘦肉共计 50 g,孕晚期再增加 75 g 左右。

(3) 每周最好食用 2~3 次深海鱼类。

4）适量身体活动，维持孕期适宜增重

体重增长是反映孕妇营养状况的最实用的直观指标，与胎儿出生体重、妊娠并发症等妊娠结局密切相关。为保证胎儿正常生长发育、避免不良妊娠结局，应使孕期体重增长保持在适宜的范围。平衡膳食和适度的身体活动是维持孕期体重适宜增长的基础，身体活动还有利于愉悦心情和自然分娩，健康的孕妇每天应进行不少于 30 min 的中等强度身体活动。

关键推荐

（1）孕期适宜增重有助于获得良好妊娠结局，应重视体重监测和管理。

（2）孕早期体重变化不大，可每月测量 1 次，孕中、晚期应每周测量体重。

（3）健康的孕妇每天应进行不少于 30 min 的中等强度身体活动。

5）禁烟酒，愉快孕育新生命，积极准备母乳喂养

烟草、酒精对胚胎发育的各个阶段都有明显的毒性作用，容易引起流产、早产和胎儿畸形。有吸烟饮酒习惯的妇女必须戒烟禁酒，远离吸烟环境，避免二手烟。怀孕期间身体的各种变化都可能影响孕妇的情绪，需要以积极的心态去面对和适应，愉快享受这一过程。

母乳喂养对孩子和母亲都是最好的选择，成功的母乳喂养不仅需要健康的身体准备，还需要积极的心理准备。孕妇应尽早了解母乳喂养的益处，增强母乳喂养的意愿，学习母乳喂养的方法和技巧，为产后尽早开奶和成功母乳喂养做好各项准备。

关键推荐

（1）孕妇应禁烟酒，还要避免被动吸烟和吸入不良空气。

（2）孕妇情绪波动时应多与家人和朋友沟通、向专业人员咨询。

（3）适当进行户外活动和运动有助于释放压力、愉悦心情。

（4）孕中期以后应积极准备母乳喂养。

4. 孕期妇女平衡膳食宝塔（见图 5-3）

5. 哺乳期妇女膳食指南

1）增加富含优质蛋白质及维生素 A 的动物性食物和海产品，选用碘盐

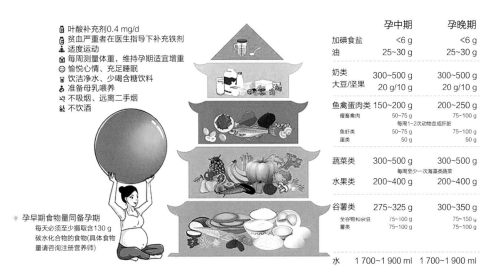

图 5-3 中国孕期妇女平衡膳食宝塔(2016)

乳母的营养是泌乳的基础,尤其蛋白质营养状况对泌乳有明显影响。动物性食物如鱼、禽、蛋、瘦肉等可提供丰富的优质蛋白质和一些重要的矿物质和维生素,乳母每天应比孕前增加约 80～100 g 的鱼、禽、蛋、瘦肉。如条件限制,可用富含优质蛋白质的大豆及其制品替代。为保证乳汁中碘、ω-3 长链多不饱和脂肪酸(如 DHA)和维生素 A 的含量,乳母应选用碘盐烹调食物,适当摄入海带、紫菜、鱼、贝类等富含碘或 DHA 的海产品,适量增加富含维生素 A 的动物性食物,如动物肝脏、蛋黄等的摄入。奶类是钙的最好食物来源,乳母每天应增饮 200 ml 的牛奶,使总奶量达到 400～500 ml,以满足其对钙的需要。

关键推荐 >>

(1) 每天比孕前增加约 80～100 g 的鱼、禽、蛋、瘦肉(每天总量为 220 g),必要时可部分用大豆及其制品替代。

(2) 每天比孕前增饮 200 ml 的牛奶,使总奶量达到每日 400～500 ml。

(3) 每周吃 1～2 次动物肝脏(总量达 85 g 猪肝,或总量 40 g 鸡肝)。

(4) 至少每周摄入 1 次海鱼、海带、紫菜、贝类等海产品。

(5) 采用加碘盐烹调食物。

2) 产褥期食物多样不过量,重视整个哺乳期营养

乳母的膳食营养状况是影响乳汁质与量的重要因素,保证哺乳期营养充足

均衡非常必要。产褥期"坐月子"是中国的传统习俗,其间饮食常被过分地重视,往往过量摄入动物性食物,致能量和宏量营养素摄入过剩;或习惯诸多的忌口,不吃或少吃蔬菜和水果,致微量营养素摄入不足或缺乏。"满月"之后则即刻恢复一般饮食,从而影响到母乳喂养的持续。应纠正这种饮食误区,做到产褥期食物多样不过量,重视整个哺乳阶段的营养,保证乳汁的质与量以便持续地进行母乳喂养。

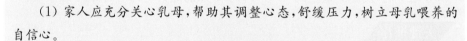

关键推荐 »»

(1) 产褥期膳食应是由多样化食物构成的平衡膳食,无特别的食物禁忌。

(2) 产褥期每天应吃肉、禽、鱼、蛋、奶等动物性食品,但不应过量。吃各种各样的蔬菜水果,保证每天摄入蔬菜达 500 g。

(3) 保证整个哺乳期的营养充足和均衡以持续进行母乳喂养。

3) 愉悦心情,充足睡眠,促进乳汁分泌

乳汁分泌包括泌乳和排乳,分别受催乳素和催产素调控。乳母的情绪、心理及精神状态可直接兴奋或抑制大脑皮质来刺激或抑制催乳素及催产素的释放,从而影响乳汁分泌。因此,应关注产妇心理变化,及时消除不良情绪,帮助乳母树立信心,保持愉悦心情,以确保母乳喂养的成功。此外,食物宜采用煮或煨的烹调方法,促使乳母多饮汤水,以增加乳汁分泌量。

关键推荐 »»

(1) 家人应充分关心乳母,帮助其调整心态,舒缓压力,树立母乳喂养的自信心。

(2) 乳母应生活规律,每日保证 8 h 以上睡眠时间。

(3) 每日需水量应比一般人增加 500～1 000 ml,每餐应保证有带汤水的食物。

4) 坚持哺乳,适度运动,逐步恢复适宜体重

孕期体重过度增加及产后体重滞留,是女性肥胖发生的重要原因之一。因此,哺乳期妇女除注意合理膳食外,还应适当运动和做产后健身操,这样可促使产妇机体复原,逐步恢复适宜体重,且有利于预防后期糖尿病、心血管疾病、乳腺癌等慢性非传染性疾病的发生。

关键推荐 >>

（1）产后2天开始做产褥期保健操。

（2）产后6周开始规律有氧运动如散步、慢跑等。

（3）有氧运动从每天15 min逐渐增加至每天45 min，每周坚持4～5次。

5）忌烟酒，避免浓茶和咖啡

乳母吸烟、饮酒会影响乳汁分泌，烟草中的尼古丁和酒精也可通过乳汁进入婴儿体内，影响婴儿睡眠及神经精神系统和运动系统发育。此外，茶和咖啡中的咖啡因有可能造成婴儿兴奋，乳母应避免饮用浓茶和大量咖啡。

关键推荐 >>

（1）乳母忌吸烟饮酒，并防止母亲及婴儿吸入二手烟。

（2）乳母应避免饮用浓茶和大量咖啡，以免摄入过多咖啡因。

6. 哺乳期妇女平衡膳食宝塔（见图5-4）

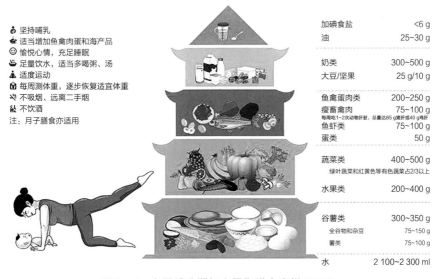

图5-4 中国哺乳期妇女平衡膳食宝塔（2016）

（二）中国婴幼儿喂养指南

中国婴幼儿喂养指南是与一般人群膳食指南并行的喂养指导。出生后至满

2 周岁阶段,构成生命早期 1000 天关键窗口期三分之二的时长,该阶段的良好营养和科学喂养是儿童近期和远期健康最重要的保障。生命早期的营养和喂养对体格生长、智力发育、免疫功能等近期及后续健康持续产生至关重要的影响。

1. 6 月龄内婴儿母乳喂养指南

6 月龄内是婴儿自出生后一生中生长发育的第一个高峰期,对能量和营养素的需要高于其他任何时期。6 月龄内婴儿处于 1000 天机遇窗口期的第二个阶段,营养作为最主要的环境因素对其生长发育和后续健康持续产生至关重要的影响。母乳中适宜数量的营养既能提供婴儿充足而适量的能量,又能避免过度喂养,使婴儿获得最佳的、健康的生长速率,为一生的健康奠定基础。因此,对 6 月龄内的婴儿应给予纯母乳喂养。

针对我国 6 月龄内婴儿的喂养需求和可能出现的问题,基于目前已有的充分证据,同时参考世界卫生组织、联合国儿童基金会和其他国际组织的相关建议,中国营养学会特别提出 6 月龄内婴儿母乳喂养指南的 6 条核心推荐,具体如下。

1) 产后尽早开奶,坚持新生儿第一口食物是母乳

初乳富含营养和免疫活性物质,有助于肠道功能发展,并提供免疫保护。母亲分娩后,应尽早开奶,让婴儿开始吸吮乳头,获得初乳并进一步刺激泌乳、增加乳汁分泌。婴儿出生后第一口食物应是母乳,有利于预防婴儿过敏,并降低发生新生儿黄疸、体重下降和低血糖的风险。此外,让婴儿尽早反复吸吮乳头,是确保纯母乳喂养成功的关键。婴儿出生时,体内具有一定的能量储备,可满足至少 3 天的代谢需求;开奶过程中不用担心新生儿饥饿,可密切关注婴儿体重,体重下降只要不超出出生体重的 7% 就应坚持纯母乳喂养。温馨环境、愉悦心情、精神鼓励、乳腺按摩等辅助因素,有助于顺利成功开奶。准备母乳喂养应从孕期开始。

关键推荐 >>

(1) 分娩后尽早开始让婴儿反复吸吮乳头。

(2) 婴儿出生后的第一口食物应该是母乳。

(3) 生后体重下降只要不超过出生体重的 7% 就应坚持纯母乳喂养。

(4) 婴儿吸吮前不需过分擦拭或消毒乳头。

(5) 温馨环境、愉悦心情、精神鼓励、乳腺按摩等辅助因素,有助于顺利成功开奶。

2）坚持 6 月龄内纯母乳喂养

母乳是婴儿最理想的食物,纯母乳喂养能满足婴儿 6 月龄以内所需要的全部液体、能量和营养素。此外,母乳有利于肠道健康微生态环境建立和肠道功能成熟,降低感染性疾病和过敏发生的风险。母乳喂养营造母子情感交流的环境,给婴儿最大的安全感,有利于婴儿心理行为和情感发展;母乳是最佳的营养支持,母乳喂养的婴儿最聪明。母乳喂养经济、安全又方便,同时有利于避免母体产后体质量滞留,并降低母体乳腺癌、卵巢癌和 2 型糖尿病的风险。应坚持纯母乳喂养 6 个月。母乳喂养需要全社会的努力和专业人员的技术指导,家庭、社区和工作单位应积极支持。充分利用政策和法律保护母乳喂养。

关键推荐 >>

（1）纯母乳喂养能满足婴儿 6 月龄内所需要的全部液体、能量和营养素,应坚持纯母乳喂养 6 个月。

（2）按需喂奶,两侧乳房交替喂养;每天喂奶 6~8 次或更多。

（3）坚持让婴儿直接吸吮母乳,尽可能不使用奶瓶间接喂哺人工挤出的母乳。

（4）特殊情况需要在满 6 月龄前添加辅食者,应咨询医生或其他专业人员后谨慎做出决定。

3）顺应喂养,建立良好的生活规律

母乳喂养应顺应婴儿胃肠道成熟和生长发育过程,从按需喂养模式到规律喂养模式递进。婴儿饥饿是按需喂养的基础,饥饿引起哭闹时应及时喂哺,不要强求喂奶次数和时间,特别是 3 月龄以前的婴儿。婴儿生后 2~4 周就基本建立了自己的进食规律,家属应明确感知其进食规律的时间信息。随着月龄增加,婴儿胃容量逐渐增加,单次摄乳量也随之增加,哺喂间隔则会相应延长,喂奶次数减少,逐渐建立起规律哺喂的良好饮食习惯。如果婴儿哭闹明显不符合平日进食规律,应该首先排除非饥饿原因,如胃肠不适等。非饥饿原因哭闹时,增加哺喂次数只能缓解婴儿的焦躁心理,并不能解决根本问题,应及时就医。

关键推荐 >>

（1）母乳喂养应从按需喂养模式到规律喂养模式递进。

（2）饥饿引起哭闹时应及时喂哺，不要强求喂奶次数和时间，但一般每天喂奶的次数可能在 8 次以上，生后最初会在 10 次以上。

（3）随着婴儿月龄增加，逐渐减少喂奶次数，建立规律哺喂的良好饮食习惯。

（4）婴儿异常哭闹时，需考虑非饥饿原因，应积极就医。

4）生后数日开始补充维生素 D_3，不需补钙

母乳中维生素 D 含量低，母乳喂养儿不能通过母乳获得足量的维生素 D。适宜的阳光照射会促进皮肤中维生素 D 的合成，但鉴于养育方式的限制，阳光照射可能不是 6 月龄内婴儿获得维生素 D 的最方便途径。婴儿出生后数日就应开始每日补充维生素 D_3 10 μg(400 IU)。纯母乳喂养能满足婴儿骨骼生长对钙的需求，不需额外补钙。推荐新生儿出生后补充维生素 K_1，特别是剖宫产的新生儿。

关键推荐 >>

（1）婴儿生后数日开始每日补充维生素 D_3 10 μg(400 IU)。

（2）纯母乳喂养的婴儿不需要补钙。

（3）新生儿出生后应肌内注射维生素 K_1 1 mg。

5）婴儿配方奶是不能纯母乳喂养时的无奈选择

由于婴儿患有某些代谢性疾病、乳母患有某些传染性或精神性疾病、乳汁分泌不足或无乳汁分泌等原因，不能用纯母乳喂养婴儿时，建议首选适合 6 月龄内婴儿的配方奶喂养，不宜直接用普通液态奶、成人奶粉、蛋白粉、豆奶粉等喂养婴儿。任何婴儿配方奶都不能与母乳相媲美，只能作为纯母乳喂养失败后无奈的选择，或者 6 月龄后对母乳的补充。6 月龄前放弃母乳喂养而选择婴儿配方奶，对婴儿的健康不利。

关键推荐 >>

（1）任何婴儿配方奶都不能与母乳相媲美，只能作为母乳喂养失败后的无奈选择，或母乳不足时对母乳的补充。

（2）以下情况很可能不宜母乳喂养或常规方法的母乳喂养，需要采用适当的喂养方法如配方奶喂养，具体患病情况、母乳喂养禁忌和适用的喂养方案，请咨询医师或营养师：①婴儿患病；②母亲患病；③母亲因各种原因摄入药物和化学物质；④经专业人员指导和各种努力后，乳汁分泌仍不足。

（3）不宜直接用普通液态奶、成人奶粉、蛋白粉、豆奶粉等喂养6月龄内婴儿。

6）监测体格指标，保持健康生长

身长和体重是反映婴儿喂养和营养状况的直观指标。疾病或喂养不当、营养不足会使婴儿生长缓慢或停滞。6月龄前婴儿应每半月测一次身长和体重，病后恢复期可增加测量次数，并选用世界卫生组织发布的"儿童生长曲线"判断婴儿是否得到正确、合理喂养。婴儿生长有其自身规律，过快、过慢生长都不利于儿童远期健康。婴儿生长存在个体差异，也有阶段性波动，不必相互攀比生长指标。母乳喂养儿体重增长可能低于配方奶喂养儿，只要处于正常的生长曲线轨迹，即是健康的生长状态。

关键推荐 >>

（1）身长和体重是反映婴儿喂养和营养状况的直观指标。

（2）6月龄前婴儿每半月测量一次身长和体重，病后恢复期可增加测量次数。

（3）选用世界卫生组织发布的"儿童生长曲线"判断生长状况。

（4）出生体重正常婴儿的最佳生长模式是基本维持其出生时在群体中的分布水平。

（5）婴儿生长有自身规律，不宜追求参考值上限。

2．6月龄内婴儿母乳喂养指南（见图5-5）

3．7～24月龄婴幼儿喂养指南

7～24月龄婴幼儿处于1000天机遇窗口期的第三阶段，适宜的营养和喂养

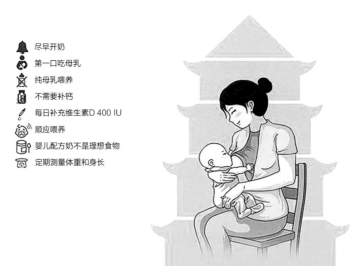

尽早开奶

第一口吃母乳

纯母乳喂养

不需要补钙

每日补充维生素D 400 IU

顺应喂养

婴儿配方奶不是理想食物

定期测量体重和身长

图 5-5 中国 6 月龄内婴儿母乳喂养指南关键推荐示意图(2016)

不仅关系到近期的生长发育,也关系到长期的健康。对于 7～24 月龄婴幼儿,母乳仍然是重要的营养来源,但单一的母乳喂养已经不能完全满足其对能量以及营养素的需求,必须引入其他营养丰富的食物。与此同时,7～24 月龄婴幼儿胃肠道等消化器官的发育、感知觉以及认知行为能力的发展,也需要其有机会通过接触、感受和尝试,逐步体验和适应多样化的食物,从被动接受喂养转变到自主进食。这一过程从婴儿 7 月龄开始,到 24 月龄时完成。这一年龄段婴幼儿的特殊性还在于父母及喂养者的喂养行为对其营养和饮食行为有显著的影响。

针对我国 7～24 月龄婴幼儿营养和喂养的需求,以及可能出现的问题,中国营养学会特别提出"7～24 月龄婴幼儿喂养指南",6 条核心推荐如下。

1) 继续母乳喂养,满 6 月龄起添加辅食

母乳仍然可以为满 6 月龄(出生 180 d)后婴幼儿提供部分能量、优质蛋白质、钙等重要营养素,以及各种免疫保护因子等。继续母乳喂养也仍然有助于促进母婴间的亲密连接,促进婴幼儿发育。因此 7～24 月龄婴幼儿应继续母乳喂养。不能母乳喂养或母乳不足时,需要以配方奶作为母乳的补充。

婴儿满 6 月龄时,胃肠道等消化器官已相对发育完善,可消化母乳以外的多样化食物。同时,婴儿的口腔运动功能、味觉、嗅觉、触觉等感知觉,以及心理、认知和行为能力,也已准备好接受新的食物。此时开始添加辅食,不仅能满足婴儿的营养

需求,也能满足其心理需求,并促进其感知觉、心理、认知和行为能力的发展。

关键推荐 ➤➤

(1) 婴儿满 6 月龄后仍需继续母乳喂养,并逐渐引入各种食物。

(2) 辅食是指除母乳和/或配方奶以外的其他各种性状的食物。

(3) 有特殊需要时须在医生的指导下调整辅食添加时间。

(4) 不能母乳喂养或母乳不足的婴幼儿,应选择配方奶作为母乳的补充。

2) 从富含铁的泥糊状食物开始,逐步添加达到食物多样

7~12 月龄婴儿所需能量的 1/3~1/2 来自辅食,13~24 月龄幼儿 1/2~2/3 的能量来自辅食,而婴幼儿来自辅食的铁更高达 99%。因此婴儿最先添加的辅食应该是富铁的高能量食物,如强化铁的婴儿米粉、肉泥等。在此基础上逐渐引入其他不同种类的食物,以提供不同的营养素。

辅食添加的原则:每次只添加一种新食物,由少到多、由稀到稠、由细到粗,循序渐进。从一种富铁泥糊状食物开始,如强化铁的婴儿米粉、肉泥等,逐渐增加食物种类,逐渐过渡到半固体或固体食物,如烂面、肉末、碎菜、水果粒等。每引入一种新的食物应适应 2~3 天,密切观察是否出现呕吐、腹泻、皮疹等不良反应,适应一种食物后再添加其他新的食物。

关键推荐 ➤➤

(1) 随母乳量减少,逐渐增加辅食量。

(2) 首先添加强化铁的婴儿米粉、肉泥等富铁的泥糊状食物。

(3) 每次只引入一种新的食物,逐步达到食物多样化。

(4) 从泥糊状食物开始,逐渐过渡到固体食物。

(5) 辅食应适量添加植物油。

3) 提倡顺应喂养,鼓励但不强迫进食

随着婴幼儿生长发育,父母及喂养者应根据其营养需求的变化,感知觉,以及认知、行为和运动能力的发展,顺应婴幼儿的需要进行喂养,帮助婴幼儿逐步达到与家人一致的规律进餐模式,并学会自主进食,遵守必要的进餐礼仪。

父母及喂养者有责任为婴幼儿提供多样化且与其发育水平相适应的食物,

在喂养过程中应及时感知婴幼儿所发出的饥饿或饱足的信号，并做出恰当的回应。尊重婴幼儿对食物的选择，耐心鼓励和协助婴幼儿进食，但绝不强迫进食。

父母及喂养者还有责任为婴幼儿营造良好的进餐环境，保持进餐环境安静、愉悦，避免电视、玩具等对婴幼儿注意力的干扰。控制每餐时间不超过 20 min。父母及喂养者也应该是婴幼儿进食的好榜样。

关键推荐

(1) 耐心喂养，鼓励进食，但绝不强迫喂养。
(2) 鼓励并协助婴幼儿自己进食，培养进餐兴趣。
(3) 进餐时不看电视、玩玩具，每次进餐时间不超过 20 min。
(4) 进餐时喂养者与婴幼儿应有充分的交流，不以食物作为奖励或惩罚。
(5) 父母应保持自身良好的进食习惯，成为婴幼儿的榜样。

4) 辅食不加调味品，尽量减少糖和盐的摄入

辅食应保持原味，不加盐、糖以及刺激性调味品，保持淡口味。淡口味食物有利于提高婴幼儿对不同天然食物口味的接受度，减少偏食、挑食的风险。淡口味食物也可减少婴幼儿盐和糖的摄入量，降低儿童期及成人期肥胖、糖尿病、高血压、心血管疾病的风险。

强调婴幼儿辅食不额外添加盐、糖及刺激性调味品，也是为了提醒父母在准备家庭食物时应保持淡口味，既为适应婴幼儿需要，也为保护全家人健康。

关键推荐

(1) 婴幼儿辅食应单独制作。
(2) 保持食物原味，不需要额外加糖、盐及各种调味品。
(3) 1 岁以后逐渐尝试淡口味的家庭膳食。

5) 注意饮食卫生和进食安全

选择新鲜、优质、无污染的食物和清洁水制作辅食。制作辅食前须先洗手。制作辅食的餐具、场所应保持清洁。辅食应煮熟、煮透。制作的辅食应及时食用或妥善保存。进餐前应洗手，保持餐具和进餐环境清洁、安全。婴幼儿进食时一定要有成人看护，以防发生进食意外。整粒花生、坚果、果冻等食物不适合婴幼儿食用。

关键推荐 >>

（1）选择安全、优质、新鲜的食材。

（2）制作过程始终保持清洁卫生，生熟分开。

（3）不吃剩饭，妥善保存和处理剩余食物。

（4）饭前洗手，进食时应有成人看护，并注意进食环境安全。

6）定期监测体格指标，追求健康生长

适度、平稳生长是最佳的生长模式。每3个月1次定期监测并评估7～24月龄婴幼儿的体格生长指标有助于判断其营养状况，并可根据体格生长指标的变化，及时调整营养和喂养。对于生长不良、超重肥胖以及处于急慢性疾病期间的婴幼儿应增加监测次数。

关键推荐 >>

（1）体重、身长是反映婴幼儿营养状况的直观指标。

（2）每3个月1次，定期测量身长、体重、头围等体格生长指标。

（3）平稳生长是最佳的生长模式。

4. 7～24月龄婴幼儿平衡膳食宝塔（见图5-6）

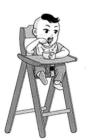
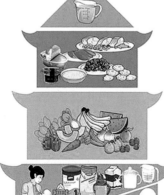
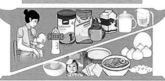

- 继续母乳喂养
- 满6月龄开始添加辅食
- 从富铁的泥糊状辅食开始
- 母乳或奶类充足时不需补钙
- 需要补充维生素D
- 顺应喂养，鼓励逐步自主进食
- 逐步过渡到多样化膳食
- 辅食不加或少加盐和调味品
- 定期测量体重和身长
- 饮食卫生、进食安全

	7～12月龄	13～24月龄
盐	不建议额外添加	0～1.5 g
油	0～10 g	5～15 g
肉蛋禽鱼类		
鸡蛋	15～50 g（至少1个蛋黄）	25～50 g
肉禽鱼	25～75 g	50～75 g
蔬菜类	25～100 g	50～150 g
水果类	25～100 g	50～150 g
继续母乳喂养，逐步过渡到谷类为主食	母乳700～500 ml	母乳600～400 ml
谷类	20～75 g	50～100 g

不满6月龄添加辅食，须咨询专业人员做出决定

图5-6 中国7～24月龄婴幼儿平衡膳食宝塔（2016）

（三）中国学龄前儿童膳食指南和平衡膳食宝塔

本指南和宝塔图适用于满 2 周岁（24 月龄）后至满 6 周岁前的儿童（简称为 2～6 岁儿童，也称为学龄前儿童）。

1. 学龄前儿童膳食指南

学龄前儿童生长发育速率与婴幼儿相比略有下降，但仍处于较高水平，这个阶段的生长发育状况也直接关系到青少年和成人期发生肥胖的风险。经过 7～24 月龄期间膳食模式的过渡和转变，学龄前儿童摄入的食物种类和膳食结构已开始接近成人，是饮食行为和生活方式形成的关键时期。与成人相比，学龄前儿童对各种营养素需要量较高，消化系统仍有待完全成熟，咀嚼能力仍较差，因此其食物的加工烹调应与成人有一定的差异。与此同时，学龄前儿童生活自理能力有所提高，自主性、好奇心、学习能力和模仿能力增强，但注意力易分散，进食不专注，该时期也是避免出现不良生活方式的重要阶段。基于学龄前儿童的生理特点、营养需求和饮食行为发展规律，其膳食指南应在一般人群膳食指南基础上增加以下 5 条内容。

1）规律就餐，自主进食不挑食，培养良好饮食习惯

学龄前儿童的合理营养应由多种食物构成的平衡膳食来提供，规律就餐是其获得全面、足量的食物摄入和良好消化吸收的保障。此时期儿童神经心理发育迅速，自我意识和模仿力、好奇心增强，易出现进食不够专注，因此要注意引导儿童自主、有规律地进餐，保证每天不少于 3 次正餐和 2 次加餐，不随意改变进餐时间、环境和进食量，培养儿童摄入多样化食物的良好饮食习惯，纠正挑食、偏食等不良饮食行为。

2）每天饮奶，足量饮水，正确选择零食

儿童摄入充足的钙对增加骨量积累、促进骨骼生长发育、预防成年后骨质疏松有重要意义。目前，我国儿童钙摄入量普遍偏低，对于快速生长发育的儿童，应鼓励多饮奶，建议每天饮奶 300～400 ml 或摄入相当量的奶制品。儿童新陈代谢旺盛，活动量大，水分需求量相对较多，每天总水量为 1 300～1 600 ml，除奶类和其他食物中摄入的水外，建议学龄前儿童每天饮水 600～800 ml，以白开水为主，少量多次饮用。零食对学龄前儿童是必要的，对补充所需营养有帮助。零食应尽可能与加餐相结合，以不影响正餐为前提，多选用营养密度高的食物如乳制品、水果、蛋类及坚果类等，不宜选用能量密度高的食品如油炸食品、膨化食品等。

3) 食物应合理烹调,易于消化,少调料、少油炸

从小培养儿童清淡口味,有助于形成终生的健康饮食习惯。在烹调方式上,宜采用蒸、煮、炖、煨等烹调方式,尽量少用油炸、烤、煎等方式。对于3岁以下幼儿膳食应专门单独加工烹制,并选用适合的烹调方式和加工方法,应将食物切碎煮烂,易于幼儿咀嚼、吞咽和消化,特别注意要完全去除皮、骨、刺、核等;大豆、花生等坚果类食物,应先磨碎,制成泥糊浆等状态后进食。

在为学龄前儿童烹调加工食物时,应尽可能保持食物的原汁原味,让孩子首先品尝和接纳各种食物的自然味道。口味以清淡为好,不应过咸、油腻和辛辣,尽可能少用或不用味精、鸡精、色素、糖精等调味品。每人每次正餐烹调油用量不多于2茶匙(10 ml)。优质食油含丰富不饱和脂肪,有助脂肪酸平衡,减少成年后罹患心脑血管疾病的风险,可选用常温下为液态的植物油。应少选用饱和脂肪较多的油脂,如猪油、牛油、棕榈油等(常温下为固态的油脂)。长期过量食用钠盐会增加高血压、心脏病等慢性疾病风险。为儿童烹调食物时,应控制食盐用量,还应少选含盐高的腌制食品或调味品。可选天然、新鲜香料(如葱、蒜、洋葱、柠檬、醋、香草等)和新鲜蔬果汁(如番茄汁、南瓜汁、菠菜汁等)进行调味。

4) 参与食物选择与制作,增进对食物的认知与喜爱

学龄前儿童生活能力逐渐提高,对食物选择有一定的自主性,开始表现出对食物的喜好。鼓励儿童体验和认识各种食物的天然味道和质地,了解食物特性,增进对食物的喜爱。同时应鼓励儿童参与家庭食物选择和制作过程,以吸引儿童对各种食物的兴趣,享受烹饪食物过程中的乐趣和成就感。

5) 经常户外活动,保障健康生长

鼓励儿童经常参加户外游戏与活动,实现对其体能、智能的锻炼培养,维持能量平衡,促进皮肤中维生素D的合成和钙的吸收利用。此外,增加户外活动时间,可有效减少儿童近视眼的发生。学龄前儿童生长发育速度较快,身高、体重可反映儿童膳食营养摄入状况,家长可通过定期监测儿童的身高、体重,及时调整其膳食和身体活动,以保证正常的生长发育,避免消瘦和超重肥胖。

学龄前儿童每天应进行至少60 min的体育活动,最好是户外游戏或运动,除睡觉外尽量避免让儿童有连续超过1 h的静止状态,每天看电视、玩平板电脑的累计时间不宜超过2 h。建议每天结合日常生活多做体力锻炼(公园玩耍、散步、爬楼梯、收拾玩具等)。适量做较高强度的运动和户外活动,包括有氧运动(骑小自行车、快跑等)、伸展运动、肌肉强化运动(攀爬架、健身球等)、

团体活动(跳舞、小型球类游戏等),减少静态活动(看电视,玩手机、电脑或电子游戏)。

2. 学龄前儿童平衡膳食宝塔(见图5-7)

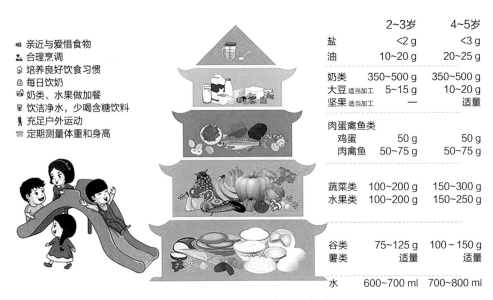

		2~3岁	4~5岁
	盐	<2 g	<3 g
	油	10~20 g	20~25 g
	奶类	350~500 g	350~500 g
	大豆 适当加工	5~15 g	10~20 g
	坚果 适当加工	—	适量
肉蛋禽鱼类			
	鸡蛋	50 g	50 g
	肉禽鱼	50~75 g	50~75 g
	蔬菜类	100~200 g	150~300 g
	水果类	100~200 g	150~250 g
	谷类	75~125 g	100~150 g
	薯类	适量	适量
	水	600~700 ml	700~800 ml

- 亲近与爱惜食物
- 合理烹调
- 培养良好饮食习惯
- 每日饮奶
- 奶类、水果做加餐
- 饮洁净水,少喝含糖饮料
- 充足户外运动
- 定期测量体重和身高

图5-7 中国学龄前儿童平衡膳食宝塔(2016)

(汪之顼)

参考文献

[1] 中国营养学会. 中国居民膳食指南(2016)[M].北京:人民卫生出版社,2016.

[2] 杨月欣,张环美. 2016版《指南》简介[J].营养学报,2016,38(3):209-217.

[3] 中国营养学会膳食指南修订专家委员会妇幼人群膳食指南修订专家工作组.备孕妇女膳食指南[J].临床儿科杂志,2016,34(10):798-800.

[4] 中国营养学会膳食指南修订专家委员会妇幼人群膳食指南修订专家工作组.孕期妇女膳食指南[J].临床儿科杂志,2016,34(11):877-880.

[5] 中国营养学会膳食指南修订专家委员会妇幼人群膳食指南修订专家工作组.哺乳期妇女膳食指南[J].临床儿科杂志,2016,34(12):958-960.

[6] 中国营养学会膳食指南修订专家委员会妇幼人群膳食指南修订专家工作组. 6月龄内婴儿母乳喂养指南[J].临床儿科杂志,2016,34(4):287-291.

[7] 杨月欣,苏宜香,汪之顼,等. 7~24月龄婴幼儿喂养指南[J].临床儿科杂志,2016,

34(5)：381 - 387.

［8］杨月欣,苏宜香,汪之顼,等.学龄前儿童膳食指南(2016)[J].临床儿科杂志,2017,
35(2)：158 - 160.

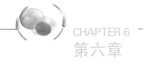

医务人员在营养健康教育中的作用

了解　两个行动计划。

熟悉　营养健康教育的常用方法。

掌握　营养健康教育的重要意义和实施中需注意的问题。

推进健康中国建设,是全面建成小康社会、基本实现社会主义现代化的重要基础,是全面提升中华民族健康素质、实现人民健康与经济社会协调发展的国家战略,也是积极参与全球健康治理、履行 2030 年可持续发展议程国际承诺的重大举措。

营养知识的普及与宣教是各级医疗机构进行健康教育的主要内容,是营养治疗的重要组成部分。而妇幼健康是全民健康的重要基石,关注生命 1000 天的营养理念与实践,对于消除或减少与营养相关的危险因素,减少营养相关疾病的发生率,保障母婴健康,实现健康中国的宏伟目标,具有不可估量的作用。

医务人员是实施健康教育的主体。随着现代医学模式的逐渐转变和"防重于治"理念的不断深化,我们不仅面对患者,还更多地面对广大公众;我们的职责不仅是"治病救人",更多地要去"治未病";我们的工作岗位不仅局限于诊室和病房,还更多地在健康科普的课堂、基层卫生的社区和健康扶贫的农村。这种角色的转换是与时代的发展和社会的进步联系在一起的。2018 年国家卫健委颁布了"母婴安全行动计划(2018—2020)"和"健康儿童行动计划(2018—2020)"(简称为"两个行动计划"),这是实现国民经济和社会发展"十三五"规划纲要和"健康中国2030"规划纲要(简称为"两纲")的重要内容。我们医务人员有责任、有义务在落实"两纲"和"两个行动计划"中发挥健康教育生力军的积极作用。

开展妇幼营养与健康教育要注意的事项包括以下几个方面。

一、科学性

目前营养学的发展与医学发展的整体水平一样,理念在不断更新,新知识不断涌现。加之妇幼人群营养需求的特殊性,都要求医务人员不断学习,扩充自己的知识领域。目前营养治疗已成为一种规范的医疗行为,在医疗救治中起重要的作用。如早产是目前国内外新生儿的首要死因,对早产儿的营养管理已成为降低其发病率和病死率的重要措施之一。近年来,该领域的研究进展较多,相应的指南更新较快。我们不仅要关注早产儿住院期间的营养支持,还应持续关注至出院后、婴幼儿期甚至青春期,以全面改善预后,提高生命质量。欧洲儿科胃肠肝病营养学会(ESPGHAN)呼吁建立营养支持小组(nutrition support team,NST),旨在对住院患儿进行科学有效的营养管理,降低营养不良的患病率。目前我国已经重视临床营养师队伍的建立,实行营养风险筛查,有效地识别儿童营养不良的高危因素,对存在营养风险的儿童进行早期有效的营养治疗,促进疾病康复并改善其临床预后。临床医师和护士应在健康教育中将营养学理念融入防病、治病的宣教中,遵循新的营养与膳食指南,与营养学专家和临床营养师密切联系,及时更新健康教育的内容,排除一些养生误区的干扰,确保教育的科学性。

二、整体性

妇幼营养内容复杂,涉及多学科、多层面,如妇产科、儿科、营养科、公共卫生等;不仅涉及临床医学,还包括基础医学和预防医学。营养健康教育不仅是普及营养知识,而且与妇幼健康、围生期管理密不可分。我们应该确立"全生命周期营养"的基本概念,关注孕前、妊娠期和婴幼儿期这一人类最重要的生命阶段,注重多学科合作,在健康教育时既注重这一特殊人群的共性问题,又要分不同阶段和个体而有所侧重。以近年来发布的有关母乳喂养和妇幼人群营养膳食指南为指导,开展营养健康教育活动,提供人们改变不良膳食行为所必需的知识和技能,普及营养学知识,养成良好的膳食行为与生活方式,使人们在面临营养与食品卫生方面的问题时,有能力做出有益于健康的选择。大量调查研究表明,营养教育具有多途径、低成本和覆盖面广的特点，对提高广大群众的营养知识水平、合理调整膳食结构以及预防营养相关疾病切实有效，对于提高国民健康素质、全面建设小康社会具有重要意义。

三、计划性

普及营养健康知识，推动营养健康科普宣教活动常态化，以母乳喂养周、全民营养周、全国食品安全宣传周等为契机，大力开展科普宣教活动，带动宣教活动常态化。营养与健康教育应根据各地区、各机构的特点，根据妇幼人群的需求和基层卫生规划有步骤地实施。针对不同人群，如孕前、妊娠期及哺乳期女性，婴幼儿，学龄儿童等，开展相应的营养学和妇幼保健方面的健康指导。如围绕孕期管理，在爱婴医院、孕妇学校针对不同阶段的特点安排孕期保健、体重管理、围生期营养等课程；围绕某一时期的话题，如针对小儿腹泻，开展母乳喂养、辅食添加和防病知识的宣传教育；在世界早产儿日，开展早产儿保健规范和喂养指导的宣传教育等。

四、多样性

充分利用当地各种资源，开展多样化、有实效的妇幼营养健康教育。在当今高科技互联网时代，采取多种形式、多种渠道、多种层次的健康宣教。普遍推广"互联网＋营养健康"的智能化应用，针对妇幼人群的特点，注意群体与个体相结合，线上与线下相结合，公众媒体与自媒体相结合，打造科学普及健康知识的氛围和环境，抵制不良商家非法竞争、愚弄百姓的虚假宣传，树立健康中国的社会正气。上级医疗机构有责任对全科医生和基层卫生人员定期培训，提高他们的营养知识水平，并通过他们将营养健康教育深入基层，纳入初级卫生保健服务体系。

五、趣味性

要提高公众关于营养与健康的知识水平，应开展多种形式、喜闻乐见的宣传活动，以简明有趣、通俗易懂的方式表达营养与健康教育的内容。如在科普宣传时，最好使用模型来显示相关的食物和摄入量；在基层社区或少数民族地区，更多地用漫画或图片的形式进行图文并茂的健康教育；为普及营养健康知识，可根据当地特点，将科普内容印在如雨伞、水杯、扇子、环保口袋或 T 恤衫上作为宣教工具,指导妇幼人群和他们的家庭学习掌握基本的营养和健康知识与技能。近年来,我国各级卫生行政部门和相关媒体组织举办了一些健康科普大赛,培养医疗机构的医生护士成为健康教育的生力军,将一些医学和营养学专业知识以通俗易懂的语言和生动趣味的形式展现出来,对公众普及健康教育卓有成效。

(王丹华)

参考文献

[1] 中共中央、国务院.《"健康中国2030"规划纲要》[R]. 2016.

[2] 国务院办公厅. 国民营养计划(2017—2030年)[R]. 2017.

[3] 国家卫生健康委员会. 母婴安全行动计划(2018—2020)[R]. 2018.

[4] 国家卫生健康委员会. 健康儿童行动计划(2018—2020)[R]. 2018.

[5] 中国营养学会膳食指南修订专家委员会妇幼人群膳食指南修订专家工作组. 孕期妇女膳食指南[J]. 中华围产医学杂志,2016,19(9):641-648.

[6] 中国营养学会膳食指南修订专家委员会妇幼人群膳食指南修订专家工作组. 哺乳期妇女膳食指南[J]. 中华围产医学杂志,2016,19(10):721-726.

[7] 中华医学会儿科学分会儿童保健学组,中华医学会围产医学分会,中国营养学会妇幼营养分会,等. 母乳喂养促进策略指南(2018版)[J]. 中华儿科杂志,2018,56(4):261-266.

[8] 中国营养学会膳食指南修订专家委员会妇幼人群膳食指南修订专家工作组. 6月龄内婴儿母乳喂养指南[J]. 临床儿科杂志,2016,34(4):287-291.

[9] 中国营养学会膳食指南修订专家委员会妇幼人群膳食指南修订专家工作组. 7~24月龄婴幼儿喂养指南[J]. 临床儿科杂志,2016,34(5):381-387.

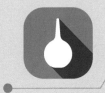

第二篇　生命早期1000天营养

- 孕产妇营养和膳食管理
- 母乳喂养
- 婴儿辅食喂养建议
- 体格生长评价
- 营养与脑发育
- 生命早期营养与免疫

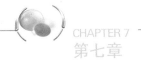

CHAPTER 7
第七章

孕产妇营养和膳食管理

学习目的

了解 富含重要营养素的食物来源。

熟悉 不同孕前体型孕妇的体重增加推荐范围。

掌握 备孕期、各孕期和哺乳期的膳食指南推荐的要点。

从受精卵发育成胚胎、胎儿至出生后两年内,是人体生命早期组织器官成型和发育成熟的关键窗口期。因此,孕前、孕期和哺乳期妇女的营养状况不仅对其自身,尤其对其子代的近期和远期的健康影响是至关重要的,也是目前一项重要的公共卫生问题。妊娠妇女的营养状况会影响胎儿的出生体重和预后。在孕早期,母亲的营养素储存不足(整体或特定的营养素缺乏),均可诱发早产和增加围生期的病死率,以及中枢神经系统先天性畸形的发生。而孕晚期的营养不良则会导致低出生体重儿的发生,增加新生儿死亡的危险性,或延长早产新生儿治疗和监护的时间。而当孕妇因营养过剩,孕前超重或肥胖,以及妊娠期体重增加过多、妊娠期发生糖尿病或妊娠合并糖尿病等状况时,都将增加婴儿期和儿童期肥胖的发生风险。

据报道,胚胎生长发育早期孕母食物摄入量对胎儿出生后的营养状态存在更大的影响;也有报道孕晚期的膳食结构会影响胎盘系数(胎盘重量与新生儿体重的比值)和新生儿的出生体重。约有1/3肥胖母亲的所生婴儿出生体重超过4 000 g,如果此时新生儿皮脂厚度超过正常,日后发生肥胖的可能性极大;同样,母亲在孕期突然变得肥胖,其子女日后发生肥胖的概率也会明显增加。但当孕妇并发严重糖尿病或妊高征引起胎盘循环障碍时,却致使胎儿宫内生长迟缓,反而大概率会分娩出小于胎龄儿,此类新生儿以后成人期代谢紊乱性疾病的发生风险也上升。因此,在备孕期、孕期和哺乳期,需根据每个阶段的生理特点和胎儿生长发育的需求,进行及时而精准的膳食营养指导,监测和管理妊娠期体重的适当增加,积极预防和治疗目前较为多发的妊娠糖尿病和妊高征等疾病,使围产医学相关领域的基层工作者、未来的父母双方和相关亲属能获得适当营养知识的指导和咨询是极其重要的措施,也是提高我国人口素质的关键举措。

本章围绕备孕期、孕期和哺乳期妇女在这 3 个阶段的生理特点和需求,结合我国营养学会 2016 年最新发布的该人群的膳食指南进行阐述和解读。

一、不同孕期阶段妇女的营养需求和体重增长目标

由于怀孕不同时期胚胎的发育速度不同,以及孕妇的生理状态、机体的代谢变化不同,故对营养素增加的需求也不同。按备孕、妊娠和哺乳期的生理过程及营养需要特点,孕产妇的膳食营养推荐可分为备孕期(孕前 6 个月)、孕期和哺乳期三个部分。

(一) 孕前体型评估和孕期体重增长目标

为了既保证足够的能量和营养素的摄入来维护孕妇的健康和胎儿的生长,又不至于营养过剩给孕妇、胎儿以及出生后的健康带来不利影响,建议膳食计划要估算出合理的能量。

通常膳食供给能量的计算方法首先需要确定孕妇孕前属于哪一种体型,以下两种体型估计方法可以选择。

(1) 体重范围法:先计算理想体重(kg)=身高(cm)-105,再计算实际体重所在的范围=(实际体重-理想体重)/理想体重×100%,若计算值在±10%之间为正常体型,10%~20%为超重,超过 20%为肥胖,低于 10%为消瘦。

(2) 体重指数(BMI)法:BMI (kg/m²) = 体重(kg)/身高(cm)²,BMI 在 18.5 ~ 23.9 为正常体型,24.0 ~ 27.9 为超重,≥ 28 为肥胖,< 18.5 为消瘦。

另外,不同的孕前体型所建议的孕期增重范围是不一样的,还需严格掌握好适合的孕期增重范围。通常在孕早期推荐增加体重 0.5~2 kg,中晚期需要根据

不同的体型来确定,详细参照表7-1来执行。

表7-1　不同孕前体型中晚期孕妇的体重增加推荐范围(中国标准)

孕前体型	消瘦 BMI<18.5	正常 18.5≤BMI<24.0	超重 24.0≤BMI<28.0	肥胖 BMI≥28.0
孕期增重(kg)	12.5～18	11.5～16	7.5～11.5	5～9
每周增重(kg)	0.51	0.42	0.28	0.22

(二)不同孕期和体力消耗状态下的能量和三大营养素的需求

除了合理按照我国营养学会的膳食推荐量摄食外,还需根据个人的劳动强度等级(参照表7-2)进行热量计算:每日膳食总能量(kcal)=标准体重(kg)×能量需要量(kcal/kg)。最后再根据不同妊娠阶段对号入座地进行能量和三大能量营养素的增加推荐量进行精准补充核算(参照表7-3)。

表7-2　正常人群根据不同劳动强度确定能量需要量(kcal/kg)

体型	休息状态	轻体力劳动	中体力劳动	重体力劳动
消瘦	20～30	30～35	35～40	40～50
正常	20～25	25～30	30～35	35～45
肥胖	15～20	20～25	25～30	30～40

表7-3　不同妊娠阶段对能量和三大能量营养素的增加需求

孕期	能量(kcal/d)	蛋白质(g/d)	脂肪(占总能量%)	碳水化合物(占总能量%)
备孕/孕早期	0	0	25～30	55～65
孕中期	+300	15	25～30	55～65
孕晚期	+450	+30	25～30	55～65
哺乳期	+500	+25	25～30	55～65

二、不同孕期妇女的膳食指南

(一)备孕妇女的膳食指南

备孕是指育龄妇女有计划怀孕并对优孕进行必要的前期准备阶段。众所周知,备孕期女性的身体状况会直接影响母婴的近远期健康。营养不良、体质量不足的女性容易出现生育力下降、流产、早产以及分娩低出生体重儿等。超重或肥胖的女性也容易发生不孕不育、高血压、糖代谢异常、脂代谢异常、分娩高出生体重儿(巨大儿)、手术助产率增加等。为了保证成功妊娠、提高生育质量、预防不良妊娠结局,夫妻双方都应做好积极充分的孕前准备。健康的身体状况、合理膳食和均衡营养是孕育健康新生命必需的物质基础。由于体质量直接与营养相关,因此合理控制体重、均衡膳食,是备孕女性及其家庭的重要"工作",应注重建立一种和谐健康的生活方式。备孕期一般是指准备怀孕的半年内,尤其是孕前3个月。故建议备孕妇女在计划妊娠前3～6个月应接受健康体检,以及特别的膳食和健康生活方式指导,使自身的健康与营养状况尽可能达到最佳后再怀孕。推荐在遵循正常人群膳食指南的基础上增加以下三项。

1. 调整孕前体重至适宜水平

由于孕前体重与孕期并发症、新生儿出生体重异常和婴儿病死率增加等不良妊娠结局有密切关系,因此,备孕妇女应该通过平衡膳食和适量运动来调整体重,尽可能使体重指数(BMI)达到18.5～23.9的正常范围。

2. 常吃含铁丰富的食物,选用碘盐,孕前3个月开始补充叶酸

(1) 育龄妇女是铁缺乏和缺铁性贫血的高发人群,备孕妇女应经常摄入含铁丰富、吸收利用率高的动物性食物,如动物血、肝脏、瘦畜肉等,建议一日三餐中累计应该有瘦畜肉50～100 g,每周至少食用1次动物血或畜禽肝肾类25～50 g;如存在铁缺乏或缺铁性贫血者,应咨询专科医师、接受纠正治疗后再计划怀孕。

(2) 碘是合成甲状腺激素不可缺少的微量元素,孕前和孕期碘缺乏均可增加胎儿智力和体格发育落后的风险,为避免不良后果发生,备孕妇女除选用碘盐外,还应每周摄入一次富含碘的海产品,如海带、紫菜、贻贝(淡菜)等,以增加一定量的碘储备。

(3) 妊娠最初4周是胎儿神经管分化和形成的重要时期,此期叶酸缺乏可增加胎儿发生神经管畸形及流产的风险。因此,备孕妇女应注意摄取富含叶酸的动物肝脏、深绿色蔬菜及豆类食物。从计划妊娠前3个月开始,每日还需额外补充叶酸400 μg,并持续整个孕期。

3. 戒烟酒,保持健康生活方式

(1) 吸烟、饮酒会影响精子或卵子的质量和受精卵在子宫内的顺利着床与胚胎发育,夫妻双方在计划怀孕前6个月都应停止吸烟、饮酒,并远离吸烟的环

境,减少被动吸烟的伤害。

（2）夫妻双方要遵循均衡营养原则,摄入充足的必需营养素,纠正可能存在的营养不良和不良饮食习惯。

（3）保持良好的卫生习惯,防止感染和炎症,建议进行全身健康体检,积极治疗相关疾病(包括牙周病),避免带病怀孕。

（4）有规律地运动、锻炼(建议每天至少30 min 中等强度运动)和生活,避免熬夜,保证充足的睡眠和愉悦的心情。

（二）孕期妇女膳食指南

妊娠期是生命早期的起始阶段,营养作为最重要的环境因素,对母子双方的近期和远期健康都会产生至关重要的影响。孕期胎儿的生长发育,母体乳腺和子宫等生殖器官的增大,以及为分娩后乳汁分泌准备,都需要进行额外营养储备。为满足孕期对各种营养素需求的增加,孕期妇女的食物摄入量也应相应增加,但膳食构成仍应是由多种多样食物组成的平衡膳食,食物力求种类丰富、营养齐全,无须忌口。

孕早期阶段因胎儿生长速度相对较慢,所需能量和营养素与孕前相当。当进入孕中期以后,胎儿生长发育也开始逐渐加速,同时母体生殖器官的发育也相应加快,对能量和营养素的需要量也增加,因此需要合理增加食物的摄入量,应在遵循一般人群膳食指南的基础上增加以下几条。

1. 补充叶酸,常吃含铁丰富的食物,选用碘盐

（1）叶酸对预防胎儿神经管畸形外,还对高同型半胱氨酸血症有预防作用,也是促进红细胞成熟和血红蛋白合成不可缺少的物质,孕期叶酸的推荐量增加到 600 μg/d(比非孕时增加了 200 μg/d)。由于叶酸补充剂比食物中的叶酸能更好地被机体吸收利用,因此,日常除了常吃含叶酸丰富的食物(如动物肝肾、鸡蛋、豆类、绿叶蔬菜、水果及坚果等)外,还需补充叶酸 400 μg/d 至整个孕期。

（2）伴随着从孕中期开始的血容量和血红蛋白的增加,孕妇成为缺铁性贫血的高危人群。此外,基于胎儿铁储备的需要,宜从孕中期开始增加铁的摄入量。此期常摄入含铁丰富的食物,如动物血、肝脏、瘦肉等,建议每天增加 20～50 g 瘦畜肉,每周 1～2 次动物内脏或血液。当发生铁缺乏严重时,应在专业医生指导下适量进行补铁治疗。同时注意多摄入富含维生素 C 的蔬菜、水果,或在补充铁剂时补充维生素 C 制剂,以促进铁的吸收和利用。

（3）碘是合成甲状腺激素的原料,是调节新陈代谢和促进蛋白质合成不可

缺少的必需微量元素,孕期碘的摄入推荐量比非孕期增加 110 μg/d,所以,除选用碘盐外,每周还应摄入 1～2 次含碘丰富的海产品。

2. 孕吐严重者,可少食多餐制,保证摄入必要量的富含碳水化合物的食物

无明显早孕反应的孕妇可以继续维持孕前平衡膳食水平。孕吐较明显或食欲不佳的孕妇不必过分强调平衡膳食,但每天必须摄入至少 130 g 碳水化合物(相当于 180 g 大米或面食,550 g 薯类或鲜玉米),首选易消化的粮谷类食物,如米饭、馒头、面包和饼干等。当孕吐严重或进食过少时须寻求专科医师帮助。

3. 孕中晚期适量增加奶、鱼、禽、蛋和瘦肉类食物的摄入量

孕中期开始,每天增加 200 ml 奶,使总摄入量达到每天 500 ml;每天共增加 50 g 的鱼、禽、蛋和瘦肉类,孕晚期每天增加 75 g;深海鱼类含有较多的 ω-3 多不饱和脂肪酸,其中二十二碳六烯酸(DHA)对胎儿脑和视网膜功能发育极为重要,故建议每周最好食用 2～3 次,每次 150～200 g。

4. 适量身体活动,维持孕期适宜的增重

孕早期因体重变化不大,可每月测量 1 次体重,孕中晚期应每周测量 1 次;体重增长不足者,可适当增加高能量密度的食物摄入;体重增长过多者,应在保证各种营养素摄入的同时注意控制总能量的摄入;健康孕妇每天应进行不少于 30 min 的中等强度的身体活动。

5. 禁烟酒,愉快孕育新生命,积极做好分娩后母乳喂养的准备

(1) 烟草中的尼古丁和烟雾中的氰化物、一氧化碳可能导致胎儿缺氧、营养不良和发育迟缓。孕妇饮酒达到一定的量时,酒精可以通过胎盘进入胎儿血液,造成胎儿宫内发育不良、中枢神经系统发育异常、智力低下等,严重时造成"酒精儿",是造成胎儿宫内死亡的原因之一。因此,孕期应继续禁烟酒,还需避免被动吸烟和不良空气。

(2) 情绪波动时多与家人和朋友沟通、向专业人员咨询;适当进行户外活动和运动,有助于释放压力和保持愉悦心情。

(3) 孕中期以后应更换适合的乳罩,并经常擦洗乳头,为以后顺利母乳喂养做好准备。

(三)哺乳期妇女膳食指南

哺乳期是母亲用乳汁哺育婴儿使其获得最佳生长发育并奠定一生健康基础的特殊生理阶段。哺乳期妇女(乳母)不仅要分泌乳汁、哺育婴儿,还需要逐步补偿妊娠、分娩时的营养素损耗,并促进各器官、系统功能的恢复,故比非哺乳妇女

需要更多的营养。哺乳期妇女的膳食仍是由多样化食物组成的营养均衡的膳食,除保证哺乳期的营养需要外,还要通过乳汁的口感和气味,潜移默化地影响较大婴儿对辅食的接受和后续多样化膳食结构的建立。

哺乳期妇女的营养状况是泌乳的基础,如果哺乳期营养不足,将会减少乳汁分泌量,降低乳汁质量,并影响哺乳期妇女的健康。此外,产后情绪、心理、睡眠等也会影响乳汁分泌。有鉴于此,哺乳期妇女膳食指南在一般人群膳食指南基础上需增加以下 5 条。

关键推荐 >>

(1)增加富含优质蛋白质及维生素 A 的动物性食物和海产品,选用碘盐。乳母每天需增加优质蛋白质 25 g,钙 200 mg,碘 120 μg,维生素 A 600 μgRAE (维生素活性当量)。

(2)产褥期食物多样不过量,重视整个哺乳期的营养。哺乳有利于乳母健康,营养充足均衡有利于保证乳汁的质和量及持续母乳喂养。

(3)愉悦心情,充足睡眠,促进乳汁分泌。心情舒畅、充足睡眠、保证足够的饮水量有利于乳汁分泌。

(4)坚持哺乳,适度运动,逐步恢复适宜体重。坚持哺乳和适当运动有利于体重恢复。

(5)忌烟酒,避免浓茶和咖啡。吸烟和饮酒可对子代产生不良影响,浓茶和咖啡也可能通过乳汁影响婴儿的健康。

具体实践应用如下:

哺乳期妇女膳食蛋白质应在一般成年女性膳食指南基础上每天增加 25 g,并保证优质蛋白质的供给,优质蛋白占总蛋白质 1/3 以上,鱼、禽、肉、蛋、奶及大豆类食物是优质蛋白质的良好来源,最好一天选用 3 种以上,数量适当,合理搭配,以获得所需要的优质蛋白质和其他营养素。哺乳期妇女膳食钙推荐摄入量总量为 1 000 mg/d。奶类含钙高且易被吸收利用,是钙的最好食物来源。若哺乳期妇女每天饮奶总量达 500 ml,则可获得约 540 mg 的优质钙,加上所选用豆制品、虾皮、小鱼、深绿色蔬菜等含钙较丰富的食物,则可达到推荐摄入量。为增加钙的吸收和利用,哺乳期妇女还应补充维生素 D 或多做户外活动。哺乳期妇女碘的摄入推荐量比非孕期增加 120 μg/d,总碘摄入量为 240 μg/d,哺乳期妇女继续使用碘盐烹饪。哺乳期妇女的维生素 A 推荐量比一般成年女性增加 600 μgRAE,动物肝脏富含维生素 A,若每周增选 1～2 次猪肝(总量 85 g),或鸡肝(总量 40 g)则平均每天可增加摄入维生素 A 600 μgRAE。

哺乳期妇女也应该做到多样化的平衡膳食,一天食物建议量:谷类 250～300 g,薯类 75 g,杂粮不少于 1/5;蔬菜类 500 g,其中绿叶蔬菜和红黄色等有色蔬菜占 2/3 以上;水果类 200～400 g;鱼、禽、蛋、肉类(含动物内脏)每天总量为 220 g;牛奶 400～500 ml;大豆类 25 g,坚果 10 g;烹调油 25 g,食盐 5 g。为保证维生素 A 和铁元素的供给,建议每周吃 1～2 次动物肝脏,总量达 85 g 猪肝或总量 40 g 鸡肝。

为了保证充足的泌乳量,哺乳期妇女应该做到以下几个方面:①愉悦心情,树立信心。家人应充分关心哺乳期妇女,经常与其沟通,帮助其调整心态,舒缓压力,愉悦心情,树立母乳喂养的自信心。②尽早开奶,频繁吸吮。分娩后开奶应越早越好;坚持让孩子频繁吸吮,每天至少 10 次;吸吮时将乳头和乳晕的大部分同时含入婴儿口中。③合理营养,多喝汤水。营养是泌乳的基础,而食物多样化是充足营养的基础。除营养素外,乳母每天摄水量与乳汁分泌量也密切相关,所以乳母每天应多喝水,还要多吃流质的食物,如鸡汤、鲜鱼汤、猪蹄汤、排骨汤、菜汤、豆腐汤等,每餐都应保证有带汤水的食物。④生活规律;保证睡眠。尽量做到生活有规律,每天保证 8 h 以上睡眠时间,避免过度疲劳。

产妇需合理、科学地饮用汤水:①餐前不宜喝太多汤,以免影响食量。可在餐前喝半碗至一碗汤,待到八九成饱后再饮一碗汤。②肉汤的营养成分大约只有肉的 1/10,应该连肉带汤一起吃。③不宜喝多油浓汤,以免影响产妇的食欲及引起婴儿脂肪消化不良性腹泻。煲汤的材料宜选择一些脂肪较低的肉类,如鱼类、瘦肉、去皮的禽类、瘦排骨等,也可喝蛋花汤、豆腐汤、蔬菜汤、面汤及米汤等。④可根据产妇的需求,加入对补血有帮助的煲汤材料,如猪肝和动物血等,还可加入对催乳有帮助的食材,如仔鸡、黄豆、猪蹄、花生、木瓜等。

产褥期的运动方式可采用产褥期保健操。产褥期保健操应根据产妇的分娩情况、身体状况循序渐进地进行。顺产产妇一般在产后第 2 天就可以开始,每 1～2 天增加 1 节,每节做 8～16 次。6 周后可选择新的锻炼方式。产后 6 周开始可以进行有氧运动如散步、慢跑等。一般从每天 15 min 逐渐增加至每天 45 min,每周坚持 4～5 次,形成规律。对于剖宫产的产妇,应根据自己的身体状况如贫血和伤口恢复情况,缓慢增加有氧运动及力量训练。坚持母乳喂养有也利于减轻体重,哺乳期妇女进行一定强度的、规律性的身体活动和锻炼,也不会影响母乳喂养的效果。

三、常见妊娠并发症的膳食营养特点

（一）妊娠糖尿病的膳食管理

（1）营养调整目标：控制血糖和血脂接近正常生理水平,避免增重过快、高血糖、低血糖和酮症酸中毒的发生,供给足够的营养,保证胎儿正常发育和孕产妇的健康。

（2）膳食摄入原则：①合理安排餐次非常重要："3 正餐＋3 加餐"模式,各餐能量比按 20％、35％、30％＋5％、5％、5％进行分配。②按不同孕期合理添加膳食能量,保证足够的矿物质和维生素。③脂肪和碳水化合物尽量按正常需要的占能比。④各类食物的选择以低生糖指数为主,强调足够的叶类蔬菜和杂粮供给,保证足够纤维素的摄入;在食用高淀粉的根茎类食物如土豆、芋头、南瓜、山药和藕等作为蔬菜时需要替换相应的主食量。

（二）妊高征的膳食原则

该病临床以高血压、蛋白尿和水肿为主,目前病因不是非常明了,相关调查研究发现与遗传,肥胖,摄入能量过高,贫血,低蛋白血症,高脂血症,缺铁、钙、镁、锌、硒和维生素 B_1,以及免疫功能紊乱等有关。

（1）膳食管理原则：①能量摄入增加要适当,体重增加控制在规定范围。②多选择足够的优质蛋白质。③根据血脂水平指导膳食脂肪的选择,尽量减少动物类脂肪的摄入量。④保证足够的铁、钙、镁、锌等的摄入量。⑤避免食用腌制品和少食含钠高的如紫菜、皮蛋、萝卜干等的摄入量,每天食盐用量控制在 5 g内(酱油 5 ml＝盐 1 g)。常见食物中铁、钙、钠元素含量如表 7－4～表 7－6所示。

表 7－4　常见食物铁元素含量表(mg/每 100 g 可食部)

食物	铁	食物	铁	食物	铁	食物	铁
鸡鸭血	25～30	紫菜(干)	54.9	芝麻酱	50.3	桑葚干	42.5
鸭肝	23.1	蛏子	33.6	黑芝麻	22.7	葡萄干	9.1
猪肝	22.6	鲍鱼	22.6	冬菇	10.5	桂圆肉	3.9
鸡肝	12	海参	13.2	大豆	8.2	黑枣	3.7

（续表）

食物	铁	食物	铁	食物	铁	食物	铁
猪血	8.7	沼虾	8.8	赤豆	7.4	水芹菜	6.9
猪肾	6.1	海米	11	黑豆	7.0	荠菜	5.4
鸡心	4.7	淡菜	6.7	金针菜	8.1	菠菜	2.9
猪牛瘦肉	2.8~3	蛋黄	6.5	黑木耳	5.5	干枣	2.3

表 7-5 常见食物钙元素含量(mg/每 100 g 可食部)

食物	钙	食物	钙	食物	钙	食物	钙
虾皮	991	黄豆	191	南豆腐	116	鸭蛋	62
芝麻(黑)	516	绿苋菜	187	牛乳	104	白菜	50
河虾	325	塌菜	186	雍菜	99	卷心菜	49
素鸡	319	红苋菜	178	芸豆	88	鸡蛋	44
豆腐干	308	北豆腐	138	基围虾	83	青鱼	31
金针菜	301	毛豆	135	鲫鱼	79	烤麸	30
紫菜(干)	274	芥蓝	128	生菜	70	菜花	23
海带	241	酸奶	118	西兰花	67	豆浆	10

表 7-6 常见食物钠元素含量表(mg/每 100 g 可食部)

食物	钠	食物	钠	食物	钠	食物	钠
咸马胶鱼	5 350	对虾	165	桃脯	243	胡萝卜	120
苔菜(干)	4 955	牛肉	84	奶糖	223	空心菜	94
鱼片干	2 321	油条	585	鸡蛋	132	蚕豆	86
香肠	2 308	香豆腐干	234	牛奶	37	大白菜	58
鲍鱼	2 012	挂面	185	菜花	216	油菜	56
紫菜(干)	711	橘饼	486	蓬蒿菜	161	莴笋	37
松花蛋	543	小核桃	430	芹菜茎	159	芋头	33

（2）食物血糖生成指数：简称生糖指数（GI），用来衡量某种食物或膳食组成对血糖浓度的影响。高 GI 的食物或膳食进入胃肠道后消化快、吸收完全，葡萄糖迅速进入血液；低 GI 的食物或膳食在胃肠道内停留时间长，葡萄糖缓慢进

入血液,血糖峰值低且下降速度慢,还可以维持饱腹感及减少饥饿感,有利于控制肥胖和妊娠糖尿病。各类食物的血糖生成指数详见表7-7～表7-9。

表7-7 常用糖类、饮料和奶类食物的血糖生成指数(GI,%)

食物名称	GI	食物名称	GI
葡萄糖	100	芬达	68
麦芽糖	105	可乐	40
绵白糖	84	冰激凌	61
蜂蜜	73	苹果汁	41
蔗糖	65	酸奶(加糖)	48
胶质软糖	80	脱脂牛奶	32
巧克力	49	全脂牛奶	28

表7-8 常用粮食类和混合食品的血糖生成指数(GI,%)

食物名称	GI	食物名称	GI
馒头(富强粉)/白面包	88	黑米粥	42
糯米饭	87	全麦面条	37
大米饭	83	花生	14
面条/米饼	82	牛肉面	88
玉米片	79	馒头＋黄油	68
大米粥	70	包子(芹菜猪肉)	39
全麦面包	69	饺子(三鲜)	28
荞麦馒头	67	苏打饼干	72
小米粥	62	油炸马铃薯片	60
燕麦麸/玉米/爆玉米花	55	荞麦方便面	53

表7-9 水果、蔬菜、薯类和豆类等食物的血糖生成指数(GI,%)

食物名称	GI	食物名称	GI
西瓜	72	山药	51
菠萝	66	芋芳	48
葡萄	56	魔芋	17

（续表）

食物名称	GI	食物名称	GI
芒果	55	红甘薯	77
香蕉/猕猴桃	52	马铃薯	66
柑	43	白甘薯	54
苹果/梨	36	藕粉	33
桃	28	粉丝	32
柚	25	黑豆	64
南瓜	75	扁豆	38
胡萝卜	71	绿豆	27
甜菜	64	豆腐干	24

（汤庆娅 陈 倩）

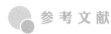 参 考 文 献

［1］ Godfrey KM, Reynolds RM, Prescott SL, et al. Influence of maternal obesity on the long-term health of offspring ［J］. Lancet Diabetes Endocrinol，2017,5(1)：53 - 64.

［2］ 陆雯昳,汤庆娅,沈秀华,等. 孕晚期膳食摄入量对新生儿出生体重和胎盘系数的影响［J］. 中国食物与营养,2018,24(10)：79 - 83.

［3］ 中国居民膳食指南修订委员会-妇幼人群指南修订工作组. 围孕期、孕期和哺乳期膳食指南［R］. 中国营养学会. 2017.

［4］ 中国营养学会. 中国居民膳食营养素参考摄入量(2013 版)［M］. 北京：科学出版社. 2015.

［5］ 中国疾病预防控制中心营养与食品安全所. 中国食物成分表(第 2 版)［M］. 北京：北京大学医学出版社. 2010.

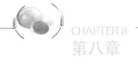

CHAPTER 8
第八章

母 乳 喂 养

学习目的

了解　母乳库运行质量与安全管理。

熟悉　新生儿重症监护病房早产儿母乳喂养措施。

掌握　母乳喂养促进策略。

母乳被公认是所有婴儿最好的食品,母乳喂养已被证明对婴儿及母亲自身的健康均有益处。世界卫生组织(World Health Organization,WHO)、美国儿科学会(American Academy of Pediatrics,AAP)、美国妇产科医师学会(American College of Obstetricians and Gynecologists,ACOG)及美国预防服务工作组均推荐在婴儿出生后头 6 个月坚持母乳喂养。美国 2020 年健康人群目标(Goals for Healthy People 2020)中包含使新生婴儿出生后的母乳喂养率达到 82%,6 个月时的持续母乳喂养率达到 61%。成功达到此目标有赖于卫生保健工作者提供产前及产后母乳喂养的教育及支持。分娩和在医院的经历尤其应促进并支持母乳喂养的启动,从而提高母乳喂养成功率。

一、母乳喂养促进策略

2018 年 3 月,在《中华儿科杂志》编辑部的组织下,中华医学会儿科学分会儿童保健学组、中华医学会围产医学分会、中国营养学会妇幼营养分会以及循证医学领域的专家联手撰写的《母乳喂养促进策略指南》(以下简称《指南》)的发表,《指南》以提供母乳喂养促进策略为目标,从孕期哺乳准备、早期建立母乳喂养的措施、母乳喂养有效性评估及母乳喂养过程中常见问题处理等方面科学循证,并给出《指南》制订专家小组的推荐意见,较好地反映了当前的最佳临床实践,有助于产科、儿科全科医师、儿科专业医师以及卫生政策制订者促进母乳喂养及提高母乳喂养率,本《指南》共提出 28 个推荐意见。

（一）哺乳准备

推荐意见 1：乳头内陷及乳头扁平不影响人乳喂养,不推荐孕期进行乳头牵拉及使用乳垫（强推荐,高质量）。

推荐意见 2：对患有抑郁症的孕产妇提供专业支持有助于延长人乳喂养时间（强推荐,低质量）。

推荐意见 3：父亲在孕期接受人乳喂养培训可提高人乳喂养率（强推荐,中等质量）。

推荐意见 4：返院随访、家访、电话随访等产后随访系统可延长人乳喂养时间（强推荐,高质量）。

推荐意见 5：母婴机构应有明确的人乳喂养书面政策,并且常规传达给员工,每位员工应具备足够的知识、能力及技巧实施人乳喂养；母婴机构应向孕妇及家属宣传人乳喂养的益处及实施方法,并规划和协调出院后母婴相关服务,以便父母及婴儿获得人乳喂养的持续支持（强推荐,极低质量）。

（二）早期建立人乳喂养策略

推荐意见 6：产后 30 min 内开始吸吮（强推荐,极低质量）。

推荐意见 7：生后 1 h 内开始肌肤接触（强推荐,中等质量）。

推荐意见 8：生后母婴同室（强推荐,低质量）。

（三）人乳喂养有效性的评估方法

推荐意见 9：新生儿胎粪转黄时间可间接评估人乳喂养有效性（弱推荐,极低质量）。

推荐意见 10：根据婴儿尿量可间接评估人乳喂养有效性（弱推荐,极低质量）。

推荐意见 11：采用生长曲线监测体重增长速度是评估人乳喂养有效性的重要依据（强推荐,低质量）。

推荐意见 12：采用人乳喂养评估量表（如 BSES 量表）可早期发现需要哺乳支持的母亲（弱推荐,低质量）。

（四）人乳喂养过程中常见问题处理

【乳房充血肿胀及乳腺炎】

推荐意见 13：指导产妇掌握正确人乳喂养方法可预防乳房充血肿胀（弱推荐，低质量）。

推荐意见 14：乳母患乳腺炎时应及时寻求乳腺外科医生的专科治疗，采取排空乳房、休息、镇痛等对症支持措施，必要时使用抗生素治疗；严重时需暂停乳房喂养，但应排空乳房（强推荐，极低质量）。

【新生儿低血糖】

推荐意见 15：早吸吮和早接触可降低新生儿低血糖发生风险（强推荐，低质量）。

推荐意见 16：高危新生儿生后 1 h 内应监测血糖（强推荐，极低质量）。

推荐意见 17：无症状低血糖患儿可继续人乳喂养，有临床症状或血糖<2.6 mmol/L 时可静脉输注葡萄糖（强推荐，极低质量）。

【人乳相关性黄疸】

推荐意见 18：按需哺乳（频率≥8 次/24 h）有助于预防人乳相关性黄疸的发生（弱推荐，低质量）。

推荐意见 19：人乳相关性黄疸婴儿不应中断人乳喂养（强推荐，低质量）。

推荐意见 20：对于诊断明确的人乳相关性黄疸婴儿，当胆红素水平低于光疗界值时，不建议治疗（强推荐，极低质量）。

推荐意见 21：对于诊断明确的人乳相关性黄疸婴儿，当胆红素水平达到光疗标准而接受光疗时，间歇期允许母亲人乳喂养和照顾新生儿（强推荐，中等质量）。

推荐意见 22：对诊断明确的人乳相关性黄疸婴儿，若一般情况良好，无其他并发症，可常规预防接种（强推荐，极低质量）。

【牛奶蛋白过敏】

推荐意见 23：对诊断明确的牛奶蛋白过敏婴儿可以继续人乳喂养，但母亲应回避牛奶及其制品并补充钙剂（强推荐，极低质量）。

【人乳分泌不足】

推荐意见 24：医护人员应帮助寻找人乳分泌不足的原因，同时增强乳母坚持人乳喂养的信心以促进人乳喂养（强推荐，低质量）。

推荐意见 25：不推荐乳母摄入过多液体以增加人乳分泌量（弱推荐，中等质量）。

【体重增长不足】

推荐意见 26：对于体重增长不足的人乳喂养婴儿，应详尽评估婴儿和母亲双方的原因，必要时转诊至相关专科进行针对性干预(强推荐，极低质量)。

【人乳的贮存】

推荐意见 27：母亲乳汁可于冰箱冷藏室(≤4℃)贮存＜72 h，于冰箱冷冻室(＜−18℃)贮存＜3 月(强推荐，极低质量)。

推荐意见 28：有条件的母亲均应直接乳房喂养，必要时可泵乳喂养，不建议频繁泵乳(强推荐，低质量)。

二、新生儿重症监护病房(NICU)早产儿母乳喂养措施

WHO 和联合国儿童基金会在 2009 年更新了爱婴医院标准，并呼吁扩大母乳喂养支持的环境，包括爱婴 NICU 和爱婴社区等。2012 年，由挪威、丹麦、芬兰、瑞典、加拿大魁北克等国家和地区的新生儿代表起草了"爱婴医院促进母乳喂养措施在新生儿重症监护病房(NICU)的应用"(以下简称"应用")。本书根据该"应用"提出的 3 点指导原则和 10 条措施，结合我国国情和 NICU 母乳喂养的实践，总结出 NICU 早产儿母乳喂养 10 条措施供大家参考。

（一）分娩前母乳好处宣教

虽然大多数人都知道母乳对婴儿来说是最好的，但缺乏母乳喂养相关知识，导致小儿出生后母乳喂养难以建立。分娩前要对所有的孕妇进行母乳喂养好处的宣教，特别是有早产风险的孕妇，更要进行特殊的宣教，包括早产儿母亲的母乳较足月儿有更多的蛋白、脂肪，并提供更多的热量，同时母乳中所含的免疫活性成分可抗感染，提高危重儿抵抗疾病的能力。母乳可帮助早产儿更早地建立胃肠道营养支持，尽快达到全肠道营养支持，不仅缩短了肠外营养支持的时间，还减少了静脉输液给患儿带来的痛苦；缩短了平均住院时间，减少了院内感染和住院花销。

（二）分娩后母亲尽早开始吸乳

母婴分离的情况下，建议母亲尽早挤奶，指导产妇在产后 1 h 内开始吸乳有助于尽快启动泌乳，增加 1～3 周的泌乳量。一般于生后 6～12 h 开始挤奶，可选用医用电动挤奶器泵奶。刚开始泵出的初乳非常少，很多母亲就丧失信心，这时需给她们更多的支持，让母亲知道初乳对早产儿来说是最珍贵的。初乳是哺乳动物宫内营养到宫外营养的过渡，从成分和生物活性上看，初乳更接近羊水而非成熟乳。目前初乳中已鉴别出超过 13 种不同的生长因子作用于消化道，消化

道上有生长因子的对应受体,生长因子协同作用,作用效果大于单种之和,初乳中含有68种细胞因子,在产后数天内有显著变化。初乳喂养代表着产后关键时间窗,这个时期婴儿肠腔内的物质(初乳)与小肠上皮细胞相互作用,促进消化道的生长、成熟并发挥保护作用。

（三）提供提高母亲吸乳量的方法

如果妈妈需要频繁挤奶,可考虑使用电动吸乳器。吸乳前要心情舒适、放松,尤其是第一次吸乳时,不要让自己觉得是被迫做什么,或者给自己设定一个很高的预期泌乳量。吸乳是一种条件反射,一开始用吸乳器时可能有一个磨合的过程,越熟悉越放松,吸乳效果就越好。调节适当的吸力,吸力大不表示妈妈肯定会吸出更多的奶。定期让妈妈到NICU看看宝宝,妈妈在吸奶时可以回想见到宝宝的情景有利于吸出更多的奶。为保证母亲奶量的增长,夜间也要保持每3h挤奶一次,同时可提供挤奶日志让母亲填写,以了解每日挤奶情况,并给予评估,奶量少的母亲可给予相应的干预措施,以促进奶量增长。

（四）母乳储存与运送

吸出的母乳应及时贴上标签,记录日期/时间,确保标签信息正确完整。医院可以下发母乳日志给产妇以方便记录。如计划在1天内送奶到NICU,建议放入冰箱冷藏室(除非医院特别要求冷冻母乳)。超过1天,建议将母乳放入冰箱冷冻室。不要让母乳保存在冰柜/冰箱门上的储物格内。新鲜母乳室温下(<25℃),放置4h。冷藏0~4℃,放置48~96h,冷冻-18℃,放置3个月。解冻或添加母乳强化剂的母乳在0~4℃下储存24h。

（五）在医生指导下使用捐赠奶、母乳强化剂或早产儿配方奶

根据早产儿疾病情况及母亲奶源情况,选择不同奶源,尽量选择母乳或捐赠奶,如奶量达到80ml/kg以上,可根据情况开始添加母乳强化剂。亲母无母乳者,因疾病原因不能母乳喂养者,拒绝或没有捐赠奶喂养者,可选用早产儿配方奶。

（六）NICU袋鼠式护理

迄今为止,已有300多篇关于袋鼠式护理的相关研究,WHO支持对早产儿实施袋鼠式护理。

1. 对婴儿的益处

稳定心率、呼吸,降低呼吸暂停的发生,改善氧饱和度,维持体温,延长睡眠时间,减少哭闹,减少热量的消耗,体重增长更快,生长发育更佳,降低早产儿相关并发症,降低医院院感的发生率,缩短住院时间。

2. 对母乳喂养的益处

可增加母亲血气催产素、催乳素,有助于增加母亲的泌乳量,降低早产儿哺乳困难。

3. 对母亲的益处

能够缓解因早产儿在重症监护病房对父母产生的压力,增进早产儿与父母的亲子联系,提升父母照顾早产儿的信心。

具体方法:父母依靠在椅子上,调整为舒适坐姿,护士将婴儿抱至母亲或父亲胸前,以直立或 60°趴在胸前,肌肤相贴。用毯子盖在婴儿的背部,也可以给早产儿戴上帽子。首次袋鼠式护理以 30 min 为宜,若生命体征稳定可延长至 1 h。袋鼠式护理时父母可以对婴儿轻声说话或唱歌。如果早产儿出现寻觅反射,可以在医护人员指导下尝试哺乳。医护人员可定时观察婴儿的状况,若出现肤色改变、皮肤温度下降、呼吸暂停或呼吸节律改变时应立即处理。

(七)奶嘴、乳房上的非营养性吸吮

在鼻饲喂养前给予安抚奶嘴吸吮 3~5 min,即非营养性吸吮,有利于胃肠激素的分泌,减少喂养不耐受的发生,锻炼经口喂养的能力。如早产儿病情稳定、母婴同室,可先让母亲用吸乳器吸空乳房,再进行袋鼠式护理,用手挤几滴母乳,让早产儿舔尝母乳,尝试吸吮乳房,逐渐过渡到直接喂哺。

(八)以家庭为中心的家庭化病房

在早产儿病情危重时期,允许母亲或家人进入 NICU 探视,实行袋鼠式护理。建立家庭化病房,24 h 母婴同室,让早产儿与家人时刻在一起,有利于疾病的恢复和母乳喂养的实施。

(九)出院前母乳喂养再教育

出院前让母亲有更多的机会对早产儿直接哺乳,让早产儿的家人有更多的时间在婴儿床旁,指导婴儿的喂养情况,制订回家后的喂养计划。

(十)出院后密切随访

出院后指导母亲继续维持乳房频繁排空和后续泌乳,2 周后进行门诊随访,了解婴儿喂养、生长发育评估和疾病恢复情况,继续做好门诊母乳喂养指导。

母乳对早产儿来说,不仅是食物,更是救治的良药。大剂量母乳喂养更有利于早产儿相关并发症的改善,最终目标是改善早产儿远期神经系统发育。在 NICU 日常临床工作中,医护人员若能遵循这 10 条措施,将有利于 NICU 早产儿母乳喂养的建立,以提高 NICU 早产儿母乳喂养率。

三、母乳库运行质量与安全管理

目前在国际上,已经有许多国家和地区结合本国和本地区的情况建立了各自的母乳库(human milk bank,HMB),并制订了相关的母乳库运行管理指南。我国于 2017 年提出了中国大陆地区人乳库运行专家建议和中国大陆地区人乳库运行质量与安全管理专家建议。目前母乳库还没有全球标准的安全程序,但质量与安全管理对母乳库来说至关重要。

危害分析与关键控制点(Hazard Analysis and Critical Control Points,HACCP)是 1997 年国际食品法典委员会公布的食品安全卫生管理规则,可以提供母乳从捐献到使用可能发生的污染、营养或免疫性质改变的安全与质量解决方案。帕斯适宜卫生科技组织(Program for Appropriate Technology in Health,PATH)在 2016 年制订了完整的工作流程,人乳库 HACCP 包含 12 个步骤和 7 个原则,每个地区或医院的人乳库可以根据这一框架制订适合其自身应用的HACCP,从而预防、消除或降低捐献人乳(donor human milk,DHM)从采集到食用过程可能存在的安全危害,以保障提供安全的捐献人乳给新生儿。根据我国人乳库运行的现状,依据 HACCP 原则就母乳库运行质量与安全建议如下。

(一)母乳库人员

母乳库人员应具备多种专业背景,包含新生儿科、儿科、感染控制、检验科、泌乳、营养、助产、护理、药理、行政人员等,所有成员必须确保母乳在收集、处理及分发过程中的质量、安全及伦理要求,严格掌握捐献母乳的分类及管理(见表 8-1)。

表 8-1 捐献母乳的分类及管理内容

项 目	管 理 内 容
捐献母乳分类	(1) 新鲜未加工母乳 (2) 巴氏消毒母乳:62.5℃,消毒 30 min (3) 混合母乳:将多个捐献者母乳混合后的母乳 (4) 早产儿母乳 (5) 足月母乳
捐赠者选择	(1) 首先是健康的,并且是可信赖的 (2) 有良好的生活习惯:不吸烟、不饮酒、不吸毒;生活规律 (3) 无长期的药物治疗史且目前不服用药物(医师认为可以喂奶的除外) (4) 近 6 个月内未接受过输血及血液制品 (5) 血清学检测合格:HIV、乙肝、丙肝、梅毒、巨细胞病毒(血清或乳汁)检测阴性

（续表）

项 目	管 理 内 容
不能捐赠母乳的情形	(1) 6 个月内血清学试验,包括艾滋病病毒 HIV_1 和 HIV_2、梅毒检查、C 型肝炎(HCV)、B 型肝炎(HBsAg)等检查,血清报告中有任何一项呈阳性反应者 (2) 有肺结核病史者 (3) 最近 12 个月内接受输血者 (4) 使用非法管制类药品者
暂停捐乳的情形	(1) 急性感染性疾病,如乳腺炎或乳头细菌感染者 (2) 家中有人在 4 周内感染风疹病毒者 (3) 妇女在 4 周内接受活性疫苗,如口服脊髓灰质炎、麻疹、风疹、腮腺炎疫苗注射者 (4) 饮酒后 12 h 内者

（二）捐献母乳处理流程

捐献母乳的加工处理流程和内容如图 8-1、表 8-2 所示。

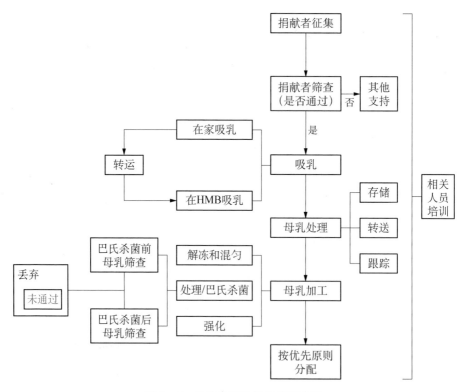

图 8-1　母乳库母乳加工处理流程

表 8-2　捐献母乳流程及内容

流程	工序步骤	内　容
捐乳收集	收集对象	无传染病的健康母亲
	供应范围	捐赠母乳供给符合要求的患儿
	收集捐乳操作规程	(1) 备好一次性有盖的消毒贮奶杯 (2) 清洁乳房,操作者正确洗净双手 (3) 挤奶方法:可以直接手挤,以电动吸乳泵挤奶为主,正确运用挤奶技巧,动作轻柔,操作耐心;收集的母乳不能超过奶瓶的 4/5 (4) 没有必要为降低细菌负荷而丢弃最初的 5~10 ml 母乳 (5) 所有挤奶设备必须遵守卫生标准,吸乳器所有配件都要按规范清洁和消毒 (6) 在家采集母乳时,吸乳器必须放入热水中煮沸 5~10 min,待干燥后使用 (7) 挤出的母乳置于专用的母乳储存容器中,尽量减少瓶中空气残留,密封冷藏。 (8) 将收集好的捐乳贴上标签,标签上应注明捐赠者姓名、捐乳时间、消毒时间、奶量,置于 0~4℃ 的冰箱内保存,等待混匀,分装,巴氏消毒后,取样培养,结果阴性后方可使用
捐乳加工流程	混匀	根据捐乳量将捐乳倒入烧瓶充分混匀
	分装	将混匀后捐乳重新分装至同样奶量,接近贮奶容器 4/5 的容量
	巴氏消毒	62.5℃,30 min;水浴高于奶液平面
	取样,送检	对巴氏消毒后的捐乳按规范取样并及时送检
	结果处理	根据检测结果储存或丢弃捐乳
巴氏消毒及质量控制	巴氏消毒前	对捐乳进行感官评估
	巴氏消毒前检测	对每一份新增捐乳妈妈的捐乳进行检测。根据检测结果选择使用
	巴氏消毒后检测	工作初期,对每一批混匀捐乳进行消毒前检测,后期每 10 次混匀抽检消毒前后混匀奶
	细菌学检测标准	(1) 巴氏消毒前:总活菌不超过 10^5 CFU/ml,或金黄色葡萄球菌,肠杆菌不超过 10^4 CFU/mL。 (2) 巴氏消毒后:不能有任何种类的细菌生长 (3) 恒温水浴箱内水每天更换;并将水槽清洗干净

(续表)

流程	工序步骤	内　容
捐乳存储流程	冷藏消毒	(1) 捐赠母乳挤出后应尽快入 0～4℃的冰箱冷藏并尽快（24 h 内）消毒 (2) 消毒后捐乳存储在 0～4℃的冰箱冷藏，尽快使用（24 h 内）；若捐乳暂不使用，应储存－20℃的冰箱内冷冻 (3) 冷冻最长存储时间不超过 6 个月，用于喂养早产儿的推荐存储时间不超过 3 个月 (4) 巴氏消毒前、后捐乳应分开存放 (5) 应用温度计进行严格的温度控制
奶转运与分发	按优先原则分配	(1) 捐赠母乳使用知情同意书 (2) 按照临床处方进行分配 (3) 除非医师处方要求新鲜冰冻或新鲜冷藏未加工的母乳，一般分配的都是经巴氏消毒的捐乳 (4) 追溯和召回
记录	保存信息	包括捐献者记录及受捐者记录

（三）确认保证流程的正确性及顺利实施

母乳库的操作流程需要长时间的观察验证，完善每个操作步骤。可以观察医护人员执行该流程的情况；在注明潜在危害的情况下，观察卫生规范；观察分析可能破坏卫生的步骤。例如，测定母乳中细菌含量，评估母亲的血清学检查结果，观察母乳加热、冷却、解冻的温度，观察巴氏消毒、冷却、存储的时间。

（四）分析母乳库潜在危害

捐献母乳面临的潜在危害可以是物理、化学、生物相关危害（见表 8-3）。而不同母乳库，因为潜在捐献者化学暴露、感染性疾病不同，母乳处理设备不同，存储条件不同，母乳处理时间不同，HMB 成员接受的相关培训不同等，在进行危害分析时，首先应鉴别母乳处理加工过程中每一步可能存在的潜在危害；然后判断危害来源并评估所进行的操作是否能将这些危害降低到可接受的水平；最后评估危害的风险，也就是判断危害的严重程度及发生的可能性（见表 8-4）。

表 8-3　母乳库潜在危害分析表

危害类型	危害描述	母乳中危害举例
生物危害	母乳库中生物危害主要源于微生物，如细菌、病毒、真菌。大部分微生物能够通过巴氏消毒杀死或使其失活，并通过合理的处理及存储条件（温度、时间及卫生）使其降	肠杆菌 金黄色葡萄球菌 铜绿假单胞菌 人类免疫缺陷病毒

（续表）

危害类型	危害描述	母乳中危害举例
	到最低。许多生物危害也能通过捐献者筛选，即排除患感染性疾病的捐献者来降低	蜡样芽孢杆菌 巨细胞病毒 结核分枝杆菌
化学危害	母乳中的化学危害主要来自毒品、药物等	尼古丁、酒精、氨基丙苯、可卡因、海洛因、大麻、某些草药、放射性诊断同位素、其他造成母乳安全危害的药物
物理危害	物理危害主要为异物（可能来自加工过程中），主要原因是母乳库未严格按操作流程执行	玻璃、塑料、金属、木屑、毛发、昆虫

表 8-4　母乳库捐献流程图危害分析及关键控制点

工序步骤	危害	危害来源	母乳中可接受水平	控制措施
捐献者征集及筛查	物理：无			
	化学：			
	吸烟	捐献者	不能接受	问卷调查；血清检查
	过度饮酒	捐献者	不能接受	问卷调查；血清检查
	毒品	捐献者	不能接受	问卷调查；血清检查
	哺乳禁忌药物（如抗抑郁药、细胞毒性药物、草药、放射性诊断同位素）	捐献者	不能接受	问卷调查；血清检查
	微生物：			
	母亲/婴儿患有产后败血症	捐献者	不能接受	问卷调查；血清检查
	母亲 HIV、CMV、乙肝、丙肝、HTLV Ⅰ/Ⅱ或梅毒阳性	捐献者	不能接受	问卷调查；血清检查
	母乳患有乳腺炎或念珠菌感染	捐献者	不能接受	问卷调查；血清检查

（续表）

工序步骤	危害	危害来源	母乳中可接受水平	控制措施
吸乳	物理：无			
	化学：使用含石蜡成分的护肤霜可能污染母乳（在家吸乳）	清洁操作不当	不能接受	母亲接受吸乳卫生培训
	微生物：			
	由于手卫生不当引入的病原菌（如大肠埃希菌）	清洁操作不当	无大肠埃希菌和金黄色葡萄球菌	母亲接受吸乳卫生培训：食品安全基本原则、洗手
	吸乳器未有效消毒，如金黄色葡萄球菌	清洁操作不当	无大肠埃希菌和金黄色葡萄球菌	母亲接受吸乳卫生培训：食品安全基本原则、洗手、使用干净吸乳配件、正确清洁吸乳配件及正确储存母乳
	容器未消毒或被污染	清洁操作不当	无大肠埃希菌和金黄色葡萄球菌	母亲接受吸乳卫生培训：食品安全基本原则、洗手、使用干净吸乳配件、正确清洁吸乳配件及正确储存母乳
	母乳未适当冷藏/冷冻（腐败细菌）	储存操作不当	有限的腐败菌总数	母亲接受吸乳卫生培训、监测储存温度
	瓶子没有密封（腐败细菌）	储存操作不当	有限的腐败菌总数	母亲接受吸乳卫生培训
	化学、微生物：标签不正确（如没有日期、没有捐献者信息）	储存操作不当	有限的腐败菌总数	母亲接受吸乳卫生培训：标签标注说明
转运（从家到HMB）	物理：玻璃（容器破裂）	操作不当	无异物	母亲接受母乳正确处理及储存容器使用培训
	化学：无			
	微生物：转运途中的母乳解冻	温度控制不当	有限的腐败菌总数	母亲接受母乳正确处理培训：存储

（续表）

工序步骤	危害	危害来源	母乳中可接受水平	控制措施
母乳处理：储存	物理：无			
	化学：无			
	微生物：			
	母乳未适当冷藏/冷冻（腐败细菌）	储存操作不当	有限的腐败菌总数	母亲接受吸乳卫生培训、监测储存温度
	巴氏消毒前后的母乳未分隔放置（可能存在病原菌和腐败菌）	储存管理错误	有限的腐败菌总数	母乳库员工接受储存管理培训、巴氏消毒前后母乳分区储存
母乳处理：运送	物理：玻璃（容器破裂）	操作不当	无异物	HMB员工接受母乳正确处理及储存容器使用培训
	化学：无			
	微生物：运送途中的母乳解冻	温度控制不当	有限的腐败菌总数	HMB员工接受母乳正确处理培训：存储；使用设备控制温度/监测时间
母乳处理：信息追踪	物理：无			
	化学：无			
	微生物：标签缺失或有误（无日期、捐献者信息等）	储存操作不当	有限的腐败菌总数	HMB员工接受吸乳卫生培训：标签标注说明
解冻和混匀	物理：无			
	化学：无			
	微生物：			
	不正确解冻（缺失温度时间控制）导致微生物滋生（腐败菌）	处理操作不当	有限的腐败菌总数	HMB员工接受正确解冻程序培训
	不正确解冻，母乳容器没入水浴锅，导致母乳污染（大肠埃希菌、病毒）	处理操作不当	没有病原菌	HMB员工接受正确解冻程序培训

（续表）

工序步骤	危害	危害来源	母乳中可接受水平	控制措施
	由于手卫生不当引入的病原菌（如大肠埃希菌）	清洁操作不当	无大肠埃希菌和金黄色葡萄球菌	HMB员工接受吸乳卫生培训：一般食品安全、洗手、戴手套
	化学、微生物：标签缺失或有误（如无日期、捐献者信息）	储存操作不当	有限的腐败菌总数	HMB员工接受吸乳卫生培训：标签标注说明
巴氏消毒（包括冷却）	物理：无			
	化学：无			
	微生物：			
	操作不当导致病原菌、腐败菌存在	母乳	无病原菌有限的腐败菌总数	巴氏消毒将微生物降低到可接受水平
	冷却不当导致腐败菌生长	处理操作不当	有限的腐败菌总数	HMB员工接受正确冷却流程培训
强化	根据各HMB实际情况制订			
巴氏消毒前母乳检测	根据各HMB实际情况制订		总活菌不超过 10^5 CFU/ml 或金黄色葡萄球菌、肠杆菌科不超过 10^4 CFU/ml	
巴氏消毒后母乳检测	物理：无			
	化学：无			
	微生物：由于不正确的巴氏消毒导致病原菌存在	处理流程不当	无病原菌	乳汁检测以确认巴氏消毒程序是否有效
丢弃	物理：无			
	化学：无			
	微生物：无			
分配	物理：玻璃（容器破裂）	处理操作不当	无异物	HMB接受正确处理及储存培训

（续表）

工序步骤	危害	危害来源	母乳中可接受水平	控制措施
	化学：无			
	化学、微生物：标签缺失或有误（如无日期、捐献者信息）	储存操作不当	有限的腐败菌总数	HMB员工接受吸乳卫生培训；标签标注说明
	微生物：母乳暴露在较高温度下	温度控制不当	有限的腐败菌总数	HMB员工接受母乳正确处理培训：存储；用冰盒控制温度，监测时间

（韩树萍）

参考文献

［1］World Health Organization. Global Strategy for Infant and Young Child Feeding ［EB/OL］. www. who. int/nutrition/publications/infantfeeding/en/index. html，2003.

［2］U. S. Preventive Services Task Force. Primary care interventions to promote breastfeeding：U. S. Preventive Services Task Force recommendation statement ［J］. Ann Intern Med，2008，149(8)：560 - 564.

［3］Committee on Health Care for Underserved Women，American College of Obstetricians and Gynecologists. ACOG Committee Opinion NO. 361：Breastfeeding：maternal and infant aspects ［J］. Obstet Gynecol，2007，109(2 Pt 1)：479 - 480.

［4］Eidelman AI，Schanle RJ. Section on breastfeeding，Breastfeeding and the use of human milk ［J］. Pediatrics，2012，129：e827.

［5］Healthy People maternal，infant and child health 2020 goals ［EB/OL］. http://healthypeople. gov/2020/topicsobjectives2020/objectiveslist. aspx? topicid＝26.

［6］中华医学会儿科分会儿童保健学组,中华医学会围产医学分会,中国营养学会妇幼营养分会等,母乳喂养促进策略指南（2018 版）［M］. 中华儿科杂志,2018,56(4)：261 - 266.

［7］Nyqvist KH，Häggkvist AP，Hansen MN，et al. Expansion of the baby-friendly hospital initiative ten steps to successful breastfeeding into neonatal intensive care：

expert group recommendations [J]. J Hum Lact，2013,29(3)：300 - 309.

[8] Bauer J，Gerss J. Longitudinal analysis of macronutrients and minerals in human milk produced by mothers of preterm infants [J]. Clin Nutr，2011,30(2)：215 - 220.

[9] Sullivan S，Schanler RJ，Kim JH，et al. An exclusively human milk-based diet is associated with a lower rate of necrotizing enterocolitis than a diet of human milk and bovine milk-based products [J]. J Pediatr，2010,156(4)：562 - 567. e1.

[10] Patel AL，Johnson TJ，Engstrom JL，et al. Impact of early human milk on sepsis and health-care costs in very low birth weight infants [J]. J Perinatol，2013,33(7)：514 - 519.

[11] Ballard O，Morrow AL. Human milk composition：nutrients and bioactive factors [J]. Pediatr Clin North Am，2013,60(1)：49 - 74.

[12] Friel J，Sanjuan SC，Abramovich M. Storage of Human Breast Milk [M]// Nutrition in Infancy. New Jersey，United States：Humana Press，2013.

[13] Maas C，Wiechers C，Bernhard W，et al. Early feeding of fortified breast milk and in-hospital-growth in very premature infants：a retrospective cohort analysis [J]. BMC Pediatr，2013,13：178 - 181.

[14] Parmar VR，Kumar A，Kaur R，et al. Experience with Kangaroo mother care in a neonatal intensive care unit (NICU) in Chandigarh，India [J]. Indian J Pediatr，2009,76(1)：25 - 28.

[15] Muddu GK，Boju SL，Chodavarapu R. Knowledge and awareness about benefits of Kangaroo Mother Care [J]. Indian J Pediatr，2013,80(10)：799 - 803.

[16] Lau C. Development of oral feeding skills in the preterm infant [J]. Arch Pediatr，2007,14 (Suppl 1)：S35 - 41.

[17] O'Brien K，Bracht M，Macdonell K，et al. A pilot cohort analytic study of Family Integrated Care in a Canadian neonatal intensive care unit [J]. BMC Pregnancy Childbirth，2013,13(Suppl 1)：S12.

[18] Rogers CE，Smyser T，Smyser CD，et al. Regional white matter development in very preterm infants：perinatal predictors and early developmental outcomes [J]. Pediatr Res. 2016,79(1 - 1)：87 - 95.

[19] Human Milk Banking Association of North America (HMBANA). Guidelines for the Establishment and Operation of a Donor Human Milk Bank [M]. Fort Worth：HMBANA，2015.

[20] Centre for Clinical Practice at NICE (UK). Donor breast milk banks：The operation of donor milk bank services [M]. London：National Institute for Health and Clinical Excellence (UK)，2010.

［21］ Arslanoglu S，Bertino E，Tonetto P，et al. Guidelines for the establishment and operation of a donor human milk bank ［J］. J Matern Fetal Neonatal Med，2010,23 (Suppl 2)：1 - 20.

［22］ 中国医师协会儿童健康专业委员会母乳库学组. 中国大陆地区人乳库运行专家建议［J］. 中华儿科杂志,2017,55(8)：573 - 575.

［23］ 中国医师协会儿童健康专业委员会母乳库学组. 中国大陆地区人乳库运行质量与安全管理专家建议［J］. 中华儿科杂志,2017,55(8)：577 - 579.

［24］ FAO. Hazard Analysis and critical Control Points(HACCP) System and Guidelines for Its Applicatjon ［EB/OL］. (1997) ［2017 - 04 - 26］. http：//www. fao. org/docrepl005/y1579e/y1579e03.

［25］ PATH. Strengthening human milk banking：a workshop for developing a Hazard Analysis and Critical Control Points Plan for your human milk bank — Trainer's Guide. Version 1. 1［M］. Seattle，Washington，USA：2016.

［26］ PATH. Strengthening human milk banking：a workshop for developing a Hazard Analysis and Critical Control Points Plan for your human milk bank — Trainee Workbook. Version 1. 1 ［M］. Seattle，Washington，USA：2016.

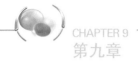

第九章

婴儿辅食喂养建议

了解　辅食的概念。

熟悉　引入辅食的时间。

掌握　辅食的选择、制作和喂养方法。

随着婴儿体格生长、消化道功能和神经心理的逐渐成熟以及对营养素需要量的增加，需要经历由出生时的纯乳类向家庭食物的过渡。食物转换需要经历1～2年，也是儿童快速生长和发育的阶段，对营养缺乏和过量十分敏感，并且暴露于新食物、口味和喂养经历的重要改变。引入新食物时需考虑婴儿的发育情况、营养状况和医学情况，同时需要了解社会因素、文化经济状况以及宗教对食物制作的影响。让婴儿在食物转换过程中逐渐接受固体食物，培养对各类食物的喜爱和自己进食的能力。

一、辅食的概念

婴儿在断离母乳以前，需要逐渐接受其他食物，这类食物常常被称为过渡期食物或半固体和固体食物。此期提供的食物英文教科书称之为"complement food"或"supplementary food"即补充食物，所对应的喂养阶段是补充喂养阶段（the period of complementary feeding）。补充喂养的定义是，在母乳喂养之外通过食物或液体来提供营养物（defined as the time when any nutrient containing foods or liquids are offered in addition to breastmilk）。最初，中国学者将"complement food"翻译成"断乳食物""辅助喂养"或"辅食"，并沿用至今。临床上大多数儿科医生仍然沿用"辅食"这一概念指导家长给婴儿期的孩子添加除母乳或配方乳以外的补充食物。

目前，WHO 对补充食物的定义：除母乳以外任何的食物和（或）饮料（包括婴儿配方奶、较大婴儿配方奶和水）。美国儿科学会（American Academy of Pediatrics）认为：除母乳以外任何含有营养素的食物和（或）饮料（包括婴儿配方奶、较大婴儿配方奶，但不包括水）。欧洲儿科胃肠肝病和营养学会（European Society for Pediatric Gastroenterology Hepatology and Nutrition）认为：除母乳和母乳替代品外所有的固体和（或）液体食物（不包括婴儿配方奶和较大婴儿配方奶）。2009 年，中华医学会儿科分会儿童保健学组发表的《婴幼儿喂养建议》定义半固体、固体食物是"除乳类以外，适合婴儿营养需求和进食技能发育的其他食物"。中国营养学会在 2015 年发布的《婴幼儿喂养指南》中定义辅食为：除母乳和（或）配方奶以外的其他各种性状的食物，包括各种天然的固体、液体食物，以及商品化食物，并强调配方奶是母乳替代品，不是辅食。如母乳充足，婴儿满 6 月龄后应继续母乳喂养，同时引入其他各种有营养的食物。如果因各种原因出生后没有母乳喂养而用配方乳喂养的婴儿，也应该在适当的时候开始添加其他食物。可见引入"其他食物""补充食物"与"辅食"的含义是有差别的，需要加强专业儿科医师和儿童保健医师对"辅食添加"定义的理解，实施正确的家庭指导。

二、引入辅食的年龄

辅食引入时间一直受到儿科医生的关注，但不同国家引入其他食物的年龄各有差异，这与各个国家和地区的经济、文化及宗教有关。2001 年，WHO 专家咨询委员会对大量文献进行系统回顾分析后，建议母乳喂养 6 月龄之后引入辅食，同时继续母乳喂养，许多国家随后在纯母乳喂养期间采纳了这项建议，但WHO 没有针对配方奶喂养婴儿建议引入辅食的时间。欧洲儿科胃肠病学、肝脏病学和营养学（ESPGHAN）委员会推荐足月儿纯母乳喂养至少 4 个月（17 周，生命的前 5 个月），主要母乳喂养大约 6 个月（26 周，生命第 7 个月的开始）。4 月龄前不推荐引入固体或液体的食物，但不要迟于 6 月龄。2005 年美国儿科医学会建议辅食引入年龄为生后 6 月龄左右，但需要个体化。美国儿科学会营养委员会仍建议引入年龄为 4～6 个月。2016 年,中国营养学会制订的《7～24 月龄婴幼儿喂养指南》和中华医学会儿童保健学组制订的《0～3 岁婴幼儿喂养建议》均主张婴儿引入辅食的年龄在满 6 月龄开始。

三、引入辅食的生理学依据

(一)营养需求的增加

随哺乳期的延长人乳成分发生变化。产后 6 个月以后,乳汁中的能量、微量营养素铁/锌/钙水平,不能满足婴儿快速生长发育的需求。7～12 月龄母乳喂养婴儿,99%铁、75%锌、80%维生素 B_6、56%硫胺素和 50%维生素 C 需要通过其他食物来补充。

(二)生理发育成熟度

婴儿满 6 月龄时,肠道菌群形成,胃蛋白酶、胰脂酶和淀粉酶的分泌增加,具备消化更多种普通食物中蛋白质、脂肪和碳水化合物的能力。肾功能可以排除肾负荷较高的非牛奶食物的代谢产物,如肉类食物。但婴儿牙齿尚未萌出或萌牙较少,咀嚼能力不足,消化腺发育和生理成熟度难以承担固体食物。而泥糊状食物喂养只需牙床压挤、口腔轻度混合和吞咽即可完成,6 月龄左右婴儿在口腔技能发育上为进食半固体食物已做好准备。

(三)行为发育相适应

4～6 月婴儿味觉敏感,最易接受新的口味。同时能竖颈控制头稳,在需要时转向食物(勺)或吃饱后把头转开;口腔明显增大,可从勺中取食物,能够咀嚼与吞咽泥状食物;用手抓握和拇食指抓物等,均提示婴儿的发育从吸吮过渡到可用勺进食半固体。同时,随着月龄增加,婴儿自我意识增强,对探索外界兴趣增加。因此,提供多样化食物,不仅能满足婴儿的营养需求,还可通过食物的色、香、味、形刺激婴幼儿感知觉、心理及认知和行为能力的发展。

(四)过早添加辅食

容易因婴儿消化系统不成熟而引发胃肠不适,进而导致喂养困难或增加感染、过敏等风险。过早添加辅食也是母乳喂养提前终止的重要原因,并且是儿童和成人期肥胖的重要风险因素。过早添加辅食还可能因进食时的不愉快经历,影响婴幼儿长期的进食行为。过晚添加辅食,则增加婴幼儿蛋白质、铁、锌、碘、维生素 A 等缺乏的风险,进而导致营养不良以及缺铁性贫血等各种营养缺乏性疾病,并造成长期不可逆的不良影响。过晚添加其他食物也可能造成喂养困难,增加食物过敏风险等。少数婴儿可能由于疾病等各种特殊情况而需要提前或推迟添加其他食物。这些婴儿必须在医师的指导下选择其他食物添加时间,但一定不能早于满 4 月龄前,并在满 6 月龄后尽快添加。

四、辅食的选择和制备建议

(一)食物选择

1. 第一阶段食物(6~8 月龄)

为过渡到固体食物所添加的富含能量和各种营养素的泥糊状食物(semisolid food,半固体食物)。从物理性状来描述营养源(食物形态),泥糊状食物就是含液体量介于液体食物和固体食物之间的食物,比液体食物干燥,比固体食物稀湿,类似稠粥般。无论是动物源性食物,还是植物源性食物,都可以做成泥糊状。给婴儿首先选择的食物应该易于吸收、满足生长需要,又不易产生过敏。因 4~6 月龄的婴儿体内贮存铁消耗已尽,选择的食物还同时应给婴儿补充铁营养。通常能满足这些条件的食物是强化铁的米粉。其次引入的食物是根块茎蔬菜及绿叶蔬菜、水果,除用于补充少量维生素、矿物质营养外,主要是训练婴儿的味觉。同时也可尝试动物性食物(红肉类、禽蛋、鱼类),尤其是红肉,可以很好地补充婴儿需要的铁和锌。

2. 第二阶段食物(9~11 月)

在适应第一阶段食物后,可逐渐增加各大类食物的种类。如肉类、蛋类、鱼类、豆制品和蔬菜。食物可加工成碎末状、颗粒状、块状,引入的食物制作应以当地食物为基础,注意食物的营养密度、卫生、制作多样性。此期乳类仍为婴儿营养的主要来源,应继续母乳喂养,或配方奶喂养维持在 600 ml 以上。

3. 第三阶段食物(12~24 月)

此期食物种类更加丰富,包括谷类、蔬菜、水果和动物类食物,食物加工由小块状固体逐渐过渡到与成人食物质地相同的饭、面。随着引入食物量增加,奶量可以减少,母乳喂养可持续到 2 周岁,不能母乳喂养或母乳不足时,仍然建议以合适的幼儿配方奶作为补充,可引入少量鲜牛奶、酸奶、奶酪等,作为幼儿辅食的一部分。

(二)食物制备的原则

(1)引入的婴儿食物可以是自制的或商业化产品。精心准备的自制食品可提供更多种类具有适宜口味和质地的食物,具有更高的能量密度。商业制作的食品较多,但缺乏蔬菜品种,主要是甜味蔬菜,如胡萝卜和甘薯,而不是有苦味的蔬菜。商品化的食物摄入占比较高,会导致婴儿蔬菜摄入量减少。需要向父母强调提供各种蔬菜包括苦味的蔬菜作为饮食组成部分的重要性。

(2)婴儿食物应单独制作,要保持原味,不加盐、糖以及刺激性调味品。淡口味食物有利于提高婴幼儿对不同天然食物口味的接受度,减少偏食挑食的风险。同时,降低儿童期及成人期肥胖、糖尿病、高血压、心血管疾病的风险。

(3)抚养人应该接受关于食物安全制备、喂养和储存的建议,选择安全、优质、新鲜的食材。制作过程始终保持清洁卫生,生熟分开。饭前洗手,保持餐具和进餐环境清洁。妥善保存和处理剩余食物,避免食物污染引起的儿童腹泻。

五、引入辅食的方法

(一)食物转换循序渐进

儿童喜爱他们所熟悉的食物,这不是食物本身的特点,而是儿童由自己的经历中获得。婴儿最初对新食物的抵抗可通过多次体验改变。因此,婴儿食物转变期是在满足基本奶量的基础上对其他食物逐渐习惯的过程,宜在婴儿健康且情绪良好时开始,遵循由少到多、由稀到稠、由细到粗的循序渐进原则。从一种食物开始,适应一种食物后再添加其他新的食物。每引入一种新的食物应适应1周左右,以刺激味觉的发育。同时,密切观察是否出现呕吐、腹泻、皮疹等不良反应,单一食物引入的方法可帮助了解婴儿是否出现食物过敏。给予婴儿食量取决于完成的基础奶量,7月龄后可代替1~2次乳量。

(二)培养进食技能

父母及喂养者应有意识地利用婴幼儿感知觉,以及认知、行为和运动能力的发展,为婴幼儿提供多样化且与其发育水平相适应的食物和餐具,逐步训练和培养婴幼儿的自主进食能力,达到与家人一致的规律进餐模式。如用勺、杯进食可帮助口腔动作协调,学习吞咽;7~9月龄后,食物的质地从泥糊状过渡到碎末状可帮助婴儿学习咀嚼,增加食物的能量密度。提供条状、指状食物,允许其手抓食物,既可增加婴儿进食的兴趣,又有利于眼手动作协调和培养独立能力。当婴儿会独坐且可以拇掌抓物时,开始让婴儿用杯子尝试喝水;当婴儿开始拇食指抓物时,喜欢尝试着自己握杯子,尽管尚不能很好掌握用杯子喝奶或水的技巧,仍可以开始尝试用杯子喂哺婴儿少量母乳、配方奶或水。婴儿自我进食时,家长应容忍洒落和狼藉,可事先在地上铺好相应的地垫以便于清洁。

（三）提倡顺应喂养

喂哺的过程是一个亲子互动过程,喂养者应积极响应婴儿的饥饱信号,喂养过程中积极鼓励婴儿进食,与婴儿要有充分的眼神交流和语言交流,促进情感。同时,应及时感知婴幼儿所发出的饥饿或饱足的信号,并做出恰当的回应。尊重婴幼儿对食物的选择,耐心鼓励和协助婴幼儿进食,但绝不强迫进食。让孩子学会自主进食,遵守必要的进餐礼仪。父母及喂养者还有责任为婴幼儿营造良好的进餐环境,保持进餐环境安静、愉悦,避免电视、玩具等对婴幼儿注意力的干扰,控制每餐时间不超过 20 min。

六、关于辅食喂养的其他建议

（一）过敏问题

20 世纪 90 年代,婴幼儿食物过敏率逐年增加,尤其在许多高收入国家。研究提示,婴幼儿食物过敏可能与食物引入年龄有关。因此,有人建议限制和推迟接触可能引起过敏的食物(包括牛奶、鸡蛋、鱼、麸质、花生和坚果等)至 12 月龄以后。2005 年后的观察性队列研究和近两年的随机对照研究显示,6 月龄,相比 4 月龄,最终鸡蛋、花生、鱼等食物过敏的发生率下降。因此,英国、美国、澳大利亚等,相继推出新的婴儿辅食添加指南,并多次更新。但对于一般家庭或者有过敏家族史的家庭,没有充足的证据证明推迟引入过敏性食物可以降低过敏的风险。甚至有研究认为不回避易过敏食物,早期添加可能更容易诱导耐受。目前,欧洲专家共识是,基于对全面、长期健康考虑,推荐过敏高风险婴儿满 6 月龄时添加辅食。对一种食物过敏可能增加对其他食物过敏的可能,比如严重牛奶蛋白过敏婴儿易发生多种食物过敏,必要时,在添加辅食前进行评估,如进行皮肤点刺试验,或特异性 IgE 检测,强阳性食物暂缓添加,阴性及弱阳性食物应及时添加;对于没有强致敏指征的易过敏食物,不应该回避,每添加一种新的食物必须从少量开始,逐渐加量,3～5 天后可尝试添加一种新的食物,如有可疑,须及时停止,应指导家长做好饮食笔记,帮助判断过敏诊断。

（二）果汁与果汁类饮料的区别

建议给婴儿片状或块状的水果,即使给予婴儿少量果汁,也应该是鲜榨果汁或者 100% 果汁,而不是果汁类饮料。果汁类饮料是指果汁含量在 10%～99%,并添加了甜味剂、香味剂的饮品,有时还强化了维生素 C 或钙,这些并不建议给婴幼儿饮用。同样,含有乳类或者益生菌成分的含糖饮料也不适合给婴幼儿饮用。

（三）维生素和矿物质的补充

婴儿每天仍需补充 400 IU（10 mg）维生素 D，无须补充钙剂，1 岁以上每天 400～600 IU 维生素 D，包括食物以及维生素 D 补充剂来源。至少 500 ml/d 奶量，保证钙营养需求；婴幼儿阶段是缺铁性贫血的高发阶段，需重点关注铁营养状况。母乳喂养婴儿富含铁的固体食物添加充分或者进食配方奶 500 ml 以上的婴儿，一般情况下无须额外补充铁剂。

（四）早产儿或低体重婴儿辅食的补充

低出生体重，或生长不良者，更需要营养强化，营养强化配方奶只能提供部分营养支持，提供优质辅食可增加能量、蛋白质以及其他营养素的摄入，有助于肠道生长和肠道菌群的促进。欧洲专家推荐早产儿辅食添加时间为纠正胎龄 40 周，再加 12 周，如出生胎龄 30 周的早产儿，出生 22 周时，约出生 5 个月。同时需要个体化评估婴儿的行为发育水平，能否抬头稳、能靠坐，能接受小勺喂养。由于早产儿更易出现咀嚼、吞咽异常和进食行为异常，需要心理、行为的培养和支持。

（五）素食者饮食

当素食或纯素饮食时，需要特别注意确保在辅食添加期间摄入足够的营养素，并且随着饮食变得更加受限，可能营养素不足增加，在辅食添加期间通常不鼓励素食饮食。如果父母选择将婴儿断奶转换为纯素饮食，则应在正规医疗机构和专家的饮食监督下进行，母亲应接受并遵循营养建议。正在纯素饮食的母亲需要确保在怀孕和哺乳期间从强化食品或补品中获得足够营养供应，特别是维生素 B_{12}、B_2、A 和 D，需要特别注意为婴儿提供足够的维生素 B_{12}（出生时 0.4 mg/d，从 6 个月开始 0.5 mg/d）和维生素 D，以及铁、锌、叶酸、$\omega-3$ 脂肪酸（特别是 DHA）、蛋白质和钙，并确保饮食中足够的能量密度。豆腐、土豆制品和大豆制品可用作蛋白质来源。未接受母乳喂养的婴儿应接受以大豆为基础的婴儿配方奶粉喂养。

（六）生长监测

体重、身长是反映婴儿营养状况的直观指标，每 3 个月定期监测一次。建议使用生长曲线评价婴幼儿的生长水平、速度及匀称度。适度、平稳生长是最佳的生长模式。如果生长曲线上相关测量值小于第 3 百分位数或者大于第 97 百分位数，或与前次评估相比指标向上或向下跨 2 条主要百分位曲线，须寻找原因，及时调整营养和喂养。对于生长不良、超重肥胖以及处于急慢性疾病期间的婴幼儿,应增加监测次数。

七、食物转换期常见婴儿喂养问题

(一)换乳困难

母亲重返工作后,因母乳分泌逐步减少或母亲不能按时亲哺,婴儿需要由母乳喂养转换婴儿配方喂养或用奶瓶喂养。由于母乳喂养的婴儿已习惯母乳味道,特别是母乳喂养的婴儿眷恋,往往拒绝奶瓶;同时婴儿的口腔可敏感区别乳胶乳头与母亲的乳头。建议抚养人给婴儿换乳时要有耐心,可在婴儿饥饿时用配方乳代替母乳或先喂婴儿配方乳再喂母乳,或在母乳喂养过程先用奶瓶喂母乳,后逐渐增加配方乳量。也可用勺喂养或把配方奶加入米糊中喂养,逐渐增加使用奶瓶喂养次数可帮助婴儿逐渐从母乳喂养换为配方乳与奶瓶。此外,对拒绝配方奶喂养的婴儿也要除外牛奶蛋白过敏,可结合奶蛋白过敏的其他症状如进食配方奶后出现湿疹、口周红肿、腹泻或呕吐等进行判断。

(二)体重增长不足

过渡期喂养不良最容易发生的疾病及其危险因素是线性生长受损和微量营养素缺乏。长期以来,对辅食喂养的认识不足是导致中国儿童生长发育曲线自生后4~6个月起低于国际参照人群曲线的重要原因,并对年长儿、青少年潜能发育、智力发育成熟产生重大影响。此种现象与早期不正确的辅食添加状况高度相关。6月龄以上的婴儿要分析食物的结构和摄入量,如常见的原因是泥糊状食物添加过多(包括量与次数)使奶量明显减少,导致婴儿体重增速不佳。因此,需要强调的是6月龄开始添加泥糊状食物,是在基本保持原有奶量不变的情况下,通过泥糊状食物添加补充能量不足的部分以及补充最容易缺乏的铁元素,同时训练婴儿咀嚼吞咽功能。另外,如8~9月龄的婴儿已可接受能量密度较高的成人固体食物,但经常食用营养强度低(汤面、稀粥、汤饭、米粉)、营养密度低、营养谱狭窄、营养源单调/贫乏的食物,或适宜刺激少而枯燥,婴儿可表现进食后不满足、体重增长不足甚至下降或常于夜间醒来要求进食。婴儿后期消化功能发育较成熟,应注意逐渐增加固体食物能量密度以满足生长需要。避免给婴儿过多其他液量影响进食,因为婴儿食物构成仍有较多的乳类,食物质地较软,含水量足够。

（三）辅食添加困难

大多数婴儿经历各种味道、质地和喂养方法后会自然进食。反射性吸吮和饥饿提供最初的进食动力。然而，在儿童发育的任何阶段，环境、生理的因素和病理的疾病均可干扰儿童进食。如辅食添加阶段没有接受正确的、连续的泥糊状食物，没有经历"磨牙食品"的早期刺激，没有在这阶段得到"握""吃"等相关动作练习，常常表现感觉或行为为主的喂养困难，包括拒食固体食物，含食不咀嚼，易恶心，睡觉时喂哺；过度敏感气质的婴儿常常有不稳定的进食时间；唇、腭裂婴儿吸吮时不能关闭口腔，产生无效吸吮；发育迟缓或其他并发症导致的运动性喂养障碍，如脑瘫儿童表现口腔运动或吞咽功能不全，即吸吮差或吐舌，不能从勺中吃，不能咀嚼固体食物，有时在吸气时会被液体或固体噎塞，导致口腔摄食差和生长不良。对儿童喂养问题适当、早期评价和干预，可减少营养、生长和发育问题的发生。

（四）进餐频繁

胃的排空与否与消化能力密切相关。6月龄后婴儿进餐仍频繁（超过7～8次/d），或夜间进食，使胃排空不足，影响婴儿食欲。一般安排婴儿一日六餐有利于消化系统的发育。胃排空与食糜的组成有关，脂肪、蛋白质可延长排空时间。如凝块大、脂肪多的食物会影响胃的蠕动和分泌功能，食物在胃内停留时间较长。水在胃的排空时间约0.5～1 h，人乳2～3 h，牛乳3～4 h，混合食物4～5 h。温度、年龄、全身状况亦可影响排空时间。

八、小结

（1）辅食是指除母乳及配方奶以外的所有固体、半固体及液体食物。引进其他食物的过程从婴儿6月龄开始，到24月龄完成。期间鼓励持续母乳或配方奶喂养。

（2）根据婴幼儿对营养的需求及其消化代谢器官的发育水平，提供泥糊状食物和固体食物，满足生长发育的需要。利用婴幼儿感知觉，以及认知、行为和运动能力的发展，逐步训练和培养婴幼儿的自主进食能力。

（3）食物制备应将人们的传统喂养模式考虑在内，首先引入铁强化食物以及一些绿色蔬菜和水果，并逐步增加动物类食物。一般不建议在1岁以内的婴儿食物制作过程中添加糖、盐以及其他调味料。

（4）顺应婴幼儿需求的喂养有助于健康饮食习惯的形成，并具有长期而深远的影响。应鼓励父母对婴儿的饥饿和饱足信号做出正确而及时的反应,避免以进食作为安慰或奖励。

(李晓南)

参 考 文 献

[1]《中华儿科杂志》编辑委员会,中华医学会儿科学分会儿童保健学组. 0～3 岁婴幼儿喂养建议(基层医师版)[J]. 中华儿科杂志,2016,54(12):883 - 890.

[2] 中国营养学会膳食指南修订专家委员会妇幼人群指南修订专家工作组. 7～24 月龄婴幼儿喂养指南[J]. 临床儿科杂志,2016,34(5). 381 - 387.

[3] 毛萌,李廷玉. 儿童保健学[M]. 3 版. 北京:人民卫生出版社,2014.

[4] 黎海芪. 实用儿童保健学[M]. 北京:人民卫生出版社,2016.

[5] Dewey K. Guiding principles for complementary feeding of the breastfed child [J]. Washington D,2002.

[6] WHO. Complementary feeding [EB/OL]. http://www. who. int/nutrition/topics/ complementary_feeding/en/.

[7] Pérez-Escamilla R,Segura-Pérez S,Lott M. Feeding Guidelines for Infants and Young Toddlers:A Responsive Parenting Approach [J]. Nutr Today,2017,52 (5):223 - 231.

[8] Fewtrell M,Bronsky J,Campoy C,et al. Complementary Feeding:A Position Paper by the European Society for Paediatric Gastroenterology,Hepatology,and Nutrition (ESPGHAN) Committee on Nutrition [J]. J Pediatr Gastroenterol Nutr,2017,64(1):119 - 132.

[9] Complementary feeding for children aged 6 - 23 months. A recipe book for mothers and caregivers [R]. FAO/Europran Union Food Facility Project.

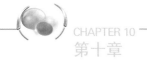

第十章

体格生长评价

╱学习目的╱

了解 解释生长曲线的注意事项。

掌握 生长发育的基本概念;体格生长的测量内容与方法;正确解读测量值。

熟悉 体格测量的临床意义以及体格评价的临床意义。

生长是儿童体格健康的重要指标,发育则代表了器官、系统和组织的长大与成熟。儿童体格生长测量与评价是在监测、干预个体和群体儿童健康和营养状况中使用最简便、经济、无创伤的方法,其正确使用对早期诊断营养性、慢性系统性和内分泌性疾病十分重要,对降低儿童发病率与病死率也具有重大意义。发育水平则需要借助实验室指标和多维度评估手段来评价。本章阐述儿童的体格生长评价。

一、体格测量

(一)体格测量的临床意义

生长发育是儿童期最重要的特征。体格生长从受精卵形成开始,一直持续至整个胎儿期、儿童期及青春期,部分可能延续至成年时期。生长是受到包括基因和环境在内的遗传与环境共同作用的结果,故每个儿童生长模式不尽相同,但有共同的规律可遵循。

在生长发育过程中,任何可能的环境干扰因素都可能导致体格生长偏离,如生长迟缓或生长过快。部分生长迟缓是暂时的,在去除不良因素后,儿童可能通过后期的追赶生长进行代偿。而有些偏离,尤其是因伴有形态学异常的综合征出现的生长问题,严重程度轻重不一,较难纠正。因此,早期发现体格生长问题、尽早干预有助于促进儿童健康成长。

体格测量与评价具有重要的临床意义。人体不同部位的生长可以通过特定时间点或是一段特定的时间段内的测量值来反映。通过与横断面或纵向研究获得的参考值相比较,这些测量值可以反映某一个体在某一时点的生长情况,以及在不同年龄时生长的变化。因此,体格测量是临床医生评价和比较儿童生长状况的基础。

人体测量及评价在辅助临床诊断或鉴别诊断中非常重要,它可能提供影响生长因素的信息,便于进一步了解疾病的病理机制。通过准确的体格测量,医生可以定量地了解儿童的生长、身体比例甚至生长受到影响的程度。临床医生可根据经验用一些定性的词语去描述发现的异常,如矮小、头围大、长脸、大耳、长手指等。单独的测量值通常没有意义,只有在与其他临床征象相联系并与正常参考值比较时才有价值。

(二)体格测量的一般要求

准确的测量值是获得正确体格评价的关键。为了获得准确的测量值,需要提供标准而精确的工具、准确的人体测量解剖位点及统一的测量方法。

1. 标准而精确的工具

标准而精确的测量工具为获得准确的人体测量值提供了可能。常用的人体测量工具包括测量体重的婴儿秤(杠杆秤或电子秤)、测量身长的测量床及测量头围胸围的软尺等。一些专病门诊也会用到特殊的人体测量工具,如有皮褶卡钳(见图 10-1)、睾丸容积测量器等。在选择和使用这些测量工具前应进行培训。

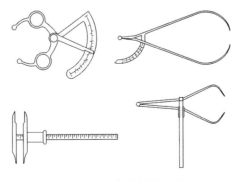

图 10-1 部分测量工具

2. 准确的人体测量解剖位点

进行体格测量时，为了保证测量的一致性，临床常常会使用统一固定的解剖标志。这些标志是人体骨性结构的表面标志，能够很容易通过皮肤触及，如枕骨粗隆、肩胛下角、尺骨鹰嘴等。

3. 标准的测量方法

除了常规测量方法外，通过摄影测量技术获得的标准相片推断人体测量值也可以作为一种手段。此外，临床遗传病学家还可通过照相记录某些临床特征。由于对相片中的身体部位测量缺少可比性，因而并不能代替准确的测量。

4. 准确的记录

记录测量数据时应同时记录个体的年龄、测量时间、测量方法及主测量者；同时，应将数据准确地描记在生长曲线图上。

（三）常用体格测量指标及生长规律

衡量体格生长的指标通常选择有代表性、易于测量、可用数值表示、便于做统计分析处理的计量指标。常用的指标有体重、身高（长）、头围、胸围等。体格生长的常用指标为连续变量，呈正态或偏正态分布。

1. 体重

体重是身体各组织、器官系统、体液的综合重量，骨骼、内脏、体脂、体液为体重（weight）的主要组成成分。因体脂和体液重量易受疾病影响，使体重易于波动，故体重是反映儿童生长与近期营养状况的敏感指标。在评估营养状况的变化时，2 次随访之间体重是否增长是很重要的信息。体重过轻可能涉及能量和营养素供给不足、器官功能紊乱或慢性疾病导致的营养摄入障碍或吸收异常；反之则提示可能是超重肥胖。

2. 身材

身长（高）、顶臀长（坐高）指距等为身材（stature）的指标。

（1）身长（高）：为头、脊柱、下肢的总长度。仰卧位测量为身长（length），≤3 岁的儿童测身长；立位测量为身高（height），年龄＞3 岁儿童测身高。同一儿童身长测量值＞身高测量值，相差约 0.7～1 cm。

身长的增长又称线性生长，直接反映机体非脂肪组织（fat-free-mass）的增长，非脂肪组织的生长潜能主要受遗传决定。正常儿童如获得足够的营养可使生长潜能得到充分发挥，即身长（线性生长）反映生长潜力。短期的疾病或营养问题不影响身高（长）增长；长期、严重的营养问题可影响婴幼儿身长增长；年长儿身高发育主要受种族、遗传、内分泌等因素影响。身长（高）的增长较体重稳定，以身长（高）评价儿童体格生长更为准确。

身高的增长在婴儿期和青春期出现 2 个生长高峰。足月新生儿身长平均为 50 cm(46～53 cm)；生后第一年内增长最快，约增加 25 cm，前 3 个月增长 11～12 cm，大约等于后 9 个月的总增长值；以后逐渐减慢，第二年约增长 10 cm，2 岁末身长为 85～87 cm；2 岁后身长（高）的增长较稳定，平均每年增长 5～7 cm。

（2）顶臀长（坐高）：与上部量的意义相同，主要反映脊柱的生长。与身长（高）测量体位一致，婴幼儿测顶臀长（crown-rump length），年长儿测坐高（sitting height）。不同的年龄阶段，头、脊柱和下肢的增长速度及所占身高的比例不同。婴儿期头部生长最快，脊柱次之；到青春期时，下肢生长最快。由于下肢随着年龄的增加其生长速度加快，因此坐高占身高的比例也随之下降。出生时坐高占身长的 66%；4 岁时占身长 60%；6 岁以后则小于 60%。一些遗传、内分泌疾病可使身体的某些部分比例失常，因此测量上部量（头顶到耻骨联合上缘的长度）和下部量（耻骨联合上缘至足底）对诊断有参考价值。新生儿上部量占 60%，下部量占 40%，身高（长）的中点在脐上；1 岁时中点在脐下；6 岁时中点下移至脐与耻骨联合之间；12 岁左右上、下部量相等，中点恰在耻骨联合上缘。

（3）指距：为双上肢与躯干纵轴垂直伸展时中指间的距离，反映上肢长骨的生长。正常儿童指距（span）<身长（高）1～2 cm。

3. 头围

头的最大围径为头围（head circumference），反映 2 岁内儿童脑发育和颅骨生长的程度。头围是筛查婴幼儿潜在脑发育或神经系统功能异常的常用指标。通过婴幼儿期定期测量头围，可以及时发现头围过大或过小的异常现象，以便进一步的医学检查以明确病因、及早干预治疗。2 岁以内测量最有价值。新生儿的头围平均为 34 cm；1 岁时平均为 46 cm；2 岁 48 cm；5 岁约为 50 cm；15 岁时 53～54 cm，与成人相近。

4. 胸围

胸围为平乳头下缘经肩胛骨下角绕胸一周的长度，反映胸廓、胸背部肌肉、皮下脂肪和肺的生长。胸围（chest circumference）生长与上肢运动、肌肉发育有关。胸廓在婴儿期呈圆筒形，前后径与左右径相等；2 岁以后其左右径逐渐增大。在胎儿期，胸廓相对脑的发育慢，出生时胸围比头围小 1～2 cm，平均为 32 cm（头围为 34 cm）；在婴儿期增长最快，1 岁末胸围与头围相等，大约为

46 cm;第二年约增加 3 cm;3～12 岁胸围平均每年增加 1 cm,胸围超过头围的厘米数约等于周岁数减 1;到青春期增长又加速。头、胸围生长曲线交叉年龄与儿童营养状况、胸廓发育情况有关。

5. 上臂围

上臂中点绕皮肤一周的围径为上臂围(upper arm circumference),反映上臂肌肉、骨骼、皮下脂肪和皮肤的发育情况。WHO 建议在无条件对体重和身长进行测量的情况下,可用上臂围值筛查 5 岁以下儿童的营养状况,上臂围值>13.5 cm 为营养良好,12.5～13.5 cm 为营养中等,<12.5 cm 为营养不良。

二、体格生长评价

体格生长评价是一种以生长标准为依据来判断个体儿童或群体儿童生长状况的过程。因处于快速生长发育中的儿童身体形态变化较大,可通过定期对儿童进行体格测量,如体重、身高、头围、胸围及上臂围等,再对测量结果做出正确合理的评价,及时发现问题,采取有效措施。

(一)体格生长评价的主要指标

临床上常用反映体格生长的指标主要包括体重、身高(长)和头围;特殊情况下可测量皮褶厚度、上臂围和腰围。

(二)体格生长评价的基本要求

1. 可靠的测量数据

测量体格生长指标,必须采用规范、准确、恒定的工具及正确的测量方法,由受过训练的专业人员进行。如采用杠杆秤(砝码、游锤、杠杆)测量儿童体重;3 岁内儿童仰卧位测量身长,3 岁后立位测量身高;3 岁内采用软尺测量头围等。无条件对儿童体重、身长进行测量时,可按表 10 - 1 中公式进行粗略估算。此方法主要用于计算药量及静脉输液量,不能以此作为个体生长评价资料。

表 10 - 1 儿童体重、身材计算公式

年龄	体重(kg)	年龄	身长(高)(cm)
出生	3.25	出生	50
3～12 月	[年龄(月)+9]/2	1 岁	75
1～6 岁	年龄(岁)×2+8	2～12 岁	年龄(岁)×6+77
7～12 岁	[年龄(岁)×7-5]/2		

2. 横向比较并定期纵向观察

横向比较指应用儿童体格测量资料与可供参考的数据相比较，以了解个体在同龄人群中所处位置，全面评价儿童生长状况，以利于尽早发现并纠正问题。通常年龄越小，生长速度较快，纠正后恢复也快。定期纵向观察是指间隔一定时间不断观察，取得测量数据，更易发现个体生长轨道，了解儿童生长趋势。常规生长监测时间如表 10-2 所示，高危儿应适当增加监测频率。

表 10-2　定期评估儿童生长状况

年龄	<6 月龄	6~12 月龄	1~3 岁	3~6 岁	≥6 岁
常规评估	1 月	2 月	3 月	6 月	12 月
高危儿评估*	2 周~1 月	1 月	1~2 月	2~3 月	3~6 月

* 高危儿：产前、产时和产后存在危险因素影响的儿童，包括早产儿、极低体重儿（出生体重<1 500 g），小于胎龄儿；新生儿严重疾病，持续头颅 B 超 CT/MRI 异常；使用 ECMO（体外膜肺），慢性肺部疾病，呼吸机辅助治疗等；持续性喂养问题，持续性低血糖，高胆红素血症，家庭或社会环境差等；母亲孕期感染（TORCH）等医学情况

3. 选择合适的参照人群值

（1）参照值的制订：评价个体儿童或群体儿童的生长发育均需与参照值相比较。按统计学要求在有一定代表性的、大样本的儿童中进行体格生长状况调查，在所获得的数据基础上经过统计学处理后获得儿童生长参照值。常用两种基本调查方法：横断面调查及纵向追踪调查。横断面调查是在某一时间段，选择特定的地区、有代表性的对象，进行一次性的群体大规模测量。横断面调查简单易行，可在短期内获得大量的数据，了解调查人群的生长水平及营养状况。纵向调查是在较长时间内追踪一组人群，通过定期、连续多次测量获得资料。由于纵向调查时间跨度大，观测对象容易丢失，资料获取相对困难，故多用于科研。但是，纵向调查能提供生长模式及生长速度资料。

（2）参照值的选择：WHO 在 2006 年已发布世界儿童体格生长参数表及曲线图；中国卫生部（现国家卫健委）也已颁布了 2015 年调查的中国九大城市儿童体格生长数据。

临床工作中，5 岁以下儿童体格生长参照值建议采用 2006 年世界卫生组织儿童生长标准，5 岁以上儿童可根据情况选择 2015 年调查的中国 9 市儿童的体格发育数据或 2006 年世界卫生组织儿童生长标准（建议需要进行国际间比较时使用 WHO 标准）。

（3）参照值常用的统计学表示方法：①离差法（标准差法）：是用标准差（SD）与平均值（$\overline{X}$）距离的远近来划分评价等级的方法。适用于正态分布状况，一般以 $\overline{X}\pm2SD$ 为正常范围，也可分为 3 个或 5 个等级。离差法的优点是列表简单、计算方便，但对非正态分布的数据易出现小的偏差（尤其在 $\pm2SD$ 以上时）。②百分位数法：是以中位数为基准值，以其余各百分位数为离散距的等分评价方法。当变量值呈现非正态分布时，百分位数能更准确地反映出所测数值的分布情况。一般以第 3～97 百分位数为正常范围，并制成表格或曲线图供临床使用。百分位数法可用于非正态分布数据，但缺点是计算复杂，所需表格远远大于离差法。③标准差记分法（Z-score）：采用 $\overline{X}$ 和 SD 的数学模型 $[Z=(X-\overline{X})/SD]$ 计算各种变量的标准差记分值 Z，其中 X 代表个体儿童的实际测量值，$\overline{X}$ 和 SD 分别代表参照人群相应指标的平均值和标准差。Z 值的结果有 3 种，即为 0、正数或负数。一般 Z 值在 ±2 以内为正常范围。Z 值可用于不同质人群间比较，用偏离该年龄组标准差的程度来反映生长情况，结果表示较精确；但 Z 值为一相对值，且需计算获得，故多用于科研工作。

（三）体格生长评价

儿童体格生长评价包括生长水平、生长速度和匀称度三个方面。

1. 生长水平（growth level）

将某一年龄时点所获得的某单项体格生长测量值（如体重）与参照人群值比较，得到该儿童在同年龄、同性别人群中所处的位置，即为此儿童该项体格生长指标在此年龄的生长水平。通常将 $\overline{X}\pm2SD$ 或第 3～97 百分位之间视为正常范围；对生长水平明显偏离正常范围的儿童应及时进行全面检查和分析，以便发现或排除病理性因素。生长水平评价简单易行、直观形象，能较准确地反映个体或群体儿童目前的体格生长状况，但不能反映儿童的生长变化过程。

2. 生长速度（growth velocity）

生长速度是对某单项体格生长指标进行定期连续测量，以获得该项指标在某一年龄阶段的增长趋势，即计算两次连续测量值的差，再与参数中相同年龄的数值差进行比较。其结果以正常、加速、增长不足、不增或下降表示。生长速度能反映个体差异，即反映了遗传、环境的影响。定期体格测量是生长速度评价的基础，生长速度正常的儿童生长也基本正常。

3. 匀称度（proportion of body）

匀称度是对各体格生长指标进行的综合评价，包括体型匀称度和身材匀称度。体型匀称度反映体型发育的比例关系,临床上可通过身长(高)的体重反映一定身高的相应体重值范围;亦可计算体重指数(body mass index, BMI),即[体重(kg)/身高(m)^2],反映单位面积中所含的体重数。身材匀称度通常以计算坐高/身高的比值获得,反映下肢发育情况,按实际测量值计算,结果与参照人群值计算结果比较,小于等于参照值即为匀称,否则为不匀称。身材匀称度对于协助诊断内分泌及骨骼发育异常疾病有帮助,此时坐高/身高比值常大于参数。

三、生长曲线的应用

(一)临床常用生长曲线

生长曲线(growth chart)是将不同年龄的体格生长参照值按百分位数法或 Z 值绘成曲线图,其优点是简便、直观,不仅能准确、快速地了解儿童的生长水平,还能通过连续追踪获悉儿童的生长"轨道",及时发现生长偏离现象,分析原因,采取措施。生长曲线图有助于直观、快速地评价儿童的体格生长状况,是生长监测的重要工具之一。

临床常用 5 种不同性别的生长曲线:年龄的体重、年龄的身长(高)、年龄的头围、身长(高)的体重和年龄的体重指数。每一生长曲线图上有 5~7 条百分位数曲线,表明不同年龄儿童体格生长指标的分布。百分位数曲线表明 X 轴上一定年龄儿童的体格测量值低于该曲线对应的 Y 轴参照值的百分比。通常以第 3、第 97 百分位作为异常界值点,其对应的等级划分如表 10-3 所示。

表 10-3　生长水平评价的等级划分标准

	下	中下	中	中上	上
均值离差法	$\overline{X}-2SD$	$\overline{X}-(1\sim2)SD$	$\overline{X}\pm1SD$	$\overline{X}+(1\sim2)SD$	$\overline{X}+2SD$
百分位数法	<P3	P3~P25	P25~P75	P75~P97	>P97

(二)其他生长曲线

1. 早产低出生体重儿生长曲线

由于早产儿的生长模式会延续宫内生长速度,因此,以宫内生长为基础的早产儿生长曲线是评价早产儿生长状况的重要工具。WHO 推荐使用 Fenton 早产儿生长曲线。目前我国尚无可供使用的早产儿生长标准,因此建议将早产儿的年龄经过胎龄校正后(校正胎龄至 40 周),再与足月儿的生长标准进行比较来确定实际生长水平,同时要将体重和身长两项指标的生长趋势结合起来综合分析(详见参考文献[4])。早产儿年龄矫正需注意以下两点:①在一定年龄范围内,允许体格生长"落后",即低于此范围儿童的生长应"追上"正常足月儿的生长,不再矫正;②矫正胎龄至40周(足月),一般身长至40月龄,头围至18月龄,体重至24月龄或36月龄后不再矫正。因有生长的偏移,测量值在曲线上的解释应考虑早产儿百分位的范围以及界值点、父母的身高、与前次的测量值比较。

2. 特殊疾病状态下儿童的生长评价

由于疾病本身可能影响生长发育,因此需要特殊的生长曲线以与同疾病状态下儿童的生长潜力相比较。因病例收集困难,我国目前尚缺少特殊疾病状态儿童的生长曲线,临床上可以参考国外资料进行评价,包括极低出生体重、唐氏综合征、脑瘫、软骨发育不良、Turner 及 Klinefelter 综合征儿童的生长曲线。

3. 其他生长指标的生长曲线

如上臂长度、下肢长度、指距、乳距等。这些线性生长指标可以与体重进行综合,有助于评价儿童的营养状况。

(三)生长曲线的描记方法

正确使用生长曲线图的前提是要对使用者事先进行培训,学会正确地画点、描记。最好同时记录测量值,一旦发现误差,可以及时纠正。

描记时,先将儿童的出生年、月、日(公历)、出生情况、出生体重等填写在生长发育图相关位置。体重、身长(高)、头围生长曲线图的横坐标均为儿童年龄,纵坐标按生长发育曲线图种类分别为体重、身长(高)、头围值。描绘方法即以横坐标的实际年龄点作一与横坐标垂直的线,再以纵坐标的体重[或身长(高)、头围]测量值为点作与纵坐标垂直的线,两线相交点即该年龄儿童体重[或身长(高)、头围]在生长发育曲线图的位置或水平,将连续多个体重[或身长(高)、头围]测量值的描绘点连线即获得该儿童体重[或身长(高)、头围]生长轨道或趋势。生长曲线的标记点须用"?"表示。体重/身长生长曲线方法相同,只是横坐标为身长值。按儿童实际年龄选择不同生长发育曲线图,将定期体检获得的个体体格生长指标测量值描绘在生长曲线图上进行评价。

(四)解释生长曲线的注意事项

(1)生长为动态过程,当儿童年龄的体重低于第3百分位可能是正常生长、疾病所致生长下降或是疾病后的加速生长,这取决于其生长趋势。定期、连续测量可以获悉个体生长轨道,从而做出正确全面的评价。

(2)均值或P50th不是儿童生长的目标。

（3）多数儿童体重和身长（高）测量值应稳定地沿着自己的"轨道"进行，即在 2 条主百位线之间波动（因 P97、P75、P50、P25、P3 间隔相当 1SD，故为主百分位线）；如某一测量值明显偏离其他指标测量值百分位数值，提示可能存在异常。

（4）约 2/3 的儿童出生体重和身长在 2～3 岁前可出现百分位值趋向 P50th，即"回归"均值的趋势。

（5）生长紊乱：系列测量过程中出现生长曲线从原稳定的生长轨道偏离，超过 2 条主百分位线，提示生长紊乱，应结合病史考虑原因。解释生长偏离原因时应考虑年龄因素。如 6 月龄婴儿体重或身长的偏离多与营养因素有关；6 岁儿童的体重偏离则可因身高或疾病因素所致，身高<P3rd 则要考虑遗传、内分泌等因素。

（6）喂养方式：纯母乳喂养婴儿生长与配方奶喂养婴儿不同，特别在 3～4 月龄后纯母乳喂养的婴儿偏瘦一些；在评价纯母乳喂养婴儿的生长时应考虑这些差别，以避免不必要的检查、用配方奶补充、过早引进固体食物等。

四、生长评价的临床意义

适宜的生长有赖于遗传特性、正常的内分泌功能、充足的营养、没有慢性疾病以及良好的生长环境。任何损害儿童的健康或营养状况的原因，都可从生长指标的变化中反映出来。当儿童出现生长偏离时，应及时转诊至上一级儿童保健科或相关专科进一步检查诊治。

（一）疾病筛查

1. 营养性疾病筛查

连续的生长评价可以帮助儿科和儿童保健医生了解儿童的健康和营养状况及早发现生长偏离的情况，如通过生长水平（年龄的体重、年龄的身高或身长）以及体型评价（身高的体重、年龄的体块指数）可及时发现儿童营养不良、超重/肥胖。

2. 身材矮小筛查

当儿童年龄的身高生长水平<P3rd 或−2SD，提示儿童身材矮小；再通过身材匀称性评价（即坐高/身高比值），可初步鉴别是匀称性或非匀称性矮小。匀称性矮小儿童可再据病史及生长速度考虑矮小的病因，如宫内营养障碍（小于胎龄儿）、内分泌疾病（如生长激素缺乏）、染色体疾病、生长障碍综合征（Silver 综合

征)、体质性发育延迟、家族性矮小等;如为非匀称性矮小亦需据生长速度评价、病史考虑内分泌(如先天性甲状腺功能减低症)或某些骨骼疾病(如软骨发育不全)、遗传代谢性病等。

3. 某些神经系统疾病筛查

如头围生长水平和速度的评价可用于头小畸形、脑积水等神经系统疾病的早期筛查。

4. 性早熟筛查

据身高的生长水平、生长速度可较早发现生长过快伴第二性征出现的性早熟儿童。

5. 治疗效果观察

营养性疾病的治疗、矮小儿童使用生长激素以及神经系统疾病进展情况等需要定期生长监测。

(二) 儿童体格生长异常转诊标准

(1) 0~3 岁:生长曲线显示儿童身长、体重、头围的生长水平<P 3rd 或>P 97th;体重或身长向上或向下跨 2 条主百分位线;低于或高于预测身高;6 月龄内体重减少或体重增长不足;6~12 月龄内 2~3 月间体重不增。

(2) 3~6 岁:身长、体重、头围在生长曲线上<P 3rd 或>P 97th;体重或身高向上或向下跨 2 条主百分位线;低于或高于预测身高[*];BMI>P85th;身高增长<5 cm/岁。

(3) 9~18 岁:身高<P 3rd 或>P 97th;体重或身高向上或向下跨 2 条主百分位线;低于或高于预测身高[*];BMI>P85th。

注: [*] 儿童的预测身高计算。女童(cm)=[母亲身高 cm+(父亲身高 cm-13)]/2±6.5;男童(cm)=[父亲身高 cm+(母亲身高 cm+13)]/2±6.5

五、体格生长评价的合理解释

1. 定期评估

生长为一动态过程,定期描记生长曲线图,可以同时获得个体儿童的生长水平、生长速度,了解儿童生长的个体差异,正确全面地进行体格生长评价。当儿童稳定地沿着自己的"轨道"生长,即使是低于参照人群的生长水平,亦无须太过担心;只有当儿童的生长曲线从原稳定的生长轨道偏离 2 条主百分数线时,才提示生长问题。

2. 体格测量评价不等同于疾病的临床诊断

因人体测量仅为粗略的评价方法,不能代表机体功能,故做出结论时应谨慎;需避免过度解释测量资料或将评价结果等同于临床诊断。儿童体格评价结果应结合其他临床表现、体格检查、实验室检测综合判断。

3. 个体与群体评价

对于群体儿童,生长水平评价可获得该儿童群体生长状况或生长水平分布的资料,如评价结果"不良"的比例较高,提示该人群可能存在某些健康和营养问题,具有重要的公共卫生意义;可给政府制定政策提供数据,但不提示任何病因。对于个体儿童而言,生长水平仅表示该儿童已达到的水平。

六、简化的评价方法

由于体格生长在儿童中的个体差异非常显著,故结合生长曲线对生长水平、生长速度及匀称度进行综合评价非常重要。但当无法获得参数表或生长曲线进行评价时,可根据儿童体格生长的一般规律进行初步评价。

1. 健康足月婴儿体重

对于健康足月婴儿,体重增加应达到以下指标:

(1) 生后头 3 个月内,每周增加 200 g。

(2) 第 2 个 3 个月内,每周增加 130 g。

(3) 第 3 个 3 个月内,每周增加 85 g。

(4) 第 4 个 3 个月内,每周增加 75 g。

生后 3~4 个月的体重是出生体重的 2 倍,12 个月时是出生体重的 3 倍,24 个月时是出生体重的 4 倍。

2. 健康儿童身高

对于健康儿童,身高应达到以下指标:

(1) 生后第 1 年增加 25 cm。

(2) 生后第 2 年增加 12 cm。

(3) 2 岁~学龄前期每年增加 6~7 cm。

(4) 学龄期~青春期前每年增加 5~7 cm。

3. 健康儿童头围

对于健康儿童,头围应该达到以下指标:

(1) 生后第 1 年,每月增加 1 cm。

（2）生后第 2 年，总共增加 2 cm。

（3）2 岁时达到成人时的头围的 80%。

七、生长发育的综合评价

儿童不是成人的缩影，生长发育是儿童期最重要的特点。整个儿童时期，体格生长和发育同时进行，共同反映机体的动态变化。因此在进行健康体检时，应对儿童生长发育及营养状况进行全面的评估。

在儿童保健临床工作中，医生经常会用到体格生长评价、心理测评、营养评估等方法，一方面获知儿童目前生长发育及健康状况，另一方面，当儿童出现生长发育偏离时，能通过发育年龄了解其已达到的年龄水平，以利于制订干预计划，及时实现生长发育的追赶。

发育年龄是指用身体的某些形态、功能、第二性征等指标的发育平均水平及其正常变异，制成标准年龄，评价个体的发育状况。常用发育年龄包括形态年龄（体格生长年龄）、智龄（心理发育年龄）、骨龄、性成熟年龄等。与实际年龄（chronological age，CA）相比，发育年龄能更好地反映儿童的成熟程度。

（一）体格生长年龄

生长为一动态过程，一次测量值不能反映正常范围的异常生长过程或是低水平的正常生长。例如，当某儿童年龄的体重低于同年龄、同性别儿童的第 3 百分位时，可能存在 3 种情况，即体重下降、正常或从低水平恢复。因此仅从生长水平不能直接估计各指标的生长过程。故在临床工作中，若发现儿童存在生长偏离，可以通过体格生长指标的测量值对应某年龄的第 50 百分位水平反映该儿童的体格生长年龄，更易于被家长理解。如某 2 岁女童身长 76 cm，其生长水平＜P3，相当于 1 岁女童身长的第 50 百分位水平，可以表述为"虽然该女童的实际年龄为 2 岁，但其身长的生长年龄为 1 岁"。与生长水平评价相比，生长年龄可以从年龄角度反映出儿童体格生长偏离程度。

（二）心理发育年龄

智龄（发育年龄）是心理测试中计算智商（发育商）的基础。智龄是 Binet 首先提出，是指儿童智力发育达到某个年龄的水平。在心理测试中，智龄可高于或低于实际年龄，因此智龄（发育年龄）并不能直接反映实际年龄中不同的智能水平。尽管如此，智龄可以反映被测儿童神经心理发展所达到的程度，因此在临床工作中也常用于向家长解释测试结果。例如，某 2 岁儿童刚会独走，其大运动发育年龄相当于 1 岁。

（三）骨龄

骨的成熟与生长有直接关系,可通过 X 线检查长骨骨骺端的骨化中心进行判断。通过了解骨化中心出现的时间、数目、形态变化及干骺愈合程度等,并与骨发育标准(如 Greulich-Pyle 图谱)进行比较,可获得个体骨成熟年龄即骨龄。骨龄是反映个体发育水平和成熟程度较精确的指标,能较客观、精确地反映从出生到成熟过程中各阶段的发育水平,比个体实际年龄更为准确,因此在各种发育年龄中应用最广泛。

理论上,人体各部分骨骼均可用于判定骨骼的成熟程度,但以手腕部最为理想。主要优点是:①手、腕骨数目、种类和形状多样。包括长骨、短骨、不规则骨和种籽骨,对全身骨骼有很好的代表性。②手、腕骨各次级骨化中心的出现及掌指骨、尺桡骨的干骺愈合有明显的时间顺序,不同发育阶段间界限明确,易发现差别。③拍片方便,投照条件易控制,受检者接受的 X 线剂量小,对保护儿童少年健康有利。需要注意的是,因出生时腕部尚无骨化中心,仅股骨远端和胫骨近端出现次级骨化中心,故怀疑 1 岁内儿童患有影响骨发育疾病者,应加摄膝部 X 线片。

骨龄没有性别差异。由于正常骨化中心出现的年龄个体差异较大,因此存在一定的正常值范围,即骨龄在实际年龄加或减 2 个标准差的范围内可能都是正常的。不同年龄的平均骨龄标准差为:1 岁约 2 个月,2 岁约 4 个月,3 岁约 6 个月,7 岁约 10 个月,7 岁后 12～15 个月。

骨的发育受遗传基因的表达、内分泌激素作用以及营养因素的影响。骨龄的测量在临床工作中有重要意义,如生长激素缺乏症、甲状腺功能减低症的儿童骨龄明显落后于实际年龄;真性性早熟和先天性肾上腺皮质增生症的儿童骨龄提前,最终身高不能达到遗传赋予的潜力。临床上判断骨龄延迟时应慎重,还应结合临床综合分析。

（毛 萌）

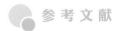 参 考 文 献

［1］ 李辉. 中国儿童生长状况:营养和发育变化趋势［J］. 中国循证儿科杂志,2009,4（5）:405－410.

［2］毛萌,李廷玉.儿童保健学[M]3 版.北京：人民卫生出版社,2014.

［3］毛萌,金星明.儿童保健与发育行为诊疗规范[M].北京：人民卫生出版社,2015.

［4］《中华儿科杂志》编辑委员会,中华医学会儿科学分会儿童保健学组,中华医学会儿科学分会新生儿学组.早产、低出生体重儿出院后喂养建议[J].中华儿科杂志,2016,54(1)：6－12.

［5］《中华儿科杂志》编辑委员会,中华医学会儿科学分会儿童保健学组.中国儿童体格生长评价建议[J].中华儿科杂志,2015,53(12)：887－892.

［6］首都儿科研究所九市儿童体格发育调查协作组.2015 年中国九市七岁以下儿童体格发育调查[J].中华儿科杂志,2018,56(3)：192－199.

［7］Campisi SC，Cherian AM，Bhutta ZA. World Perspective on the Epidemiology of Stunting between 1990 and 2015 [J]. Horm Res Paediatr，2017,88(1)：70－78.

［8］中华人民共和国卫生部.中国 0～6 岁儿童营养发展报告（节录）[J].营养学报,2013,35(1)：1－4.

［9］荫士安.中国 0～6 岁儿童营养与健康状况：2002 年中国居民营养与健康状况调查[M].北京：人民卫生出版社,2008.

［10］Ji CY，Hu PJ，He ZH. Secular growth trends in the Chinese urban youth and its implications on public health [J]. Beijing Da Xue Xue Bao Yi Xue Ban(北京大学学报医学版),2007,9(2)：126－131.

［11］首都儿科研究所九市儿童体格发育调查协作组.中国七岁以下儿童身长/身高的体重和体块指数的生长标准值及标准化生长曲线[J].中华儿科杂志,2009,47(4)：281－285.

［12］Owen CG，Martin RM，Whincup PH，et al. Effect of infant feeding on the risk of obesity across the life course：a quantitative review of published evidence [J]. Pediatrics，2005,115(5)：1367－1677.

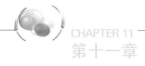
营养与脑发育

学习目的

了解 儿童营养在脑发育的作用。

熟悉 特定营养素在儿童脑发育中的作用。

掌握 生命早期营养对儿童脑发育的影响。

大脑发育在受孕后不久开始,并持续到童年早期、青春期和成年早期。在最初的 1000 天(妊娠期到 2 岁)大脑发育迅速,每秒产生超过一百万个神经联系。营养在生命最初 1000 天对大脑发育的影响最为敏感。近期人类和动物研究结果表明,营养缺乏的时机、严重程度和长期性对大脑发育和随后的认知、情绪发展有不同的影响。根据大脑发育的证据,确保在生命最初 1000 天内保持营养充足,注重早期母乳喂养,合理添加辅食,保证婴幼儿各种营养素的摄入,这是确保儿童获得必要的健康、认知、创造力和实现可持续发展目标的有效手段。

一、人类的大脑发育

大脑发育是脑的不同部分和功能发展在时间上延伸的复杂过程。在人类受孕 5 周后,神经管的前后和背腹轴已经发育。妊娠 8～16 周,皮质板(大脑皮质的先驱)和一些神经元间形成联系。从妊娠 24 周到围生期,皮质板中的神经元凋亡并被更多成熟的皮质神经元所取代,神经元之间联系更多。从受孕后 34 周到 2 岁,突触发育达到高峰。多个神经元(组)形成通路,通过程序化消除细胞和联系进行细化。在童年和青春期将会消除大约一半大脑所产生的细胞。过度形成的突触也会选择性地消除。精化的神经通路取决于儿童的经历,也就是说,取决于儿童的环境(营养是环境的一部分)输入。细胞和激活的联系被保留和加强,而未使用的联系被消除,这被认为是大脑可塑性的主要机制之一。

额叶的发育被认为控制了更高的认知功能(包括计划、排序和自我调节),在生命最初2年(1000天)额叶发育最快,在7~9岁和约15岁时发生第二次生长加速。到学龄前,突触密度已达到成人水平。大脑某些部位的髓鞘形成(特别是那些控制较高认知功能的部位,如额叶)持续到青春期,而协调更多的主要功能的髓鞘早期形成发生在大脑的其他部位。虽然灰质(含神经细胞的胞体)在7~11岁时在大脑的不同区域达到渐近线,但人们认为白质(代表轴突神经束)的生长持续超过20年。研究表明,儿童时期特定脑区的成熟与特定认知功能的发展有关,如语言、阅读和记忆。大脑皮质下结构的发育,包括基底神经节、杏仁核和海马(它们也集中参与一些更高的认知功能,包括记忆、执行功能和情绪)也一直持续到青春期后期。此外,海马体积与记忆存在联系。总体而言,研究证据表明,认知发展与整个童年时期发生的微观和宏观解剖学变化密切相关。

个体大脑发育遵循的遗传程序受包括营养在内的环境因素的影响。在动物和最近的人类研究中已经证明,营养是最显著的环境因素之一,它可以直接影响基因表达。营养素在细胞增殖、DNA合成、神经递质和激素代谢中起关键作用,并且是大脑中酶系统的重要组成部分。在"营养表观基因组学"领域中第一个也是最著名的人类研究:20世纪40年代的荷兰饥饿冬季事件,孕期暴露于饥饿的后代患心血管、肾、肺疾病以及代谢紊乱的风险增加,并导致认知功能降低。

与身体其他部位相比,生命早期1000天(在生命的前2年)的大脑发育更快,到2岁时大脑达到其成年脑重量的80%,该时期营养缺乏对脑发育特别敏感。在早期发育过程中特定营养素缺乏影响5个关键神经发育过程:①神经元增殖;②轴突和树突生长;③突触形成,修剪和功能;④髓鞘形成;⑤神经元细胞凋亡(程序性细胞死亡)。有证据表明,营养缺乏的时机可能会严重影响大脑发育。例如,在孕21~28天(当神经管闭合是脑发育的一个关键期)叶酸缺乏使胎儿易于发生神经管缺陷。如果叶酸不足会导致脑结构和功能不可逆转的损害。

二、营养素在脑发育中的作用

(一)孕期营养

婴儿的出生体重和大脑体积取决于母亲在孕期的营养质量。孕妇应该增加

理想孕前体重的 20%，以确保足够的胎儿生长。这需要每天额外增加约
300 cal，包括 10～12 g 额外蛋白质的摄入。神经板在受孕后大约 22 天开始向内
折叠，第 28 天形成神经管，最终成为大脑和脊髓。神经板和神经管的形成受营
养素的影响，如叶酸、铜和维生素 A。如果在此期间母亲体内叶酸水平不足（因
存在意外怀孕的可能性，建议育龄妇女每天补充叶酸），胎儿神经管闭合就可能
会出现障碍，从而导致胎儿神经管畸形。可能造成无脑、脑膨出、脊柱裂等。中
国营养学会和加拿大妇产科学会建议孕前 3 个月开始口服叶酸至整个孕期。孕
中晚期，胎儿生长特别快，孕妇尤其要注意避免缺铁性贫血。有研究证明，妈妈
体内缺铁，宝宝出生后也会贫血，并会影响到以后的智力和行为，导致儿童长得
慢、瘦小，而且是不可逆的。美国妇产科协会（ACOG）推荐孕中晚期孕妇额外补
充铁 27 mg/d，这些额外的铁可以帮助孕妇产生更多的血液，为胎儿提供氧气。
ω-3 脂肪酸可能是胎儿出生前后出现大脑发育的重要因素。为了从 ω-3 脂肪
酸中获得最大的益处，ACOG 同时推荐孕女性在怀孕前，怀孕期间和母乳喂养
前应每周至少吃两份鱼或贝类（240～360 g），建议孕妇和哺乳期妇女除了产前
维生素外，还需每天平均摄入至少 200 mg 二十二碳六烯酸（DHA）。

（二）母乳

出生后，大脑发育主要取决于儿童营养的质量。母乳被认为是婴儿营养的
最佳来源。大量证据表明，母乳含有多种生物活性剂，可以改变胃肠道和免疫系
统的功能以及大脑发育。美国儿科协会（AAP）、世界卫生组织（WHO）和联合
国儿童基金会（UNICEF）都建议母乳作为宝宝 6 个月内的唯一营养来源，引入
辅食后，继续母乳喂养至少至宝宝 1 岁。新近一些研究直接评估母乳喂养对大
脑发育和结构的影响。Herba 等采用颅超声波，与奶瓶（奶粉）喂养的婴儿相比，
母乳喂养的 2 个月婴儿具有较大的神经节细胞直径和头围和较小的脑室容量。
Kafouri 等人报道，较长的母乳喂养持续时间与青少年顶叶的皮质厚度呈正相
关，即使在调整相关混杂因素后，智力（韦氏智力量表）和更长时间的母乳喂养之
间存在关联。此外，既往研究也发现，母乳喂养不仅与青少年的智商（韦氏智力
量表）有关，而且与白质体积增加有关（男孩尤为明显）。

1. 乳糖

人们普遍认为，母乳的成分奇迹般地满足了婴儿的需要，并且它在培养健康
和聪明的婴儿方面发挥着重要作用。虽然母乳中的蛋白质、DHA 和抗体的保护
性质已被充分记录，但有一个组成部分往往被忽视和误解——乳糖。乳糖是母

乳中的主要碳水化合物。它提供了促进婴儿生长所需的卡路里,这也是使母乳喂养的婴儿茁壮成长的原因。母乳中的乳糖使其味道甘醇,而不是"甜"的乳糖,更适合宝宝的口感。乳糖对大脑发育很重要,乳糖是一种在母乳分解过程中产生的简单糖。这种糖在半乳糖脂的生产中是必不可少的,这有助于支持健康的大脑和神经组织的发育。对于婴儿来说,含有乳糖的牛奶可能是唯一容易获得的半乳糖来源,它参与大脑和神经系统的发育。除非有明确医学证据证明,否则永远不要怀疑婴儿患有乳糖不耐症。婴儿腹泻后,有时医生建议临时使用不含乳糖的配方奶粉。它们可能有助于解决这些胃肠道症状。但需明确的是,这些无乳糖配方通常仅作为短期的治疗措施。然而,长期使用不含乳糖的配方(不含半乳糖)对婴儿大脑发育的影响尚未得到充分研究。

2. 乳清蛋白

人乳含有两种蛋白质:乳清蛋白和酪蛋白。乳清蛋白是液体,极易消化。乳清还含有抗体、乳铁蛋白和溶菌酶,可以帮助宝宝抵抗感染和疾病。初乳中含有近90%的乳清蛋白和约10%的酪蛋白。成熟乳中含有约60%的乳清蛋白和40%的酪蛋白。随着时间的推移,乳清蛋白继续下降,直到哺乳期后乳清蛋白和酪蛋白的含量相同。配方奶含有较高比例的酪蛋白,婴幼儿消化就会更加困难。氨基酸是蛋白质的基本单位。当蛋白质在婴幼儿胃中消化时,会分解成氨基酸。母乳中含有20多种不同的氨基酸。其中,牛磺酸是母乳中的氨基酸之一。母乳中发现了大量的牛磺酸,而牛奶中根本没有发现牛磺酸的成分。研究表明,牛磺酸具有许多功能,包括与胆汁酸结合,并在脑和眼睛发育中起重要作用。

3. 脂肪(ω-3脂肪酸)

此外,母乳中含有较多的脂肪(含多不饱和脂肪酸)。儿童的饮食中需要高水平的脂肪,直到大约两岁脂肪约占其总热量的50%。母乳含有丰富的二十二碳六烯酸(DHA),DHA是髓鞘形成必需营养素。脑干听觉通路的髓鞘形成从妊娠第26周延续到出生后1年以后。

(三)不同营养素对脑发育的作用

1. ω-3脂肪酸

长链多不饱和脂肪酸(LC-PUFA)、二十二碳六烯酸(DHA)和花生四烯酸(ARA)在脑中呈现高水平,并在脑生长和神经递质的传递中起关键作用。在人脑的干重中,60%由脂质组成,其中20%是DHA和ARA,是大脑灰质中两种核心脂肪酸。产后婴儿饮食中的LC-PUFA(特别是DHA)影响执行功能和其他高级认知能力的发展,并对儿童的注意力和信息处理的发展产生长期影响。补充 DHA 的婴儿表现出更好的语言和沟通技能。并且越来越多的证据表明,计划、工作记忆和注意力控制等执行功能的早期发展受到 LC-PUFA 尤其是 DHA 的影响。一些研究发现,给予富含 DHA/ARA 配方奶的婴儿在 9～10 个月时的问题解决能力得到显著改善,母亲在怀孕和母乳喂养期间补充 DHA 的婴儿中也显示了类似的结果。在配方奶粉喂养婴儿的随访研究显示,在富含 DHA/ARA 配方奶粉组中儿童冲动性和注意力控制测试中表现更好,并显示 DHA 的剂量-反应关系。

2. 叶酸、胆碱和维生素 B_{12}

如叶酸一样,胆碱也在胎儿神经管的闭合中起作用。加利福尼亚州进行孕期食物调查问卷的研究发现,降低孕期膳食胆碱摄入量,儿童神经管缺陷的风险增加。一项汇总分析 48 例维生素 B_{12} 缺乏症的婴儿研究报告发现,这些婴儿出现低肌张力、不自主的肌肉运动、冷漠、脑萎缩和神经细胞的脱髓鞘,给予维生素 B_{12} 治疗后神经症状迅速改善,但这些婴儿中仍存在认知和语言发育方面的发育迟缓。

3. 维生素 A

维生素 A 系指视黄醇(retinol)及衍生物,属于脂溶性维生素。维生素 A 的主要功能是维持视觉、上皮细胞完整、调节糖蛋白合成和细胞分化。充足的维生素 A 状态是最佳生长和发育的关键。由于出生时肝脏储存非常有限,住院期间和住院后补充可能不足,早产儿特别是极度早产儿通常缺乏维生素 A。维生素 A 缺乏可能增加支气管肺发育不良(BPD,一种新生儿慢性肺病)、早产儿视网膜病变(ROP)和长期神经发育迟缓的风险。近年发现维生素 A 对学习记忆有影响,维生素 A 缺乏影响大脑发育及学习记忆。

4. 锌

锌缺乏可引起注意、活动、神经心理行为和运动神经发育方面的改变,进而影响认知发育。在动物水平已经发现锌在神经发生、神经元迁移、突触发生方面具有重要作用,缺锌可使脑 DNA 和蛋白质合成障碍,谷氨酸浓度降低,从而引起智能迟缓及认知不良。令人惊讶的是,孟加拉国一项对经济贫困的母亲进行的安慰剂对照随机试验发现,补锌母亲的婴儿在 13 月时贝利评分低于接受安慰剂的母亲所生婴儿。然而,当锌与铁同时补充时,表现出认知的改善。因此,需要进一步的研究来检验锌对大脑发育的长期益处。目前尚未明确锌缺乏对认知发育长期影响的确切机制、关键期、补充的有效剂量。

5. 铁

缺铁是发展中国家和发达国家最常见的营养素缺乏之一。2000—2001 年"中国儿童铁缺乏症流行病学调查"结果显示,我国 7 个月～7 岁儿童缺铁性贫血和铁缺乏的发生率分别为 7.8％和 40.3％,其中 7～12 月婴儿铁缺乏的发生率高达 65.2％。铁参与大脑的不同生化反应的酶系,包括:能量代谢的细胞色素 c 氧化酶系统,用于多巴胺受体合成的酪氨酸羟化酶,用于髓鞘形成的 δ 化酶系去饱和酶、脂肪酸合成和用于脑调节的核糖核苷酸还原酶。此外,铁通过改变树突生长来改变海马神经元的发育过程。新近发现,在处理熟悉和不熟悉的刺激信息过程中,缺铁性贫血对婴儿神经生理资源在注意力和认知记忆方面的分配起着不利的影响,若在生命早期发生缺铁,造成的损害可能是不可逆转的。

6. 碘

碘缺乏症是一个重要的全球公共卫生问题,尤其是在儿童和怀孕期间。众所周知,碘是合成甲状腺激素的主要原料,怀孕期间严重的碘缺乏可能导致儿童"克汀病",出现精神发育迟滞,言语和听力障碍,上运动神经元和锥体外系病变。甲状腺激素在神经发育和许多神经过程中起重要作用,包括神经元细胞分化、成熟和迁移,髓鞘形成,神经传递和突触可塑性。此外,在动物模型中,甲状腺功能减退症可改变神经发生和海马突触的发育和功能。钱等人对中国不同地区的土壤严重碘缺乏的研究进行了荟萃分析,发现生活在缺碘地区的子代与生活在富碘地区的子代相比,智商下降了 12.3 分。尽管碘补充剂对于碘缺乏的孕妇至关重要,但对于轻度碘缺乏症患者在怀孕期间补充碘的有效性尚无普遍共识。

7. 多种维生素和矿物质补充剂

尽管单独研究营养素很重要,但营养素的缺乏很少孤立地发生,饮食不足通常会导致多种微量营养素缺乏。此外,营养素彼此相互作用,不能独立发挥作用。2011 年的一项系统评价[秘鲁、中国台湾农村、坦桑尼亚(艾滋病毒感染的母亲)以及中国大陆农村、印度尼西亚和孟加拉国进行的六项关于多种微量营养素补充的试验]发现,在孕期给予营养不良的母亲多种维生素和矿物质补充可能对儿童大脑发育的某些方面产生积极影响。一项荟萃分析调查了 1970—2008 年在发达国家和发展中国家发表的 20 项随机对照试验,发现补充多种微量营养素的母亲,其子代出现更高的流体智力。但目前尚不明确高收入国家营养良好的母亲的子代认知发育是否会受益于多种微量营养素的补充。

（四）营养不良对生命早期脑发育的影响

大量证据表明,当出现中重度营养素缺乏时,大脑发育可能会受到影响,但轻重度的营养素缺乏,大脑发育可能不会受到明显影响(机体稳态机制和生活环境的补偿机制)。稳态机制保护了营养缺乏时胎儿大脑的发育。例如,在胎盘功能不全的情况下,当可获得的营养和氧气不足时,胎儿心排血量被重新分配,使血液流向周围组织减少,血液流向大脑、肾上腺和心脏增加。即使整体胎儿生长减慢,通过保证大脑的供血使大脑发育不受影响。营养不良对大脑结构的影响在动物模型中已得到广泛研究,营养不良影响大鼠的脑细胞数量、细胞迁移、髓鞘化、突触发生、海马形成和神经传递。与适于胎龄儿相比,胎儿宫内发育迟缓(IUGR)或小于胎龄儿(SGA)与认知发育迟缓和 IQ 评分降低 4～8 分相关。2011 年的一项综述认为,即使是轻微但持续的早年营养不良(即生命的前 2 年)营养不良也会对推理、视觉空间功能、智商、语言发展、注意力、学习和学业成就产生负面影响,而改善影响可以改善认知。大脑发育不足解释了为什么胎儿和婴儿营养不良的儿童经常遭受持续的行为和认知缺陷,包括语言和精细运动发育迟缓、智商降低和学校表现较差。

此外,合理添加固体食物也是保证婴幼儿营养均衡的关键。培养良好的饮食行为,避免挑食、偏食导致的营养素摄入不平衡也十分必要。

如果在神经发育所需的营养素需求很高的时期内(生命的前 1000 天)发生缺乏,更有可能损害大脑发育。各种营养素在特定神经发育过程必不可少,每个过程发生在不同脑区的不同重叠时间段。因此,特定营养素补充时间需要与特定神经发育过程相吻合。生命的前 1000 天越来越被视为终身身心健康奠定基础的敏感时期,为童年和成年期间认知、运动和社交情感技能的发育奠定了基础。人们越来越认识到,在整个敏感期内,大脑发育的改变会对认知和行为结果产生负面影响。大脑发育受到环境、遗传和营养因素的影响,营养是一种关键且易于改变的影响。怀孕和婴儿期的营养缺乏可能会影响整个儿童期和成年期的认知、行为和生产力。关注这一早期预防营养缺乏的时期可能会为个人和社会带来长期和广泛的益处。

（童梅玲）

参 考 文 献

[1] de Rooij SR, Wouters H, Yonker JE, et al. Prenatal undernutrition and cognitive function in late adulthood [J]. Proc Natl Acad Sci U S A, 2010, 107(39): 16881 - 16886.

[2] Blencowe H, Cousens S, Modell B, et al. Folic acid to reduce neonatal mortality from neural tube disorders [J]. Int J Epidemiol, 2010, 39(Suppl 1): i110 - i121.

[3] Herba CM, Roza S, Govaert P, et al. Breastfeeding and early brain development: the Generation R study [J]. Matern Child Nutr, 2013, 9(3): 332 - 349.

[4] Kafouri S, Kramer M, Leonard G, et al. Breastfeeding and brain structure in adolescence [J]. Int J Epidemiol, 2013, 42(1): 150 - 159.

[5] Isaacs EB, Fischl BR, Quinn BT, et al. Impact of breastmilk on intelligence quotient, brain size, and white matter development [J]. Pediatr Res, 2010, 67(4): 357 - 362.

[6] Willatts P. Effects of nutrition on the development of higher-order cognition [J]. Nestle Nutr Inst Workshop Ser, 2018, 89: 175 - 184.

[7] Dror DK, Allen LH. Effect of vitamin B_{12} deficiency on neurodevelopment in infants: Current knowledge and possible mechanisms [J]. Nutr Rev, 2008, 66(5): 250 - 255.

[8] Shah D, Sachdev HPS. Zinc deficiency in pregnancy and fetal outcome [J]. Nutr Rev, 2006, 64(1): 15 - 30.

[9] Black MM, Baqui AH, Zaman K, et al. Iron and zinc supplementation promote motor development and exploratory behaviour among Bangladeshi infants [J]. Am J Clin Nutr, 2004, 80(4): 903 - 910.

[10] Georgieff MK. Nutrition and the developing brain: nutrient priorities and measurement [J]. Am J Clin Nutr, 2007, 85, 614S - 620S.

[11] Gong J, Dong J, Wang Y, et al. Developmental iodine deficiency and hypothyroidism impair neural development, upregulate caveolin-1 and downregulate synaptophysin in rat hippocampus [J]. J Neuroendocrinol, 22(2), 129 - 139.

[12] Leung B, Wiens K, Kaplan B. Does prenatal micronutrient supplementation improve children's mental development? A systematic review [J]. BMC Pregnancy Childbirth, 2011, 11: 12.

[13] Eilander A, Gera T, Sachdev HS, et al. Multiple micronutrient supplementation for improving cognitive performance in children: systematic review of randomized controlled trials [J]. Am J Clin Nutr, 2010, 91(1), 115 - 130.

[14] Pallotto EK, Kilbride HW. Perinatal outcome and later implications of intrauterine

growth restriction [J]. Clin Obstet Gynecol，2006，49(2)：257 – 269.

[15] Laus MF，Braga Costa TM，Sousa Almeida S. Early postnatal protein-calorie malnutrition and cognition：are view of human and animal studies [J]. Int J Environ Res Public Health，2011，8(2)：590 – 612.

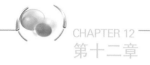

CHAPTER 12
第十二章

生命早期营养与免疫

学习目的

了解 疾病状态下免疫功能的改变。

熟悉 营养影响免疫功能的主要机制,免疫适宜的基本概念和内容。

掌握 影响免疫功能的主要营养物质,以及益生元、益生菌对肠道健康的意义。

免疫系统由免疫细胞、免疫相关细胞及其生产的免疫分子组成,经典免疫细胞包括固有免疫(吞噬细胞、树突状细胞、嗜酸性粒细胞、嗜碱性粒细胞和中性粒细胞)和获得性免疫(淋巴细胞)。免疫相关细胞种类繁多,如上皮细胞、内皮细胞、成骨细胞、破骨细胞等。经典免疫细胞在中央免疫器官(骨髓和胸腺)中发育成熟后,移行到周围免疫器官(淋巴结、肠道淋巴组织、肝、脾和扁桃体等)发挥免疫功能。正常的免疫功能包括识别自身、排除异己(抗感染和肿瘤)和维持自身稳定。免疫功能异常则引起多种多样免疫性疾病,如过敏性、炎症性、自身免疫性、感染性疾病等。近年发现代谢综合征(高血压、糖尿病、高脂血症、冠心病)也与免疫功能异常有关。

基因(内因)和环境因素(外因)都影响免疫功能。已经证实有300多个单基因突变引起近400种原发性免疫缺陷病;更多的免疫性疾病是由多基因突变(基因多态性)所致。无论单基因突变抑或基因多态性的临床表型均受环境因素影响。儿科医生应关注基因-环境-健康的关系,确保儿童的健康成长。影响免疫功能的环境因素极为广泛,包括感染、污染、生活习惯、气候、社会、职业、年龄、其他疾病、药物和营养等。其中营养素是生命早期最早和最重要的环境因素。

一、生命早期营养对免疫功能的影响

早期营养与免疫系统发育与成熟的关系得到广泛重视。近几年,大量的研究证实了早期营养对免疫系统的发育和功能发挥产生重大的影响。

（一）生命早期的免疫功能特点

胚胎时期的免疫系统发育受母体环境(包括母体营养)的影响,至妊娠晚期,免疫细胞发育已基本完成。但因缺乏环境因素(如抗原和营养素)的刺激,新生儿的免疫功能极为低下。生命早期免疫功能的第二个特征是为避免与母体发生免疫排斥反应,TH1 细胞功能较 TH2 细胞功能低下,形成 TH1/TH2 细胞功能不平衡。这是一种生理性现象,确保胎儿在宫内不被母体免疫反应排斥,是胎儿存活的基本条件。新生儿期免疫功能的这两个特点,导致新生儿期及婴儿早期易发生感染,一旦感染后易于扩散,容易发生过敏性疾病,如湿疹、牛奶蛋白过敏和喘息性疾病等。生后环境(反复感染、疫苗接种、营养物质供给等)的不断刺激,促使 TH1/TH2 细胞功能逐步达到平衡,总体免疫功能逐渐成长。

（二）营养素对免疫功能的影响

营养,特别是生命早期营养对免疫功能有关的基因功能表达甚为重要,直接影响新生儿期,甚至成年期免疫功能,成为近年关注的重点。以往认为营养素是免疫系统(包括免疫细胞和免疫分子)的物质基础,成为组成免疫系统的必需成分。近年发现,营养素不但是免疫系统的组成成分,而且具有免疫调节作用。适当的营养素供给,可以保持免疫系统的恒定,使其发挥正常的免疫功能,称为免疫适宜(immune fitness)。早期营养紊乱可导致终身免疫功能失调,引起慢性炎症和非感染性疾病(心血管疾病、糖尿病等)。

（三）宫内营养不良

系统回顾显示,宫内胎儿营养不良可使生后免疫反应低下,严重时可致胸腺萎缩,免疫细胞功能异常。研究表明,母体补充营养素,其婴儿预防接种(卡介苗、百白破、麻疹等)的抗体效应明显高于未补充营养素组。

（四）蛋白质-热能营养不良或过甚

蛋白质-热能营养不良导致广泛、严重地免疫功能损伤,引起胸腺萎缩,T 细胞、B 细胞、吞噬细胞、NK 细胞、补体活性下降,是引起婴幼儿严重感染和致死的重要原因。目前,蛋白质-热能营养不良在我国已经少见,而蛋白质-热能过度,特别是热能过剩(脂肪过多)影响免疫功能,造成慢性炎症,引起代谢综合征的报道日渐增多。近来的热点是热能过剩引起肥胖和轻度慢性炎症。脂肪细胞既属于内分泌细胞,也是免疫调节细胞。已知脂肪细胞分泌瘦素(leptin)、脂联素(adiponectin)、内脂素(visfatin)、抗素(resistin)、脂肪酶(adipsin)等。脂肪细胞产生多种因子,包括 IL - 1、IL - 4、IL - 6、IL - 10、血管内皮生长因子(VEGF)、转化生长因子- β(TGF - β)、血浆活化抑制因子- 1(PAI - 1)、血清淀粉样蛋白 A(SAA),也合成 C 反应蛋白(CRP)。肥胖患者脂肪细胞增殖,体积增大,分泌炎症性因子增加,是导致轻度慢性炎症的原因。肥胖和代谢综合征患者的脂肪细胞在前炎症因子的诱导下,产生 11β-羟巯基固醇脱氢酶 I 型,参与炎症反应,进一步加剧了慢性炎症,并可发生自身免疫性疾病。

(五) 微量营养素

微量营养素包括微量元素(铁、锌、硒、铜、镁)和维生素(A、B_1、B_2、B_6、B_{12}、C、D、E)。在发展中国家中,微量元素缺乏仍然普遍存在。微量营养素缺乏与蛋白质-热能营养不良的发生原因不同,后者常因食物匮乏、饥饿引起,而前者主要因婴儿喂养知识缺乏,不合理喂养所致。严重蛋白质-热能营养不良总是伴有多种微量营养素缺乏,从而加重免疫缺陷的程度。

目前我国微量元素缺乏仍然存在,尤以偏远农村地区多见,多数为亚临床性缺乏,无明显症状(如铁缺乏不伴有贫血,锌缺乏无皮肤损害,维生素 D 缺乏无明显佝偻病,维生素 A 缺乏无干眼症等),不易被发现,但已出现明显的免疫功能障碍。

近年发现锌、硒和维生素 D 具有免疫下调作用,成为潜在性感染和过敏性炎症的对抗剂。意大利儿科学会提出 1 岁内婴儿均应补充维生素 D。

(1) 维生素 D:具有双向免疫调节作用,增强中性粒细胞/巨噬细胞和 T 细胞趋化作用,降低病毒复制和毒力,抑制上皮细胞凋亡,增强抗体产生,促进病毒清除;同时通过抑制 STAT1,阻止炎症因子和趋化因子产生,减轻炎症性免疫病理。Meta 分析提示补充维生素 D 可降低呼吸道感染发生率。母体血清维生素 D 降低,子代易发生下呼吸道感染。5 276 例澳洲研究显示:婴儿维生素 D $\leqslant$ 50 nmol/L 时,易发生皮肤点刺食物(花生/鸡蛋)过敏原试验阳性,并易发生湿疹。

(2) 硒:通过硒蛋白发挥抗氧化、促进调节性 T 细胞活性和增强 Th1 细胞功能。硒蛋白通过调控环氧合酶(COX)和脂氧合酶(LOX)抑制前炎症因子类花生酸合成,下调炎症反应。补充硒可减轻全身炎症反应综合征,降低炎症性肠病(IBD)发生率和严重度。

(六)微生态制剂

益生菌、益生元、合生元和后生素等有利于肠道正常菌群的平衡,促进适当的免疫反应,增强肠道和全身性抗感染免疫力,抑制过敏免疫反应。影响婴儿肠道益生菌定植的因素包括分娩和喂养方式、抗生素使用、感染和营养,其中生命早期营养尤为重要。生命早期营养影响肠道微生态,进一步影响宿主终身免疫状态,是关系到是否发生代谢性疾病和自身免疫性疾病的重要因素。

1. 益生菌(probiotics)

研究表明,益生菌通过特定表位(病原体相关分子模式,PAMP)与巨噬细胞表明的 Tool 样受体(TLR)结合,诱导后者分泌 IL-10 和 TGFb,促进 T 调节性细胞分化,达到免疫适宜的效果。肠道菌群极为复杂,许多研究证明双歧杆菌/乳酸杆菌是生命早期的重要益生菌,具有双向免疫调节剂作用。临床研究表明,益生菌可预防/治疗生命早期过敏性疾病:食物过敏、异位性皮炎、过敏性鼻炎和哮喘。双歧杆菌/乳酸杆菌的种类繁多,目前正在对不同菌株的生物学功能进行研究,比如鼠李糖乳酸杆菌 GG 产物 p40,促进肠黏膜上皮细胞修复和抗炎,增加分泌型 IgA 和 Treg 细胞功能。

(1) 9 篇包括 1 425 例极低体重儿的 RCT Meta 分析显示,益生菌干预可减轻新生儿坏死性肠炎的症状和降低病死率,但并无预防效应。

(2) 亚太地区消化科专家收集全球资料,推荐鼠李糖乳酸杆菌 GG 用于预防和辅助治疗亚太地区儿童胃肠炎、肠道社区感染、抗生素相关性腹泻、婴儿肠痉挛、幽门螺杆菌感染和坏死性小肠结肠炎。

(3) 母妊期和出生后婴儿使用双歧杆菌 M-16V 和 BB53 可减少湿疹发生率和减少湿疹的药物治疗剂量。

(4) 32 篇双盲 RCT 研究的综合分析认为婴儿口服益生菌持续 3 个月,发生呼吸道感染的机会减少,症状也较轻。

2. 益生元(prebiotics)

寡聚糖等物质,不被宿主肠道分解,可被益生菌发酵利用,促进其增殖和定植。母乳喂养婴儿产生免疫适宜反应的原因之一是其中的低聚糖成分有益于双歧杆菌和乳酸杆菌在婴儿肠道增殖和定植。模拟母乳中低聚糖成分的短链低聚半乳糖/长链低聚果糖9:1(scGOS/lcFOS 9:1)具有更强的益生元效应。2015年世界变态反应组织(WAO)组织跨国儿科、过敏科、免疫科、基础研究者、儿童保健科多学科专家小组制订临床指南,推荐益生元用于配方奶和混合喂养的婴儿。

3. 合生元(synbiotics)

使用多种益生菌或将益生菌和益生元混合可能具有更好的抗感染、抗炎、抗过敏和免疫耐受作用。多中心双盲 RCT 发现添加合生元可降低婴儿喘息发生率;28 篇 RCT Meta 分析了 2 511 例,表明合生元可降低围术期感染。也有报道可降低极低体重儿(VLBW)坏死性小肠结肠炎发生率。益生元 scGOS/lcFOS 9:1 和双歧杆菌 M-16V 组成的合生元可降低婴儿哮喘和湿疹的发生率,随访至1岁时,合生元组的哮喘相关症状发生率更低,减少哮喘用药。过敏原特异性 IgE 水平在使用合生元的婴儿比对照组低。

4. 后生素(postbiotics)

后生素为益生菌的菌体的特定的部位和代谢产物或与宿主细胞相互作用的产物(微生物-宿主代谢轴)。

后生素的研究原于对益生菌是否能长期存活的疑虑。使用体外益生菌培养上清液也对机体有免疫调节作用,提示益生菌的生物学效应并非来自益生菌菌体,而是其菌体成分或代谢产物。

后生素分子的另一个优势是避免益生菌活菌对宿主入侵性损害的风险,成为潜在性治疗各种炎症性疾病的重要手段。

益生菌产物短链脂肪酸(SCFAs),包括乙酸、丁酸和丙酸的免疫调节作用尤为明显。动物实验证实 SCFAs 可调节免疫系统(包括免疫细胞和细胞因子)减轻炎症性疾病,如结肠炎、关节炎、痛风和肺炎。SCFA 促进免疫耐受性树突状细胞分化,可预防自身免疫性疾病(糖尿病)。

其他益生菌代谢物,如色氨酸上调 IL-22,可增强肠上皮细胞的黏膜屏障功能,抑制致病菌肠黏膜定植。又如牛磺酸、组胺和精氨通过炎症体依赖性宿主信息通路,改变肠道微生态。

(七) 其他营养素对免疫功能的影响

1. 核苷酸

核苷酸组成氨基酸、肽和蛋白质而发挥生理功能,一些单核苷酸具有生物学调节功能,包括调节免疫反应。虽然体内核苷酸的再利用是其主要来源,但外源性核苷酸(食物)对于免疫功能、肠道发育和修复具有重要意义。动物实验提示增添谷氨酰胺可使 IUGR 猪血清 IgG 和 IL-4 增高,IL-1 和 IL-8 降低,十二指肠液 IL-10 降低。母乳含有丰富的核苷酸,一般婴儿配方奶中的核苷酸含量明显低于母乳。临床研究表明,添加核苷酸的婴儿配方奶可明显增强抗体产生能力,可改善慢性腹泻、严重外伤、免疫功能低下、营养不良、反复感染等临床情况。Meta 分析发现添加核苷酸可增强流感嗜血杆菌、白喉毒素和灰髓炎病毒免疫接种的抗体效应。

2. 不饱和脂肪酸

长链不饱和脂肪酸 n-3 包括十五碳五烯酸(eicosapentaenoic,EPA)和二十二碳六烯酸(docosa hexaenoic acid,DHA),具有下调过度免疫反应的作用,主要为抑制 NK 细胞、降低迟发型过敏反应和 T 细胞功能,也有认为可增强淋巴细胞反应,拮抗花生四烯酸代谢物和产生消退素(resolvin),抑制炎症过程。食物中 n-3 脂肪酸含量不足,导致过敏性疾病的现象受到临床医生的关注。

29 例哮喘儿童补充鱼油,疗程 10 月,结果显示,血浆 EPA 明显升高,哮喘症状减轻,肺功能激发试验减轻。配方乳＋EPA/EPA＋DHA,降低 1 岁婴儿呼吸道和胃肠道感染发生率。

767 名跨国健康婴儿双盲 RCT 研究发现,观察添加 scGOS/lcFOS/长链不饱和脂肪酸婴儿的上呼吸道和肠道感染发生次数,结果显示添加组感染发现率明显减低。

(八)小结

合理的早期营养是调节免疫系统的重要因素,促进免疫适宜的形成。短期(婴儿和儿童时期)效果是增强抗感染和抗过敏能力,长期效应则是预防终身的慢性炎症和代谢性疾病。合理的早期营养是一个极为复杂的问题,我们至今知之甚少。由于营养成分数量巨大,影响因素盘根错节,给研究带来很大的困难,这需要临床各科、营养学、生物信息学、各种组学等多学科通力合作,开展大数据、长时间研究。这样的时代已经来临:"营养影响儿童免疫成熟的出生队列研究(NICE)"已在瑞典立项运行。

二、生命早期营养与免疫适宜

生命早期营养对人体健康的影响,特别是调控免疫功能广受重视。最初主要关注营养增强免疫反应(通俗讲提高免疫力)。近年更注意到营养物质除有促进抗感染免疫功能外,尚有抗炎症、过敏反应和免疫耐受的作用。营养素具有上调(增强)和下调(抑制)免疫功能。

（一）如何认识"免疫适宜"

2016 年使用"immune fitness"词条尚不能在全球权威检索系统中找到相关文献,2017 年仅 Pubmed 和 PMC 系统即可查阅到上万篇文献。与之相关的词条有免疫刺激(immune stimulation)和免疫增强(immune enhancement),与之相反的词条是免疫抑制(immune suppression)。免疫调节(immune regulation/immune modulation)则是免疫刺激、免疫增强和免疫抑制的总称。

为理解"immune fitness"的含义,不妨举例以下临床现象:流行病学研究发现一次 EV71 引起的手足口病流行,1 名有临床感染症状的病例,就有大约 100 例无临床症状的隐性感染者;10 万名感染者中,多为轻-中度,仅 1～4 例为重症病例或死亡。我们知道感染是宿主免疫反应和致病体相互作用的结果,如果同一致病体引起不同的临床结果,一定是宿主免疫反应的差异所致。适宜的免疫反应是既能消灭致病体,又不引起炎症反应(免疫病理)。在上述的现象中,隐性感染无疑是对宿主的最有利免疫反应,此即"免疫适宜"(immune fitness)。

免疫适宜这一新概念的重要意义在于再次强调:免疫系统除防御功能(抗微生物/肿瘤等)外,更重要的功能是维持宿主恒定。传统抗感染免疫主要考虑清除微生物,因而强调免疫增强效应。其实免疫反应是一把双刃剑:防御性免疫反应和炎症(免疫病理)。显然,过分增强的免疫反应将导致部分免疫细胞和免疫分子过度活化和免疫网络失平衡,引起严重的炎症。许多严重致死性感染的临床表型均为严重炎症反应,如冠状病毒引起的严重急性呼吸道综合征(SARS)、全身炎症反应综合征(SIRS)和 EB 病毒引起的噬血细胞淋巴组织细胞增殖(HLH)等。换言之,过度免疫应答引起的严重炎症反应可能是疾病的致死原因。按照新理念,使用免疫调节剂(包括食物及药物)的目的是:帮助宿主对付来自体内外各种刺激时,尽可能产生免疫适宜,包括免疫增强反应和免疫抑制效应,即双向调节。有人将此称为"免疫治疗"(immunotherapy),也可用"免疫自稳"(immune homeostasis)一词。免疫调节(增强或抑制)主要考虑的是影响免疫反应过程,而免疫适宜重点在免疫反应的终极效果。

（二）生命早期营养的免疫调节作用

1. 生命早期营养对免疫功能的影响

蛋白质、糖、脂肪以及微量营养素是构成免疫细胞和免疫分子的物质基础。

生命早期研究的重点是营养素缺乏,导致免疫功能降低,比如宫内营养不良和出生后蛋白质-热能营养不良患儿的抗感染能力低下,引起反复和严重感染,病死率明显增高。又如母乳含有丰富的核苷酸,一般婴儿配方奶中的核苷酸含量明显低于母乳,临床研究表明添加核苷酸的婴儿配方奶可明显增强抗体产生能力,减轻慢性腹泻,减少反复感染。

2. 营养素的双向免疫调节特点

近年发现,营养素通过表观遗传机制影响与免疫功能有关的基因表达,具有免疫调节效能,包括上调(免疫增强)效应和下调(免疫抑制)作用,从而营养素被认为是免疫调节剂。营养紊乱、免疫功能异常和疾病(包括感染和非感染)的关系广受关注,特别是早期生命营养紊乱引起的炎症反应。美国 NIH 于 2012 年成立国际炎症和营养项目政策制订和解释的循证研究项目(INSPIRE),其目的是为全球营养和食品的生产厂家制订指南。指南的制订者包括研究人员、临床医生;研究内容包括 5 个方面:①收集营养、免疫功能和炎症反应之间的相互关系;②评估营养对免疫功能和炎症的影响;③评估炎症和临床情况(急性和慢性)对营养的影响;④对现有的和新发现的炎症性生物标志物进行评估、解释和使用;⑤提出有关的新研究方向。其中尤为重要的是寻找营养调节免疫功能的生物学标志物,即免疫相关基因的功能产物(包括炎症因子)。

3. 营养素双向免疫调节的举例

已注意到许多营养素具有免疫双向调节作用,营养素缺乏或过量均可导致免疫功能失调。

流行病学资料显示,维生素 D(VD)不足或过都可致免疫性疾病,包括感染、过敏性和自身免疫性疾病。近来的兴趣集中于 VD 不足易发生婴儿食物过敏,且过敏原口服耐受常常失败的现象。VD 不足引起婴儿食物过敏的详细机制尚不完全清楚,已知 VD 通过激活抗原提呈细胞(APC)VD 受体,促进 APC 活化、增殖和分化。成熟的 APC 分泌细胞因子,引导 Th 细胞分化为相互平衡的各种亚群,发生 PIR 的结果是:抗原和过敏原被消除,诱导免疫耐受,维持机体恒定。VD 不足时,APC 成熟障碍,产生大量炎症因子,如 IL-4 和 IL-13,促使初始 Th 细胞向 Th2 极化,引起过敏原特异性 IgE 增高。

营养素具有抗感染和抗炎症双向免疫调节作用的另一个例子是微量营养素硒。20 世纪 30~60 年代我国发生地区性克山病爆发性流行,临床表现为急性爆发性心肌炎,多发生于婴儿期,病死率极高,存活者常遗留慢性肥大性心肌病。

经过大量流行病学、病毒学、感染学和营养学专家的协同研究,发现心肌组织中肠道病毒 CB3,患者生活地区土壤缺硒,食物(包括大米、水源等)中硒含量极低,导致患者血清硒水平低下。专家组推测:克山病是硒缺乏婴幼儿感染 CB3 引起的严重心肌炎。在流行区进行食物中添加硒的几年后该病消失,证实硒缺乏-病毒感染-严重心肌炎的关系。这一现象证实硒具有抗病毒和抗炎症作用,受到全球的重视。随后的研究表明硒具有抗病毒、寄生虫和细菌的作用;母体低硒状态常伴复发性流产、先兆子痫和宫内发育不良,妊娠早期适当补充硒可减少婴儿牛奶过敏的发生率和严重程度。补充硒可减轻全身炎症反应综合征,降低炎症性肠道疾病(IBD)发生率和严重程度。硒调节免疫功能的机制可能为通过硒蛋白发挥抗氧化、促进调节性 T 细胞活性和增强 Th1 细胞功能。硒蛋白也通过调控环氧合酶(COX)和脂氧合酶(LOX)抑制前炎症因子类花生酸合成,下调炎症反应。

(三) 益生菌/益生元是双向免疫调节剂

肠道共生菌有益于人体健康,与致病菌竞争黏附肠上皮细胞(定植)、分泌抗菌分子和 IgA,合成维生素 B_{12} 和维生素 K 等营养素,调节免疫功能等。越来越多的共生菌因其对人体健康有益,又称为益生菌(probiotics)。肠道益生菌的种类繁多,个体宿主肠道存在的益生菌差异极大,受年龄、生活习惯、饮食、抗生素使用等因素影响。这给益生菌的临床研究带来困难。近年采用二代测序和组学技术对比研究疾病患者和正常人群肠道菌群差异,试图发现新的益生菌及其预防和治疗疾病的机制。

1. 双歧杆菌/乳酸杆菌是新生儿期主要的肠道菌群

就生命早期而言,益生菌对宿主健康影响的研究相对简单一些,母乳喂养的新生儿出生后第一个月内肠道定植细菌主要为双歧杆菌,包括长双歧杆菌、短双歧杆菌(乳酸杆菌)、两歧双歧杆菌和链状双歧杆菌等,在断奶后才逐渐转换为成人的肠道菌群。新生儿肠道菌群定植也存在个体化,不利于双歧杆菌肠道定植的影响因素包括:早产儿、剖宫产、非母乳喂养、抗生素使用和基因等。

2. 双歧杆菌/乳酸杆菌是生命早期的双向免疫调节剂

动物实验和临床研究证实,双歧杆菌(包括乳酸杆菌)具有抗感染功能,抑制痢疾杆菌、沙门菌、幽门螺杆菌等致病菌。临床随机对照(RCT)提示分歧杆菌可缩短轮状病毒肠炎腹泻时间,减轻和缩短细菌性腹泻病程。乳酸杆菌可减轻幽门螺杆菌感染的症状,但不能根治。分歧杆菌预防和治疗生命早期过敏性疾病

（食物过敏、异位性皮炎和过敏性鼻炎）和哮喘的报道较多，但缺乏高质量 RCT。迄今的 Meta 分析仅证明围生期（妊妇和过敏性疾病的新生儿）使用多种分歧杆菌可减轻婴儿异位性皮炎症状，未证实分歧杆菌有预防和治疗其他过敏性疾病的效应。RCT 的结果多样性的原因较多，其中重要原因是分歧杆菌的菌株繁多，如乳酸杆菌就有鼠李糖乳杆菌、干酪乳杆菌、嗜乳酸杆菌等。不同菌株可能对不同人群及疾病有不同的反应。

3. 益生元在生命早期具有双向免疫调节作用

1) 益生元促进益生菌在婴儿期肠道定植

人乳喂养促进新生儿肠道分歧杆菌定植的事实，提示人乳成分在调节生命早期肠道菌群定植的重要性。研究证明人乳中小分子多聚糖不被人体肠道分解，但可被长分歧杆菌、短双歧杆菌等益生菌水解作为营养使用，促进其繁殖。这些小分子多聚糖被称为益生元（prebiotics），促进肠道益生菌定植。

2) 益生元 scGOS/lcFOS（9∶1）促进分歧杆菌在新生儿肠道定植

进一步研究发现，人乳小分子多聚糖主要为短链低聚半乳糖（short-chain galacto-oligosaccharides，scGOS）和长链多聚果糖（long-chain fructo-oligosaccharides，lcGOS）在人乳中的成分比为 9∶1。体内外试验也证实 scGOS/lcFOS 可促进分歧杆菌增殖，鼓励非母乳喂养者应增添益生元 scGOS/lcFOS（9∶1）。

3) 益生元 scGOS/lcFOS（9∶1）预防和治疗生命早期感染、过敏和炎症性疾病

75 例极低出生体重儿（VLBW）RCT 研究发现，坏死性肠结肠炎（NEC）的发生率在补充益生元 scGOS/lcFOS 组较对照组为低，住院时间也明显缩短。2015 年世界变态反应组织（the World Allergy Organization，WAO）组织跨国儿科、过敏科、免疫科、基础研究者、儿童保健科多学科专家小组，以复习 RCT 文献为主，结合收集患家意见，对益生元预防婴儿过敏性疾病进行循证研究，制订了临床指南。该指南推荐：益生元用于配方奶和混合喂养的婴儿；母乳喂养的婴儿和哺乳期妇女不需要补充益生元。指南同时指出：现有的推荐是有条件的，其循证级别很低。WAO 的推荐是便于患儿父母、临床医生和其他妇幼工作者在临床实践中是否使用益生菌预防过敏性疾病做出决定。

4) 益生元/益生菌与肠道黏膜免疫系统相互作用机制

益生元 scGOS/lcFOS（9∶1）促进肠道分歧杆菌（包括乳酸杆菌）增殖。分歧杆菌和致病菌竞争性与肠道黏膜树突状细胞（DC）接触定植，分歧杆菌的分子表位（属于微生物相关分子模式，MAMPS）与 DC 的 Tool 样受体 2（TLR2）、

TLR9 和 CD103 分子结合,释放抗炎因子(IL-10,TGFβ),诱导初始 Th 细胞向 Th1 和 Treg 细胞极化,促进抗感染、抗炎症和免疫耐受。与之相反,致病菌的分子表位(致病体相关分子模式,PAMPS)与 DC 的 TLR4 结合,诱导初始 Th 细胞向 Th2 和 Th17 细胞极化,将产生前炎症因子(TNFα,IL-1β,IL-6,IL-8,IL-15),促进过敏性和炎症性疾病。

4. 合生元的临床意义

从理论上讲,使用多种益生菌或将益生菌和益生元混合(合生元,synbiotics),可能具有更好的抗感染、抗炎、抗过敏和免疫耐受作用。使用合生元(嗜酸乳酸菌 Rosell-52,婴儿双歧杆菌 Rosell-33,两歧双歧杆菌 Rosell-71 和益生元)可减少 3～6 月婴儿喘息发生率和严重程度。对 90 例 7 月内过敏性皮炎婴儿进行多中心、双盲 RCT 研究,随访时间一年,发现添加合生元(短双歧杆菌 16V＋scGOS/lcFOS)组的喘息发生率较对照组低,使用哮喘药物的概率也较少。28 篇 RCT Meta 分析 2 511 例接受手术者,表明合生元可降低围术期感染。合生元也可降 VLBW 坏死性肠结肠炎发生率。益生元、益生菌、合生元 3 种临床效果比较的研究尚无循证依据表明哪一种更好,有待进一步研究。

5. 生命早期补充益生菌/益生元对生命后期的影响

许多研究显示,早期营养障碍引起后期成人疾病,特别是非感染性疾病的重要机制是免疫功能紊乱,表现为轻度慢性炎症反应。至今尚无资料证实生命早期补充益生菌/益生元可影响生命后期的免疫功能。临床研究结果显示年长儿和成年哮喘患者使用益生菌/益生元制剂并不能预防哮喘急性发作。

(四)小结

(1)"immune fitness"的含义是免疫自稳,对各种不良刺激做出最有利于宿主的免疫反应,即能达到清除不利因素的目的,又不发生或仅有轻微的免疫损伤。

(2)多种营养素是双向免疫调节剂,有一定预防和治疗生命早期感染、过敏、炎症性疾病的作用,促进免疫耐受。

(3)益生菌/益生元(scGOS/lcFOS 9∶1)/合生元在生命早期具有双向免疫调节作用,已用于临床疾病的预防和治疗,应进一步深入研究。目前尚无循证资料证明益生菌/益生元对生命后期的健康有影响。

(杨锡强)

参考文献

［1］ 杨锡强.儿童免疫学[M].北京：人民卫生出版社，2001.

［2］ Canani RB，Costanzo MD，Leone L，et al. Epigenetic mechanisms elicited by nutrition in early life [J]. Nutr Res Rev，2011，24(2)：198－205.

［3］ Ordovas JM，Shen J. Gene-environment interactions and susceptibility to metabolic syndrome and other chronic diseases [J]. J Periodontol，2008，79(8 Suppl)：1508－1513.

［4］ 杨锡强.疾病基因型-表型知识应进入儿科医师的视野[J].中华儿科杂志，2013，51(9)：641－644.

［5］ 杨锡强.生命早期营养与抗感染免疫[J].中华妇幼临床医学杂志(电子版)，2013，9(2)：117－120.

［6］ Prentice S. They are what you eat：can nutritional factors during gestation and early infancy modulate the neonatal immune response [J]. Front Immunol，2017，8：1641.

［7］ Ygberg S，Nilsson A. The developing immune system — from foetus to toddler [J]. Acta Paediatr，2012，101(2)：120－127.

［8］ Pc C. Feeding the immune system [J]. Proc Nutr Soc. 2013；72(3)：299－309.

［9］ Masilamani M，Wei J，Sampson HA. Regulation of the immune response by soybean isoflavones [J]. Immunol Res，2012，54(1－3)：95－110.

［10］ 杨锡强.生命早期营养助力健康未来，生命早期营养与"Immune Fitness"[C].北京：中国营养学会第十三届全国营养科学大会暨全球华人营养科学家大会，2017.

［11］ Palmer DB. Nutritional programming effects on theimmune system [J]. Methods Mol Biol，2018，1735：311－319.

［12］ Tröger B，Müller T，Faust K，et al. Intrauterine growth restriction and the innate immune system in preterm infants of ≤32 weeks gestation [J]. Neonatology，2013，103(3)：199－204.

［13］ Obanewa O，Newell ML. Maternal nutritional status during pregnancy and infant immune response to routine childhood vaccinations [J]. Future Virol，2017，12(9)：525－536.

［14］ Marcos A，Nova E，Montero A. Changes in the immune system are conditioned by nutrition [J]. Eur J Clin Nutr，2003，57(Suppl 1)：S66－S69.

［15］ Chandra RK，Kumari S. Nutrition and immunity：an overview [J]. J Nutr，1994，124(8 Suppl)：1433S－1435S.

［16］ Alwarawrah Y，Kiernan K，MacIver NJ. Changes in nutritional status impact immune cell metabolism and function [J]. Front Immunol，2018，9：1055.

[17] Wang T，He C. Pro-inflammatory cytokines：The link between obesity and osteoarthritis[J]. Cytokine Growth Factor Rev，2018,44:38 - 50.

[18] Esteves CL，Kelly V，Breton A，et al. Proinflammatory cytokine induction of 11β-hydroxysteroid dehydrogenase type 1(11β-HSD1) in human adipocytes is mediated by MEK，C/EBPβ，and NF-κB/RelA [J]. J Clin Endocrinol Metab，2014,99(1)：E160 - 168.

[19] Feng XB，Yang XQ，Shen J，et al. Influence of iron deficiency on serum IgG subclass and pneumococcal polysaccharides specific IgG subclass antibody [J]. Chin Med J (Engl)，1994,107(11)：813 - 816.

[20] 曾柏锦，钱幼琼，郑德元，等. 营养不良及低血锌患儿 IgG 亚类缺陷及 T 细胞亚群改变[J]. 中华儿科杂志,1991,29(1)：11 - 14.

[21] Colotta F，Jansson B，Bonelli F. Modulation of inflammatory and immune responses by vitamin D [J]. J Autoimmun，2017,85：78 - 97.

[22] Saggese G，Vierucci F，Prodam F，et al. Vitamin D in pediatric age：consensus of the Italian Pediatric Society and the Italian Society of Preventive and Social Pediatrics，jointly with the Italian Federation of Pediatricians [J]. Ital J Pediatr，2018,44(1)：51.

[23] Greiller CL，Martineau AR，et al. Modulation of the immune response to respiratory viruses by vitamin D [J]. Nutrients，2015,7(6)：4240 - 4270.

[24] Bergman P，Lindh AU，Björkhem-Bergman L，et al. Vitamin D and respiratory tract infections：a systematic review and meta-analysis of randomized controlled trials [J]. PLoS One，2013,8(6)：e65835.

[25] Dinlen N，Zenciroglu A，Beken S，et al. Association of vitamin D deficiency with acute lower respiratory tract infections in newborns [J]. J Matern Fetal Neonatal Med，2016,29(6)：928 - 932.

[26] Allen KJ，Koplin JJ，Ponsonby AL，et al. Vitamin D insufficiency is associated with challenge-proven food allergy in infants [J]. J Allergy Clin Immunol，2013，131(4)：1109 - 1116.

[27] Wang N，Tan HY，Li S，et al. Supplementation of micronutrient selenium in metabolic diseases：its role as an antioxidant [J]. Oxid Med Cell Longev，2017，2017：74785223.

[28] 邵洁. 肠道菌群与食物过敏[J]. 妇幼营养学术前沿 10 周年特辑. 2017,132 - 134.

[29] Davis EC，Wang M，Donovan SM. The role of early life nutrition in the establishment of gastrointestinal microbial composition and function [J]. Gut Microbes，2017,8(2)：143 - 171.

[30] Zhou X，Du L，Shi R，et al. Early-life food nutrition, microbiota maturation and

immune development shape life-long health [J]. Crit Rev Food Sci Nutr，2018,6：1 - 9.

[31] 赵晓东.原发性免疫缺陷病：精准医学的典型适应证[J].中国实用儿科杂志,2017,7：7 - 9.

[32] Shen X，Liu L，Peek RM，et al. Supplementation of p40, a Lactobacillus rhamnosus GG-derived protein，in early life promotes epidermal growth factor receptor-dependent intestinal development and long-term health outcomes [J]. Mucosal Immunol，2018,11(5)：1316 - 1328.

[33] Sun J，Marwah G，Westgarth M，et al. Effects of probiotics on necrotizing enterocolitis，sepsis，intraventricular hemorrhage，mortality，length of hospital stay，and weight gain in very preterm infants：a meta-analysis [J]. Adv Nutr，2017,8(5)：749 - 763.

[34] Cameron D，Hock QS，Kadim M，et al. Probiotics for gastrointestinal disorders：Proposed recommendations for children of the Asia-Pacific region [J]. World J Gastroenterol，2017,23(45)：7952 - 7964.

[35] Akelma AZ，Biten AA. Probiotics and infantile atopic eczema [J]. Pediatric Health Med Ther，2015,6：147 - 151.

[36] Wang Y，Li X，Ge T，et al. Probiotics for prevention and treatment of respiratory tract infections in children：A systematic review and meta-analysis of randomized controlled trials [J]. Medicine (Baltimore)，2016,95(31)：e4509.

[37] Ayechu-Muruzabal V，van Stigt AH，Mank M. Diversity of human milk oligosaccharides and effects on early life immune development [J]. Front Pediatr，2018,10(6)：239.

[38] Xiao L，Van't Land B，van de Worp WRPH. Early-life nutritional factors and mucosal immunity in the development of autoimmune diabetes [J]. Front Immunol，2017,8：1219.

[39] Harsch IA，Konturek PC. The role of gut microbiota in obesity and type 2 and type 1 diabetes mellitus：new insights into "old" diseases [J]. Med Sci (Basel)，2018,6(2)：E32.

[40] Vieira A，Fukumori C，Ferreira CM. New insights into therapeutic strategies for gut microbiota modulation in inflammatory diseases [J]. Clin Transl Immunology，2016,5(6)：e87.

[41] Gutiérrez-Castrellón P，Mora-Magaña I，Díaz-García L，et al. Immune response to nucleotide-supplemented infant formulae：systematic review and meta-analysis [J]. Br J Nutr，2007,98(Suppl. 1)：S64 - S67.

[42] Hess JR，Greenberg NA. The role of nucleotides in the immune and gastrointestinal

systems: potential clinical applications [J]. Nutr Clin Pract, 2012,27(2): 281 - 294.

[43] Maskrey BH, Megson IL, Rossi AG, et al. Emerging importance ofomega-3 fatty acids in the innate immune response: molecular mechanisms and lipidomic strategies for their analysis [J]. Mol Nutr Food Res, 2013,57(8): 1390 - 1400.

[44] Yang H, Xun P, He K. Fish and fish oil intake in relation to risk of asthma: a systematic review and meta-analysis [J]. PLoS One, 2013,8(11): e80048.

[45] Lapillonne A, Pastor N, Zhuang W, et al. Infants fed formula with added long chain polyunsaturated fatty acids have reduced incidence of respiratory illnesses and diarrhea during the first year of life [J]. BMC Pediatr, 2014,14: 168.

[46] Chatchatee P, Lee WS, Carrilho E, et al. Effects of growing-up milk supplemented with prebiotics and LCPUFAs on infections in young children. J Pediatr Gastroenterol Nutr. 2014;58(4): 428 - 37.

[47] Barman M, Murray F, Bernardi AI, et al. Nutritional impact on Immunological maturation during Childhood in relation to the Environment (NICE): a prospective birth cohort in northern Sweden [J]. BMJ Open, 2018,8(10): e022013.

[48] Liu SL, Pan H, Liu P, et al. Comparative epidemiology and virology of fatal and nonfatal cases of hand, foot and mouth disease in main land China from 2008 to 2014 [J]. Rev Med Virol, 2015,25(2): 115 - 128.

[49] 杨锡强. 对"抗感染免疫增强剂"的再认识[J]. 中国实用儿科杂志, 2013,28(3): 161 - 163.

[50] Hess JR, Greenberg NA. The role of nucleotidesin the immune and gastrointestinal systems: potential clinical applications [J]. Nutr Clin Pract, 2012,27(2): 281 - 294.

[51] Raiten DJ, Sakr Ashour FA, Ross AC, et al. Inflammation and Nutritional Science for Programs/Policies and Interpretation of Research Evidence (INSPIRE) [J]. J Nutr, 2015,145(5): 1039S - 1108S.

[52] Suaini NH, Zhang Y, Vuillermin PJ, et al. Immune modulation by vitamin D and its relevance to food allergy [J]. Nutrients, 2015,7(8): 6088 - 6108.

[53] 杨锡强. 微量营养素硒对免疫功能的影响[J]. 妇幼营养学术前沿, 2014,1: 5 - 11.

[54] Nauta AJ, Ben Amor K, Knol J, et al. Relevance of pre - and postnatal nutrition to development and interplay between the microbiota and metabolic [J]. Am J Clin Nutr, 2013,98(2): 586S - 593S.

[55] Smilowitz JT, Lebrilla CB, Mills DA, et al. Breast milk oligosaccharides: structure-function relationships in the neonate [J]. Annu Rev Nutr, 2014,34: 143 - 169.

［56］ Denkel LA，Schwab F，Garten L，et al. Protective effect of dual-strain probiotics in preterm infants：a multi-center time series analysis［J］. PLoS One，2016，11 (6)：e0158136.

［57］ Makino H，Kushiro A，Ishikawa E，et al. Mother-to-infant transmission of intestinal bifidobacterial strains has an impact on the early development of vaginally delivered infant's microbiota［J］. PLoS One，2013，8(11)：e78331.

［58］ Guaraldi F，Salvatori G. Effect of breast and formula feeding on gut microbiota shaping in newborns［J］. Front Cell Infect Microbiol，2012，2：94.

［59］ 刘崇海，杨锡强，刘春花，等. 变应性气道反应与抗生素诱导的肠道菌群失调关系研究［J］. 中华儿科杂志，2007，45(6)：450－455.

［60］ Fiocchi A，Burks W，Bahna SL，et al. Clinical Use of Probiotics in Pediatric Allergy (CUPPA)：A World Allergy Organization Position Paper［J］. World Allergy Organ J，2012，5(11)：148－167.

［61］ Sangwan V，Tomar SK，Singh RR，et al. Galactooligosaccharides：novel components of designer foods［J］. J Food Sci，2011，76(4)：R103－R111.

［62］ Vandenplas Y，De Greef E，Veereman G. Prebiotics in infant formula［J］. Gut Microbes，2014，5(6)：681－687.

［63］ Armanian AM，Sadeghnia A，Hoseinzadeh M，et al. The effect of neutral oligosaccharides on reducing the incidence of necrotizing enterocolitis in preterm infants：arandomized clinical trial［J］. Int J Prev Med，2014，5(11)：1387－1395.

［64］ Cuello-Garcia CA，Fiocchi A，Pawankar R，et al. World Allergy Organization-McMaster University Guidelines for Allergic Disease Prevention (GLAD-P)：Prebiotics［J］. World Allergy Organ J，2016，9：10.

［65］ de Kivit S，Tobin MC，Forsyth CB，et al. Regulation of intestinal immune responses through TLR Aactivation：implications for pro- and prebiotics［J］. Front Immunol，2014，5：60.

［66］ Hendaus MA，Jomha FA，Ehlayel M，et al. Allergic diseases among children：nutritional prevention and intervention［J］. Ther Clin Risk Manag，2016，12：361－372.

［67］ Stojkovic A，Simovic A，Bogdanovic Z，et al. Clinical trial/experimental study (consort compliant)：optimal time period to achieve the effects on synbiotic-controlled wheezing and respiratory infections in young children［J］. Srp Arh Celok Lek，2016，144(1－2)：38－45.

［68］ van der Aa LB，van Aalderen WM，Heymans HS，et al. Synbiotics prevent asthma-like symptoms in infants with atopicdermatitis［J］. Allergy，2011，66(2)：170－177.

[69] Johnson-Henry KC，Abrahamsson TR，Wu RY，et al. Probiotics，prebiotics，and synbiotics for the prevention of necrotizing enterocolitis [J]. Adv Nutr，2016,7(5)：928 - 937.

[70] Amarasekera M，Prescott SL，Palmer DJ. Nutrition inearlylife，immune-programming and allergies：the role of epigenetics [J]. Asian Pac J Allergy Immunol，2013,31(3)：175 - 182.

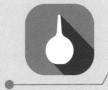

第三篇　特殊状况下的营养

- 早产儿及部分特殊情况的营养管理
- 生命早期 1000 天过敏预防和治疗
- 腹泻病的诊断及营养治疗
- 婴幼儿功能性胃肠病的管理
- 小儿围手术期的营养支持
- 婴幼儿营养不良
- 先天性心脏病患儿围手术期营养支持
- 住院患儿营养不良筛查和评定
- 婴儿胆汁淤积性肝病的营养管理

第十三章

早产儿及部分特殊情况的营养管理

了解 超低出生体重儿的营养问题;早产儿6个月内追赶生长面临的状况;早产儿疾病状况下营养问题产生的原因。

熟悉 超低出生体重儿肠外营养支持的原则;早产儿6个月内追赶生长的评价原则和影响因素;疾病状况下营养问题的各种表现。

掌握 超低出生体重儿的肠内营养管理方法;早产儿6个月内追赶生长的营养管理方法;早产儿营养支持策略及方法,疾病状况下早期营养干预,严重营养问题发生时的治疗。

随着医疗技术的提高,早产儿的救治成活率逐年升高。早期营养状况影响早产儿生长、疾病转归以及今后的神经系统发育,并且与成人期的重大疾病发生相关。如何达到早产儿最佳的营养状态和理想的生长是大家常常面临的挑战。早产儿营养支持首选经胃肠道喂养。在无胃肠道喂养禁忌证的情况下,按目前国内外推荐的营养指南开始喂养。对于出生体重及胎龄较小的早产儿及患病早产儿,在情况允许的条件下,采用积极的早期微量喂养策略;按喂养耐受性增加喂养量;首选母乳喂养,次选捐赠母乳,随后选择早产儿配方奶。对于需要较严格限制液体入量的患病早产儿,则在喂养耐受、喂养物渗透压安全、喂养成分合理的情况下,酌情选用能量密度较高的奶类喂养,包括使用母乳强化剂及特殊强化的早产儿配方奶。出生体重及胎龄较小的早产儿,生后早期经胃肠道喂养量

不足,需要积极的肠道外营养作为补充,为其生长及疾病恢复奠定基础。因病存在喂养禁忌证时,根据肠道外营养指南尽早进行积极的肠道外营养支持,给予恰当的宏量营养素及微量营养素,对疾病恢复、体格生长非常重要。禁食时间根据所患疾病的病因及病情决定。

一、早产儿的营养管理

(一)早产儿面临的营养问题

早产儿由于各器官功能不成熟,以及出生后存在的疾病打击,同时面临住院期间的各种治疗干预,因此易出现营养摄入不足的问题。早产儿一般情况稳定后,还存在追赶生长的需要且追赶生长还将持续至出院后相当长的时间,通常对营养的需求较普通足月新生儿更高。然而,早产儿的消化吸收和代谢功能相对有限,在疾病情况下更容易发生胃肠道功能障碍,严重影响疾病恢复和生长发育,且易影响大脑细胞发育,不利于远期神经预后的改善。

(二)早产儿营养管理的目标

美国儿科学会(AAP)、欧洲儿科胃肠肝病和营养学会(ESPGAN)以及《中华儿科杂志》编辑委员会、中华医学会儿科学分会新生儿学组、中华医学会儿科学分会儿童保健学组共同制订的早产/低出生体重儿喂养建议均提出早产/低出生体重儿的营养管理目标是为了满足其出生后获得与宫内相同胎龄胎儿相似的体质结构,而不仅仅是达到相同的体重增长速度,应同时满足生长发育需求并预防营养不良、有利于促进各组织器官成熟并保证神经系统发育,最终有利于远期生命健康。

(三)早产儿肠外营养支持的原则

早产儿出生第 1 天 PN 提供的热量应不低于 45～55 kcal/kg 以满足最低能量需求,恢复期热量为 90～120 kcal/(kg·d)(1 kcal＝4.184 kJ),该热量的供应对于保证出生体重小于 1 500 g 的极低出生体重儿(very low birth weight infant,VLBWI)瘦体重的增长接近宫内增长速率十分重要,同时推荐早产儿生后第 1 天就应该给予氨基酸,补充量至少 1.5 g/(kg·d)以达到合成代谢需求,早产儿生后 2 天起肠外营养中氨基酸供给量应达到 2.5～3.5 g/(kg·d),并保证非蛋白能量摄入＞65 kcal/(kg·d)和充足的微量营养素,早产儿肠外营养氨基酸的供给量不应高于 3.5 g/(kg·d)。恢复期早产儿能量需求的分配如表 13－1 所示。为早产儿提供足量的蛋白质供应以提供足够的氮贮存,对其生长追赶、体成分结构、远期的体格和智力发育,都有重要的意义。中国新生儿营养支持临床应用指南针对不同出生体重早产儿在不同日龄时的每日液体需要量做出了规范建议(见表 13-2),并推荐早产儿的蛋白质/能量比值为 1 g:30 kcal。中国新生儿营养支持临床应用指南推荐生后 24 h 内即可应用氨基酸肠外营养(肾功能不全的例外),从 1.5~2.0 g/(kg·d)开始逐渐增加至 3.5~4.0 g/(kg·d),氮:非蛋白热量=1 g:100~200 kal,并推荐选用小儿专用氨基酸。

表 13-1 恢复期早产儿能量需求分配表

组成	kcal/(kg·d)	组成	kcal/(kg·d)
静息能量消耗	50	粪便丢失(摄入的 10%)	12
间歇性活动(静息的 30%)	15	生长所需	25
偶尔的寒冷窘迫(体温调节)	10	合计	120
喂养的热效应(合成)	8		

表 13-2 早产/低出生体重儿每天液体需要量[ml/(kg·d)]

出生体重(g)	第1天	第2天	第3~6天	>7天
<750	100~140	120~160	140~200	140~160
750~1 000	100~120	100~140	130~180	140~160
1 000~1 500	80~100	100~120	120~160	150
>1 500	60~80	80~120	120~160	150

(四)关于早产儿追赶生长

随着围产新生儿医学的迅速发展,早产儿的存活率得到极大提高,与此同时,提高早产儿的远期发育和生存质量变得尤为重要。早产儿由于累积性的能量不足以及蛋白和矿物质的缺失,出生后早期大多会出现比普通新生儿生理性体重下降程度更大的体重减轻,体重下降幅度可达到出生体重(birth weight, BW)的 10%~15%,超低出生体重儿(extremely low birth weight infant, ELBWI)可达 20%,但一般情况下大部分早产儿可以在出生后 8~24 天恢复至 BW,并开始追赶性生长,追赶生长可持续至 2~3 岁。追赶性生长是指在生长发育过程中,去除某些导致生长迟缓的病理因素,如营养不良或疾病等后出现生长加速的过程。追赶生长主要发生在纠正胎龄 6 个月之前。需要强调的是,早产儿成年后较足月儿出生的成年人矮小并不是早产儿必须进行追赶生长的理由，追赶性生长亦有引起相关代谢性疾病的风险。尽管早已发现追赶性生长这一现象，但至今对其影响因素、进行营养干预的敏感期以及如何实现最适宜的追赶性生长的问题尚未得出统一结论。极低出生体重儿（very low birth weight infants，VLBW）及 ELBWI 的喂养目标是尽早开始母乳肠内营养，可以有助于尽快达到全肠内营养，使婴儿获得最佳的营养和生长，并避免喂养过快导致的不良反应，不强调过快的追赶生长。如何在早产儿出院早期给予相应的营养支持，尽快、适当地弥补其住院期间能量、蛋白质的累积缺失，满足"机会窗"期间追赶性生长的需求，减少出院后 EUGR 的发生率，同时避免过度热量供给造成远期代谢综合征性疾病发生的风险，才是新生儿医学对于早产儿营养管理方面应该关注的重点。

（五）关于早产儿胆汁淤滞问题

新生儿胆汁淤积是指出生时就存在和（或）出生后几个月内发生的胆汁淤积性肝病，在血清学上定义为血液中胆汁成分聚积，最常表现为新生儿期结合型高胆红素血症，常见的原因为胆道阻塞、感染、代谢/遗传性疾病、中毒、同种免疫性疾病。通常在发现新生儿结合型高胆红素血症时就应对婴儿进行评估，以避免延误诊断。尽管导致新生儿胆汁淤积症的病因较多，但临床缺乏特异性诊断试验。对于足月儿，新生儿胆汁淤积的最常见原因为胆道闭锁（占 25%～40%）和罕见遗传病（占 25%）。

先天性胆道闭锁患儿临床常表现为巩膜黄染和（或）黄疸、肝脾肿大和大便颜色变浅或白陶土样大便。实验室检查通常显示胆红素升高、血清氨基转移酶升高，以及 γ 谷氨酰转肽酶不成比例地升高。对于早产儿，胆汁淤积的最常见原因为全肠外营养（total parenteral nutrition，TPN）或脓毒症。静脉营养导致胆汁淤积（parenteral nutrition-associated cholestasis，PNAC）是 1971 年 Peden 等首次报道的，早产儿 PNAC 发生增加表明肝脏功能损害可能与新生儿肝脏发育不成熟相关。与足月儿相比，早产儿总胆盐池偏小，并且肝摄取和合成胆盐减少，并且肠肝循环减少。硫化是毒性胆盐（石胆酸）溶解的重要步骤，但是在胎儿和新生儿这种作用是缺乏的。因此可能早产儿的肝脏和胆管系统更加容易受到石胆酸或其他毒性胆酸盐的破坏。根据 UpToDate 推荐，对于新生儿胆汁淤积症，不常规推荐行内镜下逆行胰胆管造影。早产儿胆汁淤积的处理原则是治疗原发病，纠正脓毒症，尽量减少全肠外营养，尽早达到全肠内营养。

二、超低出生体重儿的营养管理

（一）超低出生体重儿营养管理面临的问题

目前中国 NICU 中 ELBWI 早产儿 EUGR 的比例高于国外。极低出生体重儿（VLBW）及 ELBWI 的喂养目标是：尽早开始母乳肠内营养，可以有助于尽快达到全肠内营养，使婴儿获得最佳的营养和生长，并避免喂养过快导致的不良反应，不强调过快的追赶生长。

对于 NICU 住院的超低出生体重儿，尽管医护人员都知道 ELBWI 的营养管理问题是新生儿医学不容忽视的重要问题，但是医护人员往往将关注点过多地集中在患儿出生后的呼吸、循环、神经、感染、颅内出血等重症疾病的管理上，而对营养管理的关注常发生滞后，最常见的问题就是延迟开奶、不能以母乳开奶而代之以糖水或配方奶、担忧胃肠耐受问题而频繁禁食或延缓肠内营养的递增速度，因此在临床上患儿往往发生以下两种情况：①患儿的肠内肠外营养量大大低于各种营养指南的数值要求，尤其是热量和蛋白质的供给；②出生后的生长发育迟滞（extra-uterine growth retardation，EUGR）。NICU 住院的超低出生体重儿往往由于各器官系统过于不成熟，而出生后早期的主要救治目的是维持生命体征的稳定、确保患儿存活，因此即使是无胃肠道禁忌证，在生后第 1 日龄即开始肠内营养，但由于肠内摄入量远远不能满足患儿当日的液体需要量，常常需要肠外营养（parenteral nutritions，PN）的支持，而 ELBWI 在漫长的救治过程中亦容易反复出现因各种原因而导致的喂养不耐受问题，也需要适宜的 PN 支持。原则上肠外与肠内营养应适当结合，合理过渡，在达到良好生长的同时尽可能降低 PN 支持相关严重并发症的发生率。

ELBWI 的肠外营养原则、胆汁淤滞问题等，与本章第一部分介绍的早产儿肠外营养原则、胆汁淤滞问题是一样的，在此不再重复，下面重点讨论 ELBWI 肠内营养管理问题。

（二）ELBWI 肠道营养支持开始的时间

VLBW 及 ELBWI 的营养支持目标是：尽早开始母乳肠内营养，可以有助于尽快达到全肠内营养，使婴儿获得最佳的营养和生长，并避免喂养过快导致的不良反应，不强调过快的追赶生长。

值得关注的是，延迟开奶是 NICU 住院的 ELBWI 常见的现象，其主要原因是 NICU 医护人员担心 ELBWI 会因为肠道营养不耐受而增加病情"不稳定"的概率和引起 NEC。事实上,研究发现临床对 ELBWI 是否禁食并不影响 NEC 的发病率,禁食反而会导致 ELBWI 的肠黏膜萎缩,肠道吸收功能降低,并增加肠腔内细菌透过黏膜发生移位,早产儿开始哺乳的时间越早对小肠运动功能的发育越有利。一项欧洲大样本多中心回顾性研究显示,即使 ELBWI 在 NICU 住院期间尽早达到了全肠内营养,但对于婴儿出院后至 2 岁龄体格生长结局的影响,与延迟达到全肠内营养的 ELBWI 相比,并没有统计学差异,因此对 ELBWI 尽早达到全肠内营养可能可以减少 NICU 住院期间的医疗费用和输液相关并发症的发生率,对于 ELBWI 的营养与生长发育而言,亲母母乳喂养可能才是促进体格和智力发育最关键的因素。

母乳喂养可以预防的减少 NEC 的发生,这已经是不辩的事实。目前国内外营养指南均提倡尽早开始肠内营养,对于出生体重(birth weight,BW)>1 000 g 者可于生后 12 h 内开始喂养。另有学者建议孕周(gestational age,GA)>32 周或 BW>1 500 g,且临床稳定的早产儿生后 24 h 内开始肠道营养支持,GA<32 周或 BW<1 500 g 的早产儿视情况而定,若一般情况稳定,则可在生后第 2 天开始肠道营养支持,对于 ELBWI、围产期严重窒息婴儿(Apgar 评分 5 min<4 分)、脐动脉插管者可适当延迟 24~48 h 开奶,对于消化道梗阻、怀疑或诊断 NEC、血流动力学不稳定、多器官功能障碍者在病情尚未缓解之前应暂缓喂养。

(三) 关于 ELBWI 肠内营养策略

对于 EBLWI 可以在生后 6~48 h 期间以母乳开奶(见表 13-3),按照微量肠内营养(minimal enteral feeding,MEF)的原则给予 0.5 ml/(kg·h)持续喂养或 1 ml/kg q2h 间隔喂养,连续 1~4 天后开始增加肠内营养量,这样可以有效地保证 ELBWI 在生命早期的蛋白质和能量的摄入。MEF 适用于胃肠功能不良的新生儿尤其是早产儿,其目的是促进胃肠道功能成熟,改善营养耐受性。极早早产儿(胎龄<28 周)和 ELBWI(体重<1 000 g)等超未成熟儿在出生后早期可采用 MEF 方式,并根据婴儿的胃肠耐受情况逐渐缓慢增加奶量。肠内营养开始的日龄与达到足量肠内营养的时间呈正相关,即开始肠内营养的时间越早则达到足量肠内营养时间越早;出生后 7 日龄的肠内营养量与达到足量肠内营养的时间呈负相关,即出生后 7 日龄的肠内营养量越小则达到足量肠内营养的时间越晚,因此对 ELBWI 应尽早开始肠内营养,以增加胃肠对食物的耐受性,而一旦适应则逐渐增加肠内营养量,并根据早产儿个体情况逐渐加量。2015 年加拿大儿科学院发布了极低出生体重儿的肠内营养指南(见表 13-4),针对

BW500～1 500 g 的新生儿,以每 250 g 为一个体重阶段划分阶段,详细列出了不同 BW 状况下开始肠内营养的量、观察多长时间后开始加奶、每次增加的奶量为多少、以怎样的频率加奶、预计达到全经口喂养的时间进行了详细罗列,在全加拿大的三级 NICU 中实施,具有较好的临床可操作性,且实际应用效果好。

表 13-3 VLBW 与 ELBW 合理的肠内营养策略

	ELBW	VLBW
首选奶类	母乳	母乳
首次喂养时间	出生后 6～48 h 内	出生后 6～48 h 内
MEF 起始喂养量	0.5 ml/(kg·h)持续或 1 ml/kg q2h 间隔	1 ml/(kg·h)持续或 2 ml/kg q2h 间隔
MEF 持续时间	1～4 d	1～4 d
加奶速度	15～25 ml/(kg·d)	20～30 ml/(kg·d)
若是持续喂养	+0.5 ml/(kg·h) q12h	+1 ml/(kg·h) q8h
若为 q2h 间隔喂养	+1 ml/(kg·h) q12h	+1 ml/(kg·h) q8h
母乳强化剂引入时间	奶量达 50 ml/(kg·d)	奶量达 50 ml/(kg·d)
母乳强化剂足量时间	早于奶量 100 ml/(kg·d)	早于奶量 100 ml/(kg·d)
目标能量摄入	110～130 kal/(kg·d)	110～130 kal/(kg·d)
目标蛋白摄入	4.0～4.5 g/(kg·d)	3.5～4.0 g/(kg·d)

MEF:微量喂养

表 13-4 2015 加拿大极低出生体重儿肠内营养策略

体重(g)	初始喂养量	每次添加量	每日添加量	全量喂养时间
500～600	1 ml q6h* 48 h		6 ml/(kg·d) * 48 h	
	1 ml q4h* 48 h	1 ml q48h	9 ml/(kg·d) * 48 h	22 d
	1 ml q2h* 48 h		18 ml/(kg·d) * 48 h	
650～750	1 ml q6h* 24 h		5 ml/(kg·d)	
	1 ml q4h* 24 h	1 ml q24h	8 ml/(kg·d)	12 d
	1 ml q2h* 24 h		16 ml/(kg·d)	
750～1 000	1 ml q2h* 24 h	1 ml q12h	8 ml/(kg·d)	9 d
	1 ml q2h* 24 h		8～24 ml/(kg·d)	

（续表）

体重（g）	初始喂养量	每次添加量	每日添加量	全量喂养时间
1 000～1 250	1 ml q2h※ 24 h	1 ml q8h	19～24 ml/（kg·d）	7 d
1 250～1 500	2 ml q2h※ 24 h	1 ml q6h	19～22 ml/（kg·d）	6 d

母乳喂养的益处在此不再赘述。新生儿使用配方奶开始肠内营养，这些婴儿所摄入的异原蛋白质可能成为引起迟发型过敏反应的过敏原，其发生机制是新生儿肠道黏膜发育以及功能不成熟，肠道菌群屏障也尚未建立，异原大分子蛋白质很容易透过肠黏膜，进入体内，致敏不成熟的免疫系统。应尽早开始肠内营养，并确保婴儿的第一口食物为母乳，这是婴儿获得纯母乳喂养的必要保证。母乳中丰富的营养素和较高的生物活性为婴儿在生后第一年的健康成长奠定了基础。在 ELBWI 出生后早期可经口滴入母亲的初乳，母乳中的活性成分可以通过口咽淋巴组织吸收，从而调节系统免疫，改善微生态，阻断致病菌的定植。

对于 ELBWI，乳品种类首选是亲母母乳或初乳，最好是新鲜亲母母乳，其次为冰冻母乳和捐赠母乳，最后是早产儿配方奶。虽然没有新鲜母乳与冰冻母乳比较的证据，但母乳在冰冻过程当中其免疫细胞、免疫因子以及酶的活性会发生消耗。目前国内大部分 NICU 依然采取的是无陪护制度，家长只能探访，这种母子分离对于母乳喂养而言是不利的，如何使早产儿获得新鲜的母乳成为亟待解决的问题。目前在国内逐渐开展的家庭参与式管理模式（family integrated care, FICare）对早产儿预后影响的多中心临床研究显示，开展 FIC 可以帮助患儿尽快建立全胃肠内营养、保持良好体重增长、提高住院期间母乳直接喂哺率，有利于早产儿生长发育，也有助于母亲建立母乳喂养的自信心。

（四）关于 ELBWI 的营养不耐受

营养不耐受是 ELBWI 在临床管理过程中常见的问题，常常是导致 ELBWI 延迟开奶和达到足量肠内营养的主要原因。ELBWI 由于胃肠道功能严重不成熟等因素的影响，开始肠道营养后，经常出现呕吐、腹胀、胃潴留等症状，有时与 NEC 的前驱症状不易区分，这时医护人员可能由于担忧临床预后而停止肠内营养。早产儿胃肠道内分泌细胞的功能与其成熟度密切相关，胎龄越小，消化系统的协调运动功能越差，胃肠激素水平也较低。目前对于早产儿营养不耐受尚无统一定义。大多数定义基于过多的胃残留量（gastric residual volume, GRV），但 GRV 并不是预示 NEC 的重要指标。通常营养不耐受的判定标准：开始营养支持后临床上有呕吐、腹胀、胃潴留等症状体征中的一项或多项。呕吐指呕吐次数≥3 次/d;胃潴留指喂奶前抽取的胃残留液>2 ml/kg 或为咖啡色或胆汁样胃内容物;腹胀根据医务人员的临床判断。

在大多数情况下,早产儿营养不耐受是胃肠功能不成熟的一个良性症状。绿色的胃残留物与十二指肠胃反流有关而与 NEC 无关,血性残留物可能与 NEC 的发生有关,若 GRV 和血性残留物两者同时存在则是早期 NEC 的标志。目前国外 NICU 营养指南并不建议在每次营养量达到以下最小量之前对 ELBWI 进行常规的餐前胃残余量检查:体重<500 g: 2 ml;500~749 g: 3 ml;750~1 000 g: 4 ml;>1 000 g: 5 ml。有研究显示,将 50% 的胃残余量重新给患儿营养是合理的,重新喂入部分消化的胃残余物,可以补充部分胃酸和消化酶,从而有助于消化;如果再次发现胃残余物,则当前的营养量应减去胃残余量;如果胃残余量大于 5 ml/kg 或大于上一次营养量的 50%,则重新喂入上一次营养量 50% 的胃残余物,并且不再给予当前的营养;如果再次发现胃残余物,可根据临床情况考虑给予缓慢营养。如果缓慢营养后仍发现胃残余物,则应考虑减少营养量。

三、部分特殊情况早产儿的营养管理

危重症新生儿尤其是早产儿,是早期营养管理中的高危人群。问题不仅体现在其基础状况差、营养素储备不足、喂养耐受性差、易产生供需之间不平衡,还非常突出地体现在罹患各种疾病对积极营养策略的制约及对营养支持的耐受性。早产儿营养支持需要进行有效监测及指导,除临床实验室检查外,动态体格生长监测非常重要。生长评估需选择恰当的生长曲线,目前通常使用 2013 年 Fenton 曲线监测矫正年龄 40 周以内婴儿生长,以 2006 年世界卫生组织(WHO)儿童生长曲线或 2009 年中国九省市儿童生长曲线监测婴幼儿期、儿童早期体格生长。生长监测除关注体重、身长、头围各指标的绝对增长值、增长速率外,还需关注各体格生长指标间的关系,并通过 Z 评分、百分位数等指标评估个体生长状况在相应年龄、性别人群中的相对水平。下面就部分特殊情况早产儿的营养管理问题予以介绍。

(一)早产儿支气管肺发育不良(BPD)的营养管理

BPD 往往发生于发育极不成熟的新生儿,特别是极低、超低出生体重儿,其发生与发展与此部分早产儿肺发育不成熟有关,也与各种原因导致的肺部炎症反应相关。BPD 临床表现为较长时间的氧依赖、呼吸困难,甚至需要较持久的呼吸支持治疗。营养支持不仅是BPD早产儿体格生长的保证,也是其肺脏发育及病变恢复的基础。BPD高危儿或BPD患儿的营养支持不是始于BPD诊断之后,而是始自出生后即刻。BPD的发生、发展是有一定过程的,在早产儿救治过程中需要识别可能发展为BPD的高危早产儿,并将BPD预防及治疗的理念贯穿于治疗的始终。

1. 营养问题相关的危险因素

众多因素影响BPD高危儿或BPD患儿的营养。

(1) 储存少:重要的妊娠后1/3营养素储备阶段缺失。

(2) 出生后摄入不足:早产儿,特别是极低/超低出生体重儿器官系统发育不成熟,包括胃肠道,因此,对于早期喂养往往不能耐受,常出现喂养困难,影响营养素摄入。

(3) 存在各类并发症:BPD高危儿或BPD患儿不仅发生呼吸系统慢性并发症,同时也是其他新生儿常见并发症的高发人群。各类疾病的发生都会加剧对营养素的需求,同时也会进一步影响喂养进程,如合并动脉导管未闭(PDA)可能导致呼吸支持需求增加或难以撤离,需要更加严格地限制液体入量影响营养素摄入量;针对PDA的治疗会影响肠道血液供应,甚至可能因为缺血导致新生儿坏死性小肠结肠炎;感染性疾病影响喂养耐受性、喂养状况。

(4) 限制液体摄入:为避免或减轻肺水肿而限制BPD发展中患儿或BPD患儿液体入量会影响营养素、热量的摄入。

(5) 能量消耗增加:BPD患儿呼吸困难,呼吸做功增加,能量消耗较多。

(6) 治疗的影响:治疗中使用全身激素、利尿剂等会影响体格生长。

2. 营养支持策略

通常情况下,BPD诊断时(至少出生后28天)多数BPD患儿可大部分或全部经胃肠道营养支持[管饲和(或)经口喂养],且可能有些早产儿已经发生体格生长落后,因此,强调营养管理及干预在BPD发生前即开始,并贯穿于BPD发生、发展、治疗过程中,甚至持续至婴幼儿期或更久。

1) 尽早开始肠道内营养,减少早期营养不足

母乳营养素均衡、全面,含有丰富免疫活性成分,有助于增加喂养耐受性,提供保护,根据2015年加拿大极低出生体重儿喂养指南推荐,应尽早喂养,首选母乳,次选捐赠人乳,当母乳/人乳不可及或不足时,选用早产儿配方奶。由于早产儿母乳营养素含量呈动态变化,且其中部分营养素含量不能满足成长中极低/超

低出生体重儿的需求,因此,当喂养母乳量增加到 50～100 ml/(kg·d)后,需针对母乳营养素不足使用母乳强化剂。需要根据母乳营养素成分监测或早产儿体格生长及代谢状况监测进行母乳的个体化强化。BPD 患儿由于早期液体量的限制,更需要注意摄入奶类的营养素密度,并关注喂养耐受性。

2) 积极的肠道外营养支持

肠道外营养是极低/超低出生体重儿生后早期重要的营养支持方式,是肠道内营养的替代及补充,需按照指南根据个体耐受性尽早开展并调整用量。对于 BPD 高危的极低/超低出生体重儿,可以耐受出生 24 h 内给予 3 g/(kg·d)蛋白质及 2 g/(kg·d)脂肪乳,后期肠道外营养用量需根据肠道内营养状况调整,推荐在肠道内喂养量达到需要量的 90%时停用肠道外营养。

3) 个体化管理,选择恰当的液体入量及能量供给

临床上针对 BPD 高危儿及 BPD 患儿的治疗常包括限制液体入量及利尿,对于每日液量偏少或限制严格者,通过在安全限度内提高输注营养液的营养素含量及经口喂养物的能量密度进行补偿。脐静脉导管、经周缘静脉留置的中心静脉导管(PICC)为提高肠道外营养液中各成分浓度提供了可能性及提高了机体的耐受性;为早产儿设计的母乳强化剂、特殊高能量的配方奶有助于缓解液量限制带来的影响。由于呼吸做功消耗增加,BPD 患儿可能比非 BPD 早产儿需要更高的能量,总能量需求甚至可达 120～150 kcal/(kg·d)。

4) 针对喂养过程中问题的管理

BPD 患儿由于呼吸困难或需要辅助呼吸支持,吃奶时容易发生呼吸、循环的不稳定,喂养时需要额外关注,把握恰当的喂养方法、节奏,避免、减轻血氧饱和度下降的频度、程度。除母亲亲喂母乳外,可酌情使用奶瓶、喂养小杯、注射器、胃管喂养。出院前对家长进行喂养相关培训,包括喂养方法、喂养时异常征象的识别及处理、喂养耐受性及有效性的观察;如非母乳喂养或母乳喂养使用母乳强化剂,则应做好具体操作指导。通常 BPD 患儿出院时需完全经口喂养,对于 BPD 病情严重、呼吸支持强度较强者,需医护和家长具体讨论喂养方式,并根据决定进行相应培训。

3. 综合管理

1) 支持治疗,避免能量消耗过高

适当的环境温度(暖箱温度、室温)和开展早产儿袋鼠式护理(KMC)有助于减少热量散失以及维持体温所需的能量;根据 BPD 病情、呼吸困难程度选择适

当的呼吸支持,减少呼吸做功。

2) 合理用药

全身性糖皮质激素使用会影响体格生长,并且还有可能带来神经系统不良预后、消化道出血等不良影响,因此,应避免生后 7 天内使用全身激素治疗。对于不能撤离呼吸机的 BPD 患儿,严格评估下按现有指南、推荐执行,慎重、短期使用全身糖皮质激素。利尿剂的使用可短时缓解肺水肿,但容易导致内环境紊乱并存在药物不良反应的风险,仅根据患儿病情短期使用。

3) 系统随访

出院时制订随访计划并明确告知家长,以取得配合。随访既包括 BPD 相关问题的进一步观察及治疗,同时,在很大程度上需进行个体化营养状况评估及针对性指导,并关注可能或已经存在的其他并发症,如早产儿视网膜病、肺动脉高压等。BPD 患儿的治疗不仅仅在出院早期,应持续进行,并需要多专业合作。

4. 挑战

BPD 高危儿及 BPD 患儿基础状况不一,病情不同,目前有些针对性预防、治疗措施研究结果尚不十分确定及统一,如什么是 BPD 高危患儿生后早期恰当的液量? 如何随日龄变化及病情变化调整液量? 使得临床上治疗很难把握,需要密切观察下个体化调整。这些不确定性增加了 BPD 高危儿及 BPD 患儿营养管理的难度。各医疗单位、医护人员在液量管理、营养支持、呼吸支持、药物治疗等治疗策略上把握的不一致性,也在一定程度上影响 BPD 患儿的病情、早期营养支持及 BPD 患儿的预后。针对 BPD 高危早产儿及 BPD 患儿综合管理的医学继续教育非常重要、急需。

（二）新生儿坏死性小肠结肠炎（NEC）

NEC 是早产儿较严重的并发症,主要发生于胎龄较小、体重较轻的早产儿。NEC 时症状不仅仅表现在胃肠道,往往并发全身感染中毒表现,甚至出现脓毒性休克,严重病例导致急性期死亡,或由于肠道坏死范围过大,营养素吸收、利用障碍,影响远期健康,甚至造成远期死亡。目前 NEC 诊断主要依靠临床表现,同时需结合影像学检查,包括腹部 B 超、X 线检查。急性期治疗需要积极有效的抗感染,抗生素抗菌谱需针对需氧菌及厌氧菌,确定病原菌性质后进行针对性调整。NEC 诊断时及诊断后需要不断进行鉴别诊断,特别关注可能存在的胃肠道解剖畸形。NEC 主要采用 Bell 诊断标准诊断及分期（见表 13 - 5）。

表 13-5 新生儿坏死性小肠结肠炎 Bell 分期标准

分期		全身症状	胃肠道症状	影像学检查	治疗
IA	疑似 NEC	体温不稳定、呼吸暂停、心动过缓和嗜睡	胃潴留,轻度腹胀,大便潜血阳性	正常或肠管扩张,轻度肠梗阻	绝对禁食,胃肠减压,抗生素治疗3 d,等候病原菌培养结果
IB	疑似 NEC	同 IA	直肠内鲜血	同 IA	同 IA
IIA	确诊 NEC(轻度)	同 IA	同 IA 和 IB,肠鸣音消失,和/或腹部触痛	肠管扩张、梗阻、肠壁积气征	同 IA,绝对禁食,如 24~48 h 培养无异常,应用抗生素 7~10 d
IIB	确诊 NEC(中度)	同 IIA,轻度代谢性酸中毒,轻度血小板减少	同 IIA,肠鸣音消失,腹部触痛明显和/或腹壁蜂窝织炎或右下腹包块	同 IIA,门静脉积气和(或)腹水	同 IIA,绝对禁食,补充血容量,治疗酸中毒,应用抗生素 14 d
IIIA	NEC 进展(重度,肠壁完整)	同 IIB,低血压,心动过缓,严重呼吸暂停,混合性酸中毒,DIC,中性粒细胞减少,无尿	同 IIB,弥漫性腹膜炎、腹胀和触痛明显,腹壁红肿	同 IIB,腹水	同 IIB,补液 20 ml/kg,应用血管活性药物,机械通气,腹腔穿刺,保守治疗 24~48 h 无效,手术
IIIB	NEC 进展(重度,肠壁穿孔)	同 IIIA,病情突然恶化	同 IIIA,腹胀突然加重	同 IIB,腹腔积气	同 IIIA,手术

1. NEC 期间的营养支持策略

NEC 期间的营养支持策略与病情密切相关。

(1)疑诊 NEC 患儿:患儿往往出现非特异性全身状况及相对较轻的胃肠道症状,此组患儿临床上通常采用密切观察病情、减少喂养量、暂时禁食、禁食并胃肠减压等策略,并随时评估患儿全身及胃肠道状况。

(2)确诊 NEC 患儿:严格禁食及胃肠减压,禁食时间根据病情程度决定,通常需要 7~10 d。

(3)进展性 NEC:患儿病情严重,除抗生素治疗外,可能需要腹腔引流和(或)手术治疗。此组患儿禁食时间通常较久,恢复肠道喂养的时间根据患儿对治疗的反应、疾病恢复状况决定。

疑诊或确诊 NEC 并减少喂养或禁食患儿,需要尽快开始肠道外营养支持。严重感染中毒情况下,机体应激、代谢改变等可造成内环境不稳定及对营养素输注耐受性的改变,需额外关注患儿血糖、血脂代谢;注意体外或肠道、腹腔液体丢失对全身有效循环血容量、电解质稳定性的影响。在针对胃肠道问题治疗的同时,需要做好全身支持,包括呼吸、循环等支持。肠道外营养时间较久的外科手术患儿、合并感染的患儿容易发生肠道外营养相关的胆汁淤积(PNAC)。

2. NEC 恢复期的营养支持

1) 非手术治疗者

逐渐增加肠内营养量,注意喂养耐受性、腹部及全身情况的观察。首选母乳喂养,对于母乳喂养后体重增长不满意的婴儿,在临床监测下慎重使用母乳强化剂。由于 NEC 对肠道营养素吸收、利用能力的损伤,在一段时间内可能需要注意乳糖的耐受能力和蛋白质吸收、利用能力,必要时调整喂养物乳糖含量、蛋白质性质以及中长链脂肪的构成比。

2) 手术治疗者

术后肠道长度、回盲瓣是否存在、近端造瘘口前保留肠段长短都与营养素代谢及吸收、后期喂养耐受性、体格生长状况及整体预后相关。肠道切除长度越长、小肠长度越短,后续问题越严重。

(1) 非肠道造瘘患儿:开始进食后处理同前述,缺乏回盲瓣患儿小肠营养素吸收不完全,容易出现腹泻及体格生长问题;回肠切除患儿需注意脂溶性维生素、维生素 B_{12} 及铁剂的补充;结肠大部分切除患儿容易出现腹泻。

(2) 肠道造瘘患儿:①小肠造瘘。造瘘口近端保留肠道越短,肠道水分、营养素吸收的问题越多、越严重,最严重病例为短肠综合征。近端造瘘口排出肠液超过 $40\sim50$ ml/(kg·d) 时,易发生电解质紊乱及生长落后。②结肠造瘘。远端结肠造瘘总体影响不大,近端结肠造瘘影响肠道对水分的吸收,有些患儿会出现腹泻。对于小肠造瘘患儿,在注意操作安全的前提下,可开展近端小肠排出造瘘液经远端造瘘口回灌,此举有助于营养素、液体、电解质的再吸收,也有助于远端肠道的发育,可减少远端肠道慢性炎症性病变。但需注意,如果操作不当,有造成出血、感染甚至穿孔的风险。

3. 后续管理

NEC 治疗病情稳定后需要继续观察喂养耐受性,如反复出现腹胀等情况,需注意婴儿对喂养物不耐受、肠道存在其他先天性疾病、肠道感染后出现局限性病变导致肠梗阻的可能。根据 NEC 患儿全身营养状况、造瘘口排出物情况、肠道手术情况以及家庭管理状况及能力等,由外科医生决定关闭造瘘口的时机。

四、早产儿追赶生长(6 个月内)的营养管理

1. 追赶生长(6 个月内)的评价原则

1) 体格生长指标

评估早产儿生长状况时要注意按照年龄衡量其体重、身长和头围以及反映体型匀称度的身长的体重。

2) 评价标准

临床一般根据胎龄(gestational age,GA)分校正 40 周之前和满 40 周之后两个阶段。不足 40 周的按照 2013 年修订后的 Fenton 早产儿生长曲线图(分性别),满 40 周时沿用校正胎龄的儿童生长曲线。一般情况下,评价早产儿生长时应校正年龄至 2 岁,胎龄<28 周早产儿可校正至 3 岁。

3) 判断追赶生长是否适度的标准

《早产、低出生体重儿出院后喂养建议》认为适于胎龄早产儿达到校正月(年)龄的第 25 百分位(P_{25})~(P_{50}),小于胎龄早产儿达到校正月(年)龄的 P_{10} 应视为追赶生长比较满意。

2. 早产儿追赶生长的影响因素

1) 成熟度

大量临床观察提示,BW 越低、GA 越小、追赶生长所需时间越长。有研究显示,晚期早产儿经过早期生理性体重下降后,矫正月龄 1 个月后各体格指标均达到同龄足月儿水平,而胎龄<32 周的早产儿需更长的时间来完成追赶生长,到 7 岁时他们的身高、体重才跟对照组很接近。国内一项随访研究报道,胎龄<32 周的早产组较≥32 周早产组在校正 6 月龄时的体重、身长及头围<P_{10}者所占比例高,其中体重的这一比例趋势持续到校正 12 月龄,而此时两组身长及头围值<P_{10}者所占比例相比较无明显差异。

2) 性别

性别在生长、发育和疾病发生发展方面的影响是显而易见的。胎龄<27 周男性早产儿在校正 30 月龄时的平均认知评分和平均语言评分均较女性对照组低,并通过核磁检查发现男性早产儿的认知运动能力与其小脑发育有关,而女性对照组的语言能力可能与其白质及大脑皮质的发育有关。

3) 营养

营养从母孕期、乳母哺乳期到早产儿出生后追赶生长期一直起重要作用。适度的营养支持、合理的个体化喂养指导才能达到理想的追赶生长。

4) 早期新生儿问题

早产儿生后早期出现不能耐受常规喂养及合并其他严重疾病的情况较多，严重的呼吸系统疾病会增加机械通气治疗的机会，延长通气治疗时间，开始喂养时间、禁食总时间、完全经口喂养时间、热量摄入达标时间、蛋白质摄入达标之间等相应延长；胆汁淤积症婴儿肝炎综合征会影响胃肠营养实施；严重感染会增加营养的消耗，这些疾病均影响早产儿的生长速度。

5) 其他

激素在机体的生长发育过程中起着至关重要的作用，激素水平及释放模式的紊乱（尤其是 IGF 系统）可能在某种程度上影响早产儿的追赶性生长。另外，遗传及家庭社会相关因素也是影响早产儿追赶生长的可能原因。

3. 追赶生长期的营养管理

1) 乳类的选择及个体化的喂养

（1）母乳。由于早产儿往往存在 EUGR、坏死性小肠结肠炎及喂养不耐受等高风险，而母乳含有高乳清蛋白、必需脂肪酸，具有促进肠组织成熟的生长因子、支持体内化学反应的酶类，有预防过敏和抗菌作用的抗蛋白酶，因此母乳喂养能减少早产儿喂养不耐受的发生，有助于早产儿体格、免疫系统和脑部的发育。另外，母乳喂养能增加新生儿血液中瘦素水平，而瘦素对新生儿的生长发育及能量代谢有重要作用，并降低青春期以后发生代谢综合征性疾病的机会。因此，母乳是最适合新生儿喂养的食物，其优势远超过普通配方乳。世界卫生组织等积极倡导在新生儿重症监护病房进行母乳喂养，首选亲生母亲母乳，其次为捐赠母乳，以降低早产相关疾病的发生率。出院后母乳仍为早产儿的首选喂养方式，并至少应持续母乳喂养至 6 月龄以上。国外早在 20 世纪 70 年代开始建立母乳库，但在我国，考虑到每一阶段的母乳营养成分存在差异，母乳在储存和消毒过程中造成部分营养成分的丢失。因此捐赠母乳的安全性尚存在争议，由于资金、技术和观念等原因，目前尚未建立大型母乳库。目前我国推荐的喂养指南为：对于胎龄＞34 周、出生体重＞2 000 g，生后经口喂养顺利、体重增长满意、无宫外生长迟缓，无支气管肺发育不良、坏死性小肠结肠炎、严重神经系统损伤等其他并发症的早产儿，推荐纯母乳喂养。定期监测早产儿的各项生长发育指标，若母乳喂养体重增长不满意可采用足月儿配方奶混合喂养。虽然母乳喂养不能完全满足早产儿的营养需求,但对远期健康的保护作用已得到公认。

(2)母乳＋母乳强化剂。虽然母乳中含有丰富、易于消化吸收的各种营养物质,但母乳中某些营养成分不能满足早产儿特殊的营养需要。早产儿母乳中脂肪和乳糖含量较少,热量略低,尤其不能满足出生体重<1 500 g 的早产儿的生长需要,早产儿母乳缺乏蛋白质、钙、磷、钠等,且主要供能物质为脂肪和碳水化合物,也降低了蛋白质占总营养素供能的比例,而早产儿神经发育最重要的营养物质是蛋白质。早产儿即使有充足的母乳喂养至出生 1 个月末,母乳中蛋白质、钠、钙含量已明显不足。对于胎龄<34 周、出生体重<2 000 g 的早产儿,采用人乳强化剂加入母乳或捐赠母乳中,可增加人乳中蛋白质、能量、矿物质和维生素含量,确保其营养需求。一项关于母乳强化剂的荟萃分析显示,母乳强化剂的早期添加能有效促进低出生体重儿的生长发育。目前认为极(超)低出生体重儿,尤其是出院前评价营养状况不满意者,需要继续强化母乳喂养至胎龄 40 周。此后应注意半量强化,使其能量密度比住院期间稍低。早在 2006 年,ESPGHAN 就已经把纯母乳喂养但出院体重未达到纠正胎龄标准的早产儿划入母乳＋母乳强化剂的范畴。强化剂远期的风险仍然存在,特别是对渗透压的影响,增加了坏死性小肠结肠炎的危险,对神经发育的影响还有待进一步研究。

(3)早产儿配方奶。早产儿的生理特点是早期生长速度快,胃肠道、肝肾及各代谢系统发育不健全,营养储备难以满足快速生长发育的需求,容易出现营养缺乏症。针对无法获取母乳喂养或母乳喂养量不足的早产儿,早产儿配方奶是适宜的食品,目前市场上可购买到的大部分早产儿配方奶都是以母乳模式设计的配方,尽量提高乳清蛋白比例,使其更有利于早产儿消化吸收且具备较高的能量密度配方,可以满足早产儿早期的能量需要,且适合早产儿有限的胃容量,但早产儿配方奶存在缺乏母乳中许多生长因子、酶和 IgA 的问题。Quigley 和 McGuire 对比研究早产配方乳和捐赠母乳喂养早产儿对低出生体重儿生长状况的影响,结果表明,与捐赠母乳相比,给予早产儿配方乳在短期内可使婴儿生长速度更快,但同时也增加了发生 NEC 的风险。我国指南推荐早产儿配方乳适用于胎龄<34 周、出生体重<2 000 g 的早产儿在住院期间应用。

(4)早产儿过渡配方奶。早产儿出院后喂养量明显增加,且胃肠道的消化吸收功能较出生早期改善,继续使用能量密度较高的早产儿配方奶可能会导致某些营养物质和热量的过度摄入,会使成年后发生肥胖和代谢性疾病的机会增加。足月儿配方,其能量密度、蛋白质含量以及钙、磷等微量元素含量不能满足早产儿出院后的营养需求。早产儿过渡配方或早产儿出院后配方是介于早产儿配方和足月儿配方之间的过渡配方,可以全面支持早产儿出院后追赶性生长,一方面,相比足月儿配方,早产儿出院后使用具有更高能量密度的早产儿过渡配方,在出生第 1 年的追赶性生长速度更快;另一方面能避免早产儿配方营养密度更高的问题。早产儿过渡配方的特点:①适宜的能量密度;②蛋白质以乳清蛋白为主,蛋白质水平比足月儿配方高,比早产儿配方低;③含有比足月儿配方高10%～50%的二十二碳六烯酸/花生四烯酸、牛磺酸、胆碱等关键营养成分;④钠、钙、磷和微量元素含量均比足月儿配方高;⑤具有安全的肾溶质负荷,减少了早产儿肾脏负担;⑥碳水化合物由 76%乳糖和 24%葡萄糖聚合物组成,可降低渗透压,提高胃肠道耐受性。对于胎龄>34 周、出生体重>2 000 g 的早产儿或出院后早产儿,可应用早产儿过渡配方奶至其胎龄 50 周左右;对于胎龄<34周、出生体重<2 000 g 的早产儿出院后应用早产儿过渡配方喂养至校正胎龄9～12 个月,或身高、体重维持在第 25 百分位以上。

(5) 深度水解蛋白乳。如果新生儿出生时存在高度过敏风险、对牛奶蛋白过敏、肠道功能不全(如短肠、小肠造瘘等)或不耐受整蛋白配方乳,则推荐使用深度水解蛋白配方或游离氨基酸配方。但由于水解蛋白配方属于高渗透压,因此建议早产儿在发生营养不耐受或内外科并发症可短期应用。

2) 强化营养

强化营养是指采用强化母乳、早产儿配方或早产儿过度配方喂养的方法。早产儿强化营养的时间存在个体差异,要根据其体格生长各项指标在校正同月龄的百分位数决定是否继续或停止强化营养,最好达到 $P_{25} \sim P_{50}$,小于胎龄儿>P_{10},再参考个体增长速率的情况,注意避免体重/身长>P_{90}。达到适度追赶生长目标后可逐渐终止强化营养。准备停止强化喂养时应降低配方的能量密度值280 kJ/100 ml,即转换为纯母乳或普通婴儿配方。转化期间需监测早产儿的生长情况和血生化指标,如生长速率和各指标的百分位数出现下降及血生化异常等,可酌情回复部分强化,直至生长速度恢复正常。

3) 固体食物和固体食物引入

早产、低出生体重儿引入半固体食物的月龄有个体差异,与其发育成熟水平有关。一般为校正胎龄 4～6 个月,GA 小的早产儿发育成熟度较差,引入时间相对延迟。引入半固体食物过早会影响摄入奶量,或导致消化不良;过晚会影响多种营养素的吸收或造成进食技能发育不良。注意观察对各种食物的耐受程度,循序渐进地添加。

4) 其他营养素补充

(1) 维生素。由于人乳中脂溶性维生素和水溶性维生素均难以满足早产儿追赶生长的需要,尤其是维生素 A 和维生素 D。ESPGHAN 推荐早产儿维生素 A 摄入量 1 332～3 330 IU/(kg·d),出院后可按下限补充。一般情况下婴儿在出生后 2 周左右给与每日补充维生素 D 400 IU,可在母乳喂养前将滴剂定量滴入婴儿口中,然后再进行母乳喂养。对于采用配方粉喂养的婴儿,通过合乎国家标准的配方食品,能获得足量的维生素 D,不需要再额外补充,每日 400 IU 的维生素 D 可满足婴儿在完全不接触日光照射情况下的维生素 D 的需要。

(2) 矿物质。ESPGHAN 推荐早产儿钙摄入量为 120～140 mg/(kg·d)。2016 年,我国《早产、低出生体重儿出院后喂养建议》钙推荐摄入量为 70～120 mg/(kg·d),磷 35～75 mg/(kg·d)。早产儿生后 2～4 周需开始补充元素铁 2 mg/(kg·d),直至校正胎龄 1 岁,ESPGHAN 建议胎龄越小者应越早开始补充铁剂。

五、小结

ELBWI 由于脏器的生理功能不成熟与其快速生长所需的高营养素摄入相矛盾,往往成为临床营养管理的棘手人群。NICU 对于 ELBWI 应提倡今早应用亲母母乳开始肠内营养,采用 MEF、NNS 等方式促进胃肠功能的尽快建立,并尽可能地为 ELBWI 提供母婴皮肤接触、袋鼠抱、家庭参与式护理的机会。在肠内营养量不能满足婴儿生长发育需要时予以适量的 PN 营养支持。不同阶段使用不同配方乳,有利于早产儿早期生长发育所需。在早产儿的喂养模式方面,如果母乳不足,可采用捐赠母乳,但母乳存在个体差异,会出现营养不足,而人工喂养方式可保证营养的完整性,提供最佳的营养水平。因此,使用母乳喂养还是人工配方乳喂养,需要权衡其风险和益处。有研究显示,父母对婴儿的喂养行为和喂养方式在一定程度上也对新生儿的生长发育产生影响,因此对于家长进行充分的关于婴儿追赶生长概念及正确对待追赶生长态度的健康宣教是十分必要的。此外,为进一步明确配方乳和母乳(或添加母乳强化剂)的喂养效果,尚需要大样本进一步观察不同喂养时间(长期或短期)对婴儿生长发育的影响及不同喂养方式的不良反应。早产、低出生体重儿出院后营养管理的目标是:促进适宜的追赶生长;预防各种营养素的缺乏或过剩;保证神经系统的良好结局;有利于远期健康。

（黑明燕　冯　琪）

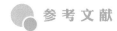

参考文献

［1］ 何振娟.营养管理［M］//周文浩,程国强.早产儿临床管理实践.北京：人民卫生出版社,2016.

［2］ 欧洲儿科胃肠肝病与营养学会,欧洲临床营养与代谢学会,欧洲儿科研究学会,等.儿科肠外营养指南(2016版)推荐意见节译［J］.中华儿科杂志,2018,56(12)：885-896.

［3］ Rayyan M，Rommel N，Allegaert K．The fate of fat：pre-exposure fat losses during nasogastric tube feeding in preterm newborns［J］．Nutrients，2015,7(8)：6213-6223.

［4］《中华儿科杂志》编辑委员会,中华医学会儿科学分会新生儿学组,中华医学会儿科学分会儿童保健学组.早产/低出生体重儿喂养建议［J］.中国儿童保健杂志,2011,19(9)：868-870.

［5］ Morgan J，Young L，McGuire W．Delayed introduction of progressive enteral feeds to prevent necrotising enterocolitis in very low birth weight infants［J］．Cochrane Database Syst Rev，2014,(12)：CD001970.

［6］ Brants C，van Tienoven TP，Rayyan M，et al．Earlier achievement of full enteral feeding in extremely low birth weight neonates is not associated with growth improvement in the first 2 years of life［J］．Eur J Pediatr，2018,177(8)：1247-1254.

［7］ Senterre T．Practice of enteral nutrition in very low birth weight and extremely low birth weight infants［J］．World Rev Nutr Diet，2014,110：201-214.

［8］ Dutta S，Singh B，Chessell L，et al．Guidelines for feeding very low birth weight infants［J］．Nutrients，2015,7(1)：423-442.

［9］ Peden VH，Witzleben CL，Skelton MA．Total parenteral nutrition［J］．J Pediatr，1971,78(1)：180-181.

［10］ Watkins JB．Placental transport：bile acid conjugation and sulfation in the fetus［J］．J Pediatr Gastroenterol Nutr，1983,2(2)：365-373.

［11］ 中国营养学会膳食指南修订专家委员会妇幼人群指南修订专家工作组.6月龄内婴儿母乳喂养指南的科学依据［J］.临床儿科杂志,2016,34(8)：637-640.

［12］ 中华医学会儿科学分会儿童保健学组,中华医学会围产医学分会,中国营养学会妇

幼营养分会,等.母乳喂养促进策略指南(2018版)[J].中华儿科杂志,2018,56(4):261-266.

[13] 向希盈,李颖,李卓颖,等.中国新生儿重症监护病房中实施家长参与早产儿住院期间综合管理与常规护理平行对照研究[J].中国循证儿科杂志,2016,11(03):177-181.

[14] 黑明燕,高翔羽,李占魁,等.NICU家庭参与式管理模式中的母乳喂养结局研究[J].中华新生儿科杂志,2018,33(1):27-33.

[15] Ng DHC,Klassen J,Embleton ND,et al. Protein hydrolysate versus standard formula for preterm infants [J]. Cochrane Database Syst Rev,2017,10:CD012412.

[16] Senterre T. Practice of enteral nutrition in very low birth weight and extremely low birth weight infants [J]. World Rev Nutr Diet,2014,110:201-214.

[17] Gephart SM,Fleiner M,Kijewski A. The ConNECtion between abdominal signs and necrotizing enterocolitis in infants 501 to 1500 g [J]. Adv Neonatal Care,2017,17(1):53-64.

[18] 章莹莹,李菁.早产儿追赶性生长的研究进展[J].国际儿科学杂志,2018,45(4):282-285.

[19] 《中华儿科杂志》编辑委员会,中华医学会儿科学分会儿童保健学组.中国儿童体格生长评价建议[J].中华儿科杂志,2015,53(12):887-892.

[20] Ahnfeldt AM,Stanchev H,Jørgensen HL,et al. Age and weight at final discharge from an early discharge programme for stable but tube-fed preterm infants [J]. Acta Paediatr,2015,104(4):377-383.

[21] McManus MA,Khalessi AA,Lin J,et al. Positive feelings during pregnancy,early feeding practices,and infant health [J]. Pediatr Int,2017,59(5):593-599.

[22] Teller IC,Embleton ND,Griffin IJ,et al. Post-discharge formula feeding in preterm infants:A systematic review mapping evidence about the role of macronutrient enrichment [J]. Clin Nutr,2016,35(4):791-801.

[23] Brown JV,Embleton ND,Harding JE,et al. Multi-nutrient fortification of human milk for preterm infants [J]. Cochrane Database Syst Rev,2016,(5):CD000343.

[24] ESPGHAN Committee on Nutrition,Aggett PJ,Agostoni C,et al. Feeding preterm infants after hospital discharge:a commentary by the ESPGHAN Committee on Nutrition [J]. J Pediatr Gastroenterol Nutr,2006,42(5):596-603.

[25] Quigley M,McGuire W. Formula versus donor breast milk for feeding preterm or low birth weight infants [J]. Cochrane Database Syst Rev,2014,22(4):CD002971.

[26] Gad A,Parkinson E,Khawar N,et al. Perspectives and attitudes of pediatricians

concerning post-discharge care practice of premature infants [J]. J Neonatal Perinatal Med, 2017,10(1): 99 - 107.

[27] Gaining and Growing: Assuring nutritional care of preterm infants [EB/OL]. (2015) [2015 - 10 - 10]. http://www. depts. washington. edu/growing.

[28] Agostoni C, Buonocore G, Carnielli VP, et al. Enteral nutrient supply for preterm infants: commentary from the European Society of Paediatric Gastroenterology, Hepatology and Nutrition Committee on Nutrition [J]. J Pediatr Gastroenterol Nutr, 2010,50(1): 85 - 91.

[29] Raiten DJ, Steiber AL, Hand RK. Executive summary: evaluation of the evidence to support practice guidelines for nutritional care of preterm infants-the Pre-B Project [J]. Am J Clin Nutr, 2016,103(2): 599S - 605S.

[30] Chen PL, Soto-Ramírez N, Zhang H, et al. Association between infant feeding modes and gastroesophageal reflux: arepeated measurement analysis of the infant feeding practices study II [J]. J Hum Lact, 2017,33(2): 267 - 277.

[31] Alshaikh B, Buddhavarapu S, Akierman A, et al. Impact of calorie intakes on the risk of bronchopulmonary dysplasia in extremely preterm infants [J]. Arch Pulmonol Respir Care, 2017,3(1): 20 - 24.

[32] Fenton TR, Kim JH. A systematic review and meta-analysis to revise the Fenton growth chart for preterm infants [J]. BMC Pediatrics, 2013,13(1): 59 - 71.

[33] World Health Organization. The WHO Child Growth Standards [EB/OL]. World Health Organization, 2006.

[34] 首都儿科研究所九市儿童体格发育调查协作组. 2005 年中国九市七岁以下儿童体格发育调查[J]. 中华儿科杂志,2007(8): 609 - 614.

[35] Meinzen-Derr J, Poindexter B, Wrage L, et al. Role of human milk in extremely low birth weight infants' risk of necrotizing enterocolitis or death [J]. J Perinatol, 2009,29(1): 57 - 62.

[36] Agostoni C, Buonocore G, Carnielli VP, et al. Enteral nutrition supply for preterm infants: Commentary from the European Society for Pediatric Gastroenterology, Hepatology, and Nutrition Committee on Nutrition [J]. J Pediatr Gastroenterol Nutr, 2010,50(1): 85 - 91.

[37] AAP. Policy statement-postnatal corticosteroids to prevent or treat bronchopulmonary dysplasia [J]. Pediatrics, 2010,126(4): 800 - 808.

[38] Talavera MM, Bixler G, Cozzi C, et al. Quality improvement initiative to reduce the necrotizing enterocolitis rate in premature infants [J]. Pediatrics, 2016,137(5): e1 - e8.

[39] 邵晓梅,叶鸿瑁,邱小汕. 实用新生儿学[M],4 版. 北京: 人民卫生出版社,2011.

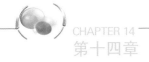

CHAPTER 14
第十四章

生命早期 1000 天过敏预防和治疗

近年来,随着工业化进展、环境恶化、居民生活水平提高所致的饮食结构的改变,过敏性疾病的发病率逐年上升,已成为全球关注的公共卫生问题。尤其是过去 20 年,儿童过敏性疾病的发病率和患病率成倍增加,严重危害儿童健康,影响儿童的生活质量,也给社会和家庭带了很大经济负担,过敏性疾病已然成为危害儿童健康的主要非感染性疾病之一。

儿童过敏性疾病往往累及多个系统,常见的有呼吸系统、皮肤黏膜和消化系统,主要的过敏性疾病包括过敏性鼻炎、过敏性结膜炎、支气管哮喘、特应性皮炎以及食物过敏等。

生命早期对过敏性疾病的预防和治疗,能起到事半功倍的效果。本文通过介绍过敏性疾病的流行病学、发病机制、临床表现、诊断、治疗和预防,希望更多的临床医生尤其是基层医生,对过敏性疾病有一定认识,正确诊断和治疗过敏性疾病。同时,希望家长对过敏性疾病的临床表现有一定认知,使宝宝能早期就医,及时得到诊断和治疗,提高过敏宝宝的生活质量;此外,通过普及过敏性疾病的预防知识,降低过敏性疾病的发生率。

一、过敏性疾病的流行病学概况

(一) 世界范围过敏性疾病的发病率及患病率

根据 2013 年世界过敏组织(World Allergy Organization，WAO)的报告：全球儿童过敏性鼻炎的发生率为 40%；全球有 3 亿人患有哮喘，预计 2025 年将上升到 4 亿，其中重症哮喘的比例为 5%～10%；儿童湿疹的发生率为 15%～30%，其中 45%发生在 6 月龄以内，85%发生在 5 岁以前。全球有 2.4～5.5 亿人遭受食物过敏，幼儿的发生率为 5%～8%(http://www.worldallergy.org/wao-white-book-on-allergy)。

(二) 中国过敏性疾病的流行病学情况及特点

根据全国儿童哮喘协作组的调查，1990—2000 年 10 年间，0～14 岁儿童哮喘平均患病率由 0.91%上升至 1.50%，10 年间平均上升了 64.84%，而到 2010 年，哮喘的总患病率为 3.02%，10 年时间再次上升 100%。

目前国内尚缺乏关于过敏性鼻炎、湿疹的全国范围的流行病学调查。北京、重庆、广州三城市中心城区 0～14 岁儿童过敏性疾病问卷调查结果显示，北京、重庆、广州三城市过敏性鼻炎的报告率分别为 14.46%、20.42%和 7.83%，湿疹的报告率分别为 20.64%、10.02%和 7.22%，同 10 年前相比，三城市这两种过敏性疾病的患病水平均明显升高。

中国 CDC 妇幼保健中心对全国 33 个城市 0～24 月龄婴幼儿过敏性疾病的患病情况做了问卷调查，发现城市 0～24 月龄婴幼儿家长报告儿童曾发生或正在发生过敏性疾病症状的比例为 40.9%，过敏性疾病各症状的现患率为 12.3%，患病水平高峰在 4～6 月龄，6 月龄以后患病大幅下降，男童的患病水平高于女童，19.8%的调查对象曾就医并被诊断为过敏性疾病。

二、儿童过敏性疾病的特点及危害

从过敏原种类上来看，食物过敏通常发生较早，在婴儿早期就可以出现，以鸡蛋、牛奶过敏最为常见。吸入性过敏则在幼儿期以后逐渐形成，尘螨、霉菌等室内吸入性过敏原敏感先于花粉等室外吸入性过敏原敏感。另外，随着近年来养宠物的家庭越来越多，对狗毛、猫毛过敏的患儿也越来越多。

过敏性疾病的表现多种多样：婴儿期以皮肤和消化道症状为主，可表现为湿疹和荨麻疹；也可以表现为便血、呕吐、便秘、腹泻和夜间哭闹。幼儿期则以呼吸道症状为主,可表现为鼻塞、流涕、打喷嚏等过敏性鼻炎的症状,也可以出现眼睛痒、结膜充血、流泪等过敏性结膜炎的表现,还可以表现为喘息、反复咳嗽甚至哮喘等(见表 14-1)。基于过敏性疾病的发病年龄特点,1997 年 Bergman 提出"过敏进程"(Allergy March)的概念,是指过敏性疾病的发生具有典型的年龄特征,随年龄增长,过敏症状可以缓解也可能被其他症状代替。婴幼儿最初表现特异性皮炎和食物过敏,之后 40% 的特异性皮炎患儿发展为哮喘、过敏性鼻炎等,延续至成人期。

表 14-1 婴幼儿过敏常见症状

受累器官	症状和体征
胃肠道	呕吐、腹泻、便血、拒食、腹胀、便秘、夜间哭闹
皮肤	湿疹、荨麻疹、皮肤瘙痒、面部/口唇/眼睑血管性水肿
呼吸道	鼻痒、流涕、打喷嚏;夜间晨起干咳、喘息;夜间打鼾;反复中耳炎、鼻窦炎、扁桃体炎
眼睛	眼睛痒、流泪、结膜充血
全身	生长发育落后,过敏性休克

过敏性疾病不仅可直接影响患儿生活质量,影响睡眠,而且由过敏性鼻炎所致的反复呼吸道感染(鼻窦炎、中耳炎和扁桃体炎)还可以导致患儿生长发育落后及营养不良,同样,过敏性鼻炎所致的腺样体肥大还可以引起患儿睡眠呼吸暂停,影响面容甚至是智力发育,急性过敏反应甚至可以危及生命。

三、儿童过敏性疾病的分类及免疫学机制

儿童过敏性疾病的发病机制非常复杂,不同疾病其发病机制更是迥异,如表 14-2 所示。

表 14-2 儿童过敏性疾病的分类及机制

分类		IgE 介导	T 细胞介导	EOS 介导	IgG 介导
受累器官分类	皮肤				
	特应性皮炎	++	++	+	
	血管性水肿	++			
	荨麻疹	++	+		

（续表）

分类		IgE 介导	T 细胞介导	EOS 介导	IgG 介导
	消化道				
	口腔过敏综合征	++			
	食物蛋白诱导的肠病		++		
	食物蛋白诱导的小肠结肠炎综合征		++	+	
	食物蛋白诱导的直肠结肠炎		++	+	
	乳糜泻		+		++
	嗜酸细胞性食管炎	+	+	++	
	嗜酸细胞性胃肠炎	+	+	++	
	呼吸道				
	过敏性鼻炎	++		+	
	哮喘	++		+	
	眼过敏症	++			
	严重过敏反应	++			
过敏原种类分类	食物过敏		+	+	+
	吸入过敏原过敏	++			
	药物过敏	+	+	+	+

四、儿童过敏性疾病的原因

过敏性疾病的发生是遗传基因和环境相互作用的结果。

（一）遗传因素在过敏性疾病的发病中有重要作用。

研究表明，父母一方过敏者，子女发生过敏的风险为 20%～40%，若父母双方都过敏，则发生过敏的风险高达 40%～60%，有一位兄弟姐妹过敏，发生过敏的可能性为 25%～35%，即使父母兄弟姐妹均无过敏，发生过敏的风险依然存在，为 5%～15%。可见遗传因素在过敏性疾病发病中起决定性作用。

根据 NCBI 基因库（www.ncbi.nlm.nih.gov）的统计，与哮喘发病有关的基因多态性超过 300 个，其中 IL-13+1 923 位点基因型 TT、TC 是中国儿童哮喘发病的危险因素。基因多态性可能是过敏性疾病的遗传学基础。

（二）环境因素与过敏性疾病的发病密切相关。

大样本的队列研究发现,环境因素与过敏性疾病的发生密切相关。现代生活方式下,室内装修环境适合尘螨生长,现代人室内活动时间更长,获得充分的变应原暴露和致敏,家庭人口少所致的交叉感染减少,清洁程度改善,减少了婴幼儿时期的微生物暴露,从而减少微生物对免疫系统发育的刺激,这些都与过敏性疾病的发生有关。

近年来,生命早期的暴露越来越被人们重视。孕期、分娩期、新生儿期等生命早期的不良暴露都可能与儿童过敏性疾病存在关联。孕期服用激素(黄体酮)是特异性皮炎的危险因素,剖宫产增加了 20% 的哮喘发病率,新生儿高胆红素血症与哮喘的发病密切相关。

虽然,过敏性疾病的发生由过敏体质(基因)决定,很难改变,但是过敏性疾病是可以干预的,尤其是早期干预能有效预防过敏性疾病的发生。根据过敏进程的概念,早期不干预,发展为哮喘、过敏性鼻炎的概率明显增高,因此,迫切需要建立和制订有效的预防和治疗方案,尤其是在生命早期,以降低儿童过敏性疾病的发病率。

五、过敏性疾病的诊断

对于处于致敏阶段但无明显临床症状的婴儿,目前尚无诊断的共识性标准。诊断主要针对出现临床症状的婴儿,主要通过病史、临床表现、体格检查以及实验室检查对疾病做出诊断。

（一）病史采集

1. 主要症状

由于过敏性疾病临床表现的多系统性,症状采集应当全面系统,主要包括胃肠道、皮肤、呼吸道以及全身症状(见表 14-1);应详细询问首次发病年龄、症状持续时间、严重程度和频率以及反复暴露的再现性。

2. 家族史

过敏性疾病有很强的家族遗传倾向,因此家族史非常重要,重点询问父母及兄弟姐妹是否有过敏性疾病罹患史。

3. 喂养史

婴儿早期出现的过敏症状多由食物过敏引起,喂养史非常重要,不仅需要了解喂养方式:母乳喂养或者配方奶喂养,还需要了解辅食添加的种类。发生食物相关过敏反应时应重点询问:诱发的可疑食物、食物摄入的量、摄入食物后出现症状的时间、有无其他诱发因素等。严重过敏反应的婴儿,应详细询问进食后是否出现过声音嘶哑、喉头水肿、呼吸困难以及面色苍白等。

(二)体格检查

过敏患儿的临床表现因过敏症状出现缓急、累及器官不同而有所差异。缓解期可能体征不明显,部分患儿可有特征性的"变应性黑眼圈"或者"山根青筋"。发作期可出现鼻黏膜苍白水肿、吸气喉鸣(喉头水肿)或者呼气相哮鸣音(喘息)。急性过敏反应可出现面色苍白、呼吸困难和肺部呼吸音降低,甚至出现心率加快和血压下降。

(三)实验室检查

1. 外周血嗜酸性粒细胞比例及计数

当外周血嗜酸性粒细胞占白细胞总数的 5%～15% 时,提示过敏反应;占 16%～40% 时,提示存在过敏反应或其他情况(如药物超敏反应、白血病、自身免疫性疾病或寄生虫感染);占 50%～90% 时,多见于嗜酸性粒细胞增多症或内脏幼虫移行症。

2. 分泌物嗜酸性粒细胞计数

显微镜下,通过眼结膜或鼻黏膜的分泌物、痰液中查找嗜酸性粒细胞判定是否存在过敏性鼻炎、过敏性结膜炎和哮喘。

3. 皮肤点刺试验

皮肤点刺试验是比较方便、简单、快速、重复性好、阳性率高的试验,试验可以判断 IgE 介导的过敏反应,对诊断吸入性过敏,如过敏性鼻炎和结膜炎有较高的阳性预测值,对食物过敏的阴性预测值高。曾对某种过敏原发生过严重过敏反应者禁忌使用皮肤点刺试验,过敏反应的急性期也应避免皮肤点刺试验。试验前需停用抗过敏药物。

4. 血清总 IgE 及特异性 IgE 检测

血清总 IgE 及特异性 IgE 检测为体外实验,比较安全,可应用于各个年龄段婴儿。检测阳性仅仅说明机体被该过敏原致敏,是否一定发生过敏反应具有不确定性,需要结合临床表现和回避试验确定过敏原种类。过敏性特异性 IgE 浓度的高低有助于帮助判断过敏原种类与临床表现之间的关系,当过敏原特异性 IgE 浓度较高时发生临床症状和体征的可能性增高。不受抗过敏药物的影响,因此,服药期间,仍可进行检测。

5. 斑贴试验

标准过敏原制成的贴剂,贴于皮肤表面,在 48 h 后移刮去,观察皮肤的变化及是否有其他临床表现,对非 IgE 介导的迟发性过敏反应有一定诊断意义。

6. 食物回避-口服激发试验

口服激发试验开始前应先进行食物回避试验。饮食中回避可疑过敏食物 2~4 周,记录临床症状;若症状改善,考虑该儿童临床症状可能与该食物过敏有关,需行口服激发试验确诊。

口服激发试验包括双盲安慰剂对照食物激发试验、单盲食物激发试验、开放性食物激发试验等,是食物过敏诊断的主要方法。通过回避可疑食物 2~4 周,症状缓解后,逐步添加可疑食物激发症状出现的方法,观察食物与临床症状之间的相关性。

虽然双盲安慰剂对照食物激发试验是食物过敏诊断的金标准,但由于存在一定的严重过敏反应的风险性及程序复杂、要求严格,限制了其在临床的广泛应用。目前临床多采用开放性食物激发试验。

适应证:怀疑食物过敏的患儿,需要确定过敏的食物种类;需要确定食物的交叉过敏的存在。高敏儿添加易过敏的新食物时,为安全起见应先进行开放性食物激发试验。

禁忌证:皮肤点刺试验强阳性,特异性 IgE 大于 95% 阳性预测值,有其他急慢性疾病,严重湿疹,中度至重度营养不良,先天畸形和先天性皮肤疾病。

六、生命早期 1000 天过敏性疾病的治疗

生命早期过敏性疾病的治疗主要包括饮食控制、环境控制和药物治疗。

(一)饮食控制

生命早期的饮食控制主要针对食物过敏。婴幼儿期常见的是过敏食物为牛奶和鸡蛋。

1. 牛奶蛋白过敏的治疗

牛奶蛋白过敏(cow's milk protein allergy,CMPA)为牛奶蛋白引起的异常或过强的免疫反应,可由 IgE 介导、非 IgE 介导或两者混合介导。CMPA 是 1 岁以内婴儿最常见的过敏性疾病。CMPA 症状无特异性,常可累及多器官系统,如皮肤、胃肠道及呼吸系统等,甚至可发生严重过敏反应。CMPA 早期诊断及正确治疗有利于减轻疾病对患儿生活质量以及生长发育的影响。2017 年,英

国召集世界顶级过敏专家制订了牛奶蛋白过敏的国际指南,结合中国国情,中华医学会儿科学分会消化学组制订了 2017 食物过敏相关消化道疾病诊断与管理专家共识,规范了牛奶蛋白过敏的诊治流程(见图 14-1)。

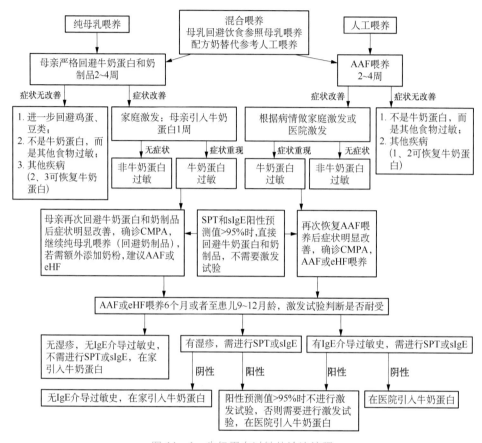

图 14-1　牛奶蛋白过敏的诊治流程

注：AAF,氨基酸配方粉；CMPA,牛奶蛋白过敏；eHF,深度水解蛋白配方粉；SPT,皮肤点刺实验

（1）母乳喂养儿：对于纯母乳喂养儿,若怀疑牛奶蛋白过敏,母亲需严格回避牛奶蛋白和奶制品 2～4 周,若症状明显改善,母亲再次引入牛奶蛋白 1 周,若症状重现,则初步诊断为牛奶蛋白过敏,母亲需再次回避牛奶和奶制品,此时方可确诊牛奶蛋白过敏,确诊的牛奶蛋白过敏患儿可继续纯母乳喂养,母亲饮食需严格回避奶制品,其流程如图 14-1 所示。

（2）配方奶喂养儿：对于配方奶喂养儿,若怀疑牛奶蛋白过敏,氨基酸配方奶喂养2~4周,若症状明显改善,再次换用普通配方奶后症状再现,可初步诊断为牛奶蛋白过敏,再次恢复氨基酸配方奶后症状再次改善,可确诊为牛奶蛋白过敏,确诊的患儿需口服深度水解配方奶或者氨基酸配方奶6个月或至宝宝9~12月龄,再次引入普通牛奶蛋白配方奶需重新评估宝宝当时情况,如图14-1所示。

在此,需要强调几个原则:①轻中度牛奶蛋白过敏原则上选择深度水解配方奶粉(即使在确诊前可选择氨基酸配方奶进行回避性诊断),而重度牛奶蛋白过敏患儿需选择氨基酸配方奶粉,轻中度的界定由临床医生根据指南及临床经验做出判定;②对于服用深度水解配方奶粉后仍然不能缓解的牛奶蛋白过敏患儿,可选择氨基酸配方奶粉。

另外,羊奶作为婴儿的唯一食物来源不能提供足够的营养,并且存在交叉过敏的危险,因此不建议用于已被证实或怀疑为牛奶过敏的婴儿。牛奶过敏的婴儿对大豆蛋白也可能发生过敏反应,因此,豆奶通常不建议婴儿和儿童使用。

2. 鸡蛋和其他食物过敏者

原则上也应回避。临床症状好转后是否再添加,可根据具体情况决定。

3. 辅食添加

食物过敏的患儿添加辅食可先加含铁米粉、蔬菜等,逐步过渡到肉类食物、鸡蛋、海产品。如果同时需要进行从AAF到eHF转换时,则暂停添加新辅食,先进行转换。对于非IgE介导的过敏患儿鼓励尽量尝试多种食物。

4. 环境控制

由于尘螨和真菌是主要的室内过敏原,室内环境控制尤为重要。主要包括以下措施:

(1)家中不养宠物,不种植植物,无地毯,限制患儿接触毛绒玩具。

(2)床单、被罩、窗帘勤洗勤晒,太阳晒干,或者烘干机烘干。

(3)保持室内环境通风干燥。

(4)空调滤网定期清洗。

(5)对已证实尘螨过敏的患儿,有条件的家庭可使用防螨床上用品并定期除螨。

(二)药物治疗

(1)抗组胺药物:包括一代抗组胺药物,代表药物苯海拉明和赛庚啶;二代抗组胺药物,代表药物氯雷他定和西替利嗪,可用于过敏性鼻炎、过敏性结膜炎、特应性皮炎以及哮喘的治疗。

（2）肥大细胞稳定剂：代表药物是色甘酸钠，能阻断肥大细胞释放细胞因子，主要是呼吸道和眼过敏症局部用药。

（3）白三烯受体拮抗剂：代表药物孟鲁司特钠，主要用于1岁以上幼儿，目前主要用于哮喘的治疗。

（4）激素类药物：对严重喘息发作、全身过敏反应可短期使用全身糖皮质激素。

（5）局部治疗：主要是针对湿疹患儿，需要局部应用糖皮质激素霜，由于激素的局部副反应，不建议长期使用。

（三）免疫治疗

1. 特异性免疫治疗

特异性免疫治疗即脱敏治疗，通过应用逐渐增加剂量的特异性变应原疫苗，减轻由于变应原暴露引发的症状，使患者达到临床耐受，乃至免疫耐受具有远期疗效，可提高患者的生活质量，阻止变应性疾病的进展，是目前唯一有可能通过免疫调节机制改变疾病自然进程的治疗方式，包括皮下特异性免疫治疗和舌下特异性免疫治疗两种。其适应证为由吸入性变应原诱发、IgE介导的变态反应性疾病：如过敏性鼻炎、过敏性结膜炎、支气管哮喘等。

根据国内目前可供临床使用的标准化变应原疫苗的种类，免疫治疗的适应证主要为尘螨过敏，合并其他变应原数量少（1～2种），最好是单一尘螨过敏的患者，皮下免疫治疗通常在5岁以上的患者中进行。皮下特异性免疫治疗有诱发急性过敏反应的可能，须在医院进行。舌下脱敏相对安全，可在家进行，一般也须3岁以上。

2. 生物制剂

生物制剂主要是单克隆抗体，包括IL-4、IL-13以及IgE抗体，大部分处于临床试验阶段。2018年年初，奥马珠单抗（抗IgE抗体）在中国上市，但是目前仅用于12岁以上的哮喘患儿。

七、生命早期1000天过敏性疾病的预防

过敏性疾病的预防主要是一级预防，主要对象是尚未被致敏的婴儿，尤其侧重生命早期1000天内的预防。预防措施主要针对母亲和婴儿两方面，不同时期预防策略有所侧重。

（一）母孕期

母亲吸烟增加婴儿过敏风险,应尽量避免主动和被动吸烟。母亲妊娠期盲目回避鸡蛋、牛奶等容易过敏的食物并不能降低婴幼儿过敏性疾病如湿疹、哮喘以及食物过敏的发生风险,反而增加了母亲和胎儿营养不良的风险。因此,母孕期不需要特殊饮食限制。

母孕期膳食均衡健康比较重要,可适当多摄入水果、蔬菜、鱼以及富含纤维和维生素 D 的食物。另外,母孕期尽量不用或少用抗生素和镇痛药,不要接触消毒剂和杀虫驱蚊剂。没有证据表明母孕期补充益生元和益生菌能预防过敏性疾病的发生。基于益生菌对湿疹的些许预防作用,对高过敏风险婴儿(父母或兄弟姐妹罹患过敏性疾病),母孕期可适当补充功能明确的益生菌菌株以预防湿疹的发生。

（二）围生期

剖宫产出生的婴儿,过敏性疾病的发生概率明显升高,主要因为婴儿肠道菌群的丰度受到了影响,因此提倡自然分娩(即经阴道分娩),这样婴儿肠道有益菌定植率高,有助于免疫系统成熟。

（三）婴儿期

1. 乳母饮食

食物过敏原可通过母乳传递给婴儿,但含量较低,因此对非高过敏风险婴儿,不得将任何特定的食物排除在母亲的饮食之外。高过敏风险婴儿的乳母应减少常见致敏食物的摄入,包括海鲜、牛奶、鸡蛋、热带水果和坚果等。母亲可适当补充功能明确的益生菌菌株以预防高过敏风险婴儿湿疹的发生。哺乳期间,母亲不需要额外补充维生素 D。

2. 婴儿饮食

纯母乳喂养可以有效减少婴儿期过敏的发生。出生后前 6 个月推荐母乳喂养。对于纯母乳喂养婴儿出现过敏性疾病的婴儿,建议其母亲尝试回避牛奶等可疑致敏食物。

高过敏风险婴儿混合或人工喂养可采用适度水解配方(即部分水解配方)替代母乳预防过敏。建议开奶后尽早使用,因早期接触全牛奶配方可能导致机体致敏,喂养应持续至 1 岁。不推荐豆奶和羊奶作为高过敏风险婴儿的饮食替代品。

既往很多指南均建议高过敏风险婴儿延迟添加辅食以预防过敏性疾病的发生,但是近年来越来越多的临床大样本研究显示,延迟添加辅食并不能降低该食物过敏的发生,因此,不建议高过敏风险婴儿延迟添加辅食,建议在 4～6 月适时添加固体辅食,以诱导口服免疫耐受,尤其是花生过敏高发区或者有花生过敏家族史的婴儿,在生命早期(4~11月)的膳食中应包括花生制品。

3. 益生元和益生菌

1岁以内添加益生元可明显降低哮喘、反复喘息及食物过敏的发生,可能有降低湿疹发生的作用,因此建议非纯母乳喂养婴儿(无论是否是高过敏风险婴儿)补充益生元,纯母乳喂养则不需要补充,因为母乳中本身就含有丰富的低聚糖,能有效促进有益菌的生长。高过敏风险婴儿尤其是非母乳喂养儿可添加功能明确的益生菌菌株以降低过敏性疾病的发生。

4. 维生素D

维生素D不仅可以促进钙吸收,近年来的研究发现,人体几乎所有的组织和器官均表达维生素D受体,使维生素D成为备受关注的激素,其在过敏性疾病中的免疫调节作用越来越受关注。研究表明,维生素D缺乏与多种过敏性疾病相关,但是现有的研究在生命早期添加维生素D是否可以预防过敏性疾病的发生这一问题上仍存在争议,因此对于维生素D水平正常的婴儿,目前不推荐额外添加维生素D。

5. 尽量少用抗生素

在出生后6~12月内,早期使用抗生素显著导致肠道菌群成熟延迟,增加过敏性疾病的发生。少接触毛绒玩具和杀虫驱蚊剂,尽量少使用解热镇痛药。

6. 环境暴露

尽量减少被动吸烟暴露。早期暴露吸入过敏原对后期发生过敏的影响存在争议。目前认为,生命早期的过敏原暴露本身并无预防致敏的作用,而且过敏原暴露的累积会增加3岁时的致敏风险,但是临床上观察到生后1年内接触过敏原与3岁时复发性喘息呈负相关,其原因可能是过敏原暴露的同时,也增加了微生物的暴露,对喘息可能有一定的预防作用。

(四)幼儿期

幼儿期的宝宝大多已经致敏,其预防主要是二级和三级预防,措施与治疗相近。

(陈同辛)

参考文献

［1］ 全国儿童哮喘协作组.第三次中国城市儿童哮喘流行病学调查[J].中华儿科杂志，2013,51(10)：729-736.

［2］ 杨珍,陈同辛,周纬.上海地区 720 例特应质儿童食物过敏临床分析[J].临床儿科杂志,2009,27(5)：458-461.

［3］ Meyer R. Nutritional disorders resulting from food allergy in children [J]. Pediatr Allergy Immunol，2018,29(7)：689-704.

［4］ Zellweger F，Eggel A. IgE-associated allergic disorders：recent advances in etiology，diagnosis，and treatment [J]. Allergy，2016,71(12)：1652-1661.

［5］ van der Velde JL，Dubois AE，Blok FD. Food allergy and quality of life：what have we learned [J]. Curr Allergy Asthma Rep，2013,13(6)：651-661.

［6］ 中华医学会儿科分会消化学组.食物过敏相关消化道疾病诊断与管理专家共识[J].中华儿科杂志,2017,55(7)：487-492.

［7］ Venter C，Brown T，Meyer R，et al. Better recognition，diagnosis and management of non-IgE-mediated cow's milk allergy in infancy：iMAP-an international interpretation of the MAP（Milk Allergy in Primary Care）guideline [J]. Clin Transl Allergy，2017,7：26.

［8］ Jutel M，Agache I，Bonini S，et al. International Consensus on Allergen Immunotherapy II：Mechanisms，standardization，and pharmacoeconomics [J]. J Allergy Clin Immunol，2016,137(2)：358-368.

［9］ Muraro A，Halken S，Arshad SH，et al. EAACI food allergy and anaphylaxis guidelines. Primary prevention of food allergy [J]. Allergy，2014,69(5)：590-601.

［10］ Cuello-Garcia CA，Fiocchi A，Pawankar R，et al. World Allergy Organization-McMaster University Guidelines for Allergic Disease Prevention（GLAD-P）：Prebiotics [J]. World Allergy Organ J，2016,9：10.

［11］ Fiocchi A，Pawankar R，Cuello-Garcia C，et al. World Allergy Organization-McMaster University Guidelines for Allergic Disease Prevention（GLAD-P）：Probiotics [J]. World Allergy Organ J，2015,8(1)：4.

［12］ Yepes-Nuñez JJ，Fiocchi A，Pawankar R，et al. World Allergy Organization-McMaster University Guidelines for Allergic Disease Prevention（GLAD-P）：Vitamin D [J]. World Allergy Organ J，2016,9：17.

［13］ de Silva D，Geromi M，Halken S，et al. Primary prevention of food allergy in children and adults：systematic review [J]. Allergy，2014,69(5)：581-589.

［14］ Fiocchi A，Assa'ad A，Bahna S，et al. Food allergy and the introduction of solid foods to infants: a consensus document. Adverse Reactions to Foods Committee, American College of Allergy, Asthma and Immunology [J]. Ann Allergy Asthma Immunol, 2006,97(1): 10 - 20; quiz 21,77.

[15] Fleischer DM, Sicherer S, Greenhawt M, et al. Consensus communication on early peanut introduction and the prevention of peanut allergy in high-risk infants [J]. World Allergy Organ J, 2015,8(1): 27.

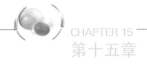

第十五章

腹泻病的诊断及营养治疗

了解 腹泻的流行病学特征。

理解 各种腹泻病的诊断。

掌握 营养治疗的必要性及原则,ORS 的用法用量及禁忌证,锌制剂的用法用量。

　　腹泻病(diarrheal diseases)是小儿常见病、多发病,是一组由多病原、多因素引起的以大便次数增多和性状改变为特点的消化道疾病。腹泻病可引起水电解质和酸碱平衡紊乱,严重者可导致儿童营养不良、生长发育障碍甚至死亡。根据世界卫生组织(WHO)和联合国国际儿童紧急救援基金会(UNICEF)的数据,全球每年约有 20 亿腹泻病例发生,其中 5 岁以下儿童每年约有 1 900 000 人。全球 5 岁以下儿童死亡病例中,有 9% 由腹泻所导致,这使每年约有 55 万例婴幼儿因为腹泻而死亡。在我国腹泻病根据病程长短可分为急性腹泻病(<2 周以内),迁延性腹泻病(2 周~2 个月),慢性腹泻病(2 个月以上)。

　　在国际上通常将腹泻病分为急性腹泻和持续的腹泻(急性起病的腹泻持续 14 天以上)。

一、流行病学

　　我国 5 岁以下儿童每年有 3 亿人次患腹泻。我国 5 岁以下腹泻发病率平均

213

每人每年 2.50～3.38 次,接近全球平均水平。我国小儿腹泻病调查研究结果显示,每年有 2 个发病季节高峰,一个高峰为 6～8 月,主要病原为致泻性大肠埃希菌和痢疾杆菌,另一高峰为 10～12 月,主要病原为轮状病毒。2012 年世界胃肠病学组织腹泻病全球指南指出影响儿童腹泻病预后的主要因素包括了营养不良、锌缺乏、持续的腹泻以及免疫抑制等,并提出应用口服补液盐、提倡母乳喂养、改善营养、卫生保健的改善和更高的麻疹疫苗覆盖率均能明显降低腹泻病的病死率。

二、诊断

腹泻病从病理生理方面分为渗透性、渗出性、分泌性和动力紊乱性;按部位分为小肠性、结肠性或小肠结肠性;按病因分为感染性和非感染性。

(一)临床表现

1. 病史要点

发病诱因、季节、年龄、喂养史、辅食添加情况,有无不洁饮食史,每日大便次数及性状改变,水样便、黏液便或脓血便等,有无酸臭和腥臭味,是否伴有恶心、呕吐、腹痛、腹胀,是否伴有便前哭闹及便后缓解,是否伴口渴、尿少,询问有无抽搐、皮疹,精神及意识状况,有无基础疾病及其他系统感染表现,病后的诊治过程。

2. 查体要点

有无脱水表现:精神状态,前囟眼窝是否凹陷及程度、皮肤是否干燥及弹性、血压、尿量、桡动脉搏动,有无腹胀、肠型、蠕动波、压痛、肌紧张、反跳痛、腹部包块、腹水征、肠鸣音等。还需关注有无代谢性酸中毒及低血钾表现。

(二)辅助检查

(1)粪便常规。

(2)粪便病毒学检查:疑为病毒感染者行大便轮状病毒、腺病毒抗原检测。

(3)粪便涂片:查找真菌菌丝及孢子、寄生虫。

(4)粪便培养及药敏试验:疑为细菌及真菌感染者行粪便培养,亦可为抗感染治疗提供依据。

(5)肝肾功能、电解质:脱水时血钠可协助判断脱水性质。

(6)血气分析:适用于中度以上脱水者。

(7)腹部 B 超、X 线片或 CT 检查:有腹胀、腹痛剧烈或有腹部异常体征者可选择,了解有无外科急腹症。

(8)心电图检查。

（三）按病程诊断

(1)急性腹泻病:病程<2周。

(2)迁延性腹泻病:病程2周~2月。

(3)慢性腹泻病:病程>2月。

（四）按病情诊断

(1)轻型:腹泻症状较轻,多由饮食不当或肠道外感染所致,少数由肠道内感染引起,无脱水,无全身中毒症状。

(2)中型:腹泻症状较重,有轻度或中度脱水,有轻微全身中毒症状。

(3)重型:腹泻严重,多为肠道内感染所致,常急性起病,大便每日10次以上,除有较重的胃肠道症状外,还有水、电解质和酸碱平衡紊乱、重度脱水,有明显全身中毒症状(烦躁、精神萎靡、嗜睡、面色苍白、体温不升,白细胞计数明显升高)。

（五）脱水程度的诊断

脱水程度分为轻、中、重,脱水性质分为等渗、低渗、高渗,临床以等渗性脱水最常见(见表15-1)。

表 15-1 脱水的临床分度

程度	失水占体重的百分比(%)	前囟眼窝凹陷	眼泪	口干	尿量	皮肤弹性	周围循环
轻	<5	稍凹	有	稍干	稍少	好	正常
中	5~10	较明显	少	较明显	明显少	较差	肢冷
重	>10	明显	无	明显	极少或无	极差	血压低或休克

（六）按病因诊断

(1)非感染性:食饵性、症状性、过敏性、乳糖不耐受、其他。

(2)感染性:病毒、细菌、真菌、寄生虫等。

三、各类腹泻诊断要点及鉴别诊断

（一）病毒性肠炎

(1)轮状病毒:多见于秋冬季,其他季节也可散发,好发年龄6月~2岁,自然病程 7～10 天。主要表现：病初发热、呕吐，之后出现腹泻，水样便，每日 5～10 次或 10 多次。大便性状特点：水多、次多、量多(三多)，大多数患儿有呕吐症状，呕吐多发生在病初 1～2 天，吐泻严重者多伴有脱水、酸中毒。部分患儿伴有咳嗽等呼吸道症状。

(2) 腺病毒：无明显季节性，全年散发。症状类似轮状病毒，但是较轻。

(3) 诺如病毒：感染者发病突然，主要症状为恶心、呕吐、发热、腹痛和腹泻。儿童患者呕吐普遍，粪便为稀水便或水样便，无黏液脓血。

(4) 柯萨奇病毒：多发生于夏季或秋冬季，起病当日即有腹泻，大便呈水样，或含黏液，血丝，常出现皮疹，多为斑疹或斑丘疹，不痒，1～3 天消退，常伴有上呼吸道症状，也可引起病毒性心肌炎。

(二) 细菌类

1. 致泻性大肠杆菌

(1) 产毒性大肠杆菌：多见于夏季，2 岁以下婴幼儿，可表现为发热、呕吐、频繁多次水样便，多伴有酸中毒。确诊需要依据粪培养及血清学鉴定。

(2) 致病性大肠杆菌：潜伏期 12～24 h，腹泻、腹痛为主要表现，有时伴有发热和呕吐，多为水样便，含少许黏液和脓血，重者有脱水，病程 1～2 周。

(3) 侵袭性大肠杆菌：临床表现类似细菌性痢疾，主要感染学龄儿童和成人，夏季多见，潜伏期 1～3 天，腹泻、发热、腹痛、里急后重、黏液脓血便，重症可以出现全身中毒症状甚至休克。仅凭临床表现不易与菌痢区别。

(4) 出血性大肠杆菌：表现为急性痉挛性腹痛，多于 24 h 内发生腹泻，初为水样便，继之出现特征性血便(血水便或脓血便)，血多便少，可以并发溶血尿毒综合征(表现为急性肾功能衰竭、血小板减少和溶血性贫血)及血栓性血小板减少性紫癜(表现为发热明显、血小板减少、溶血性贫血、肾功能异常、神经系统症状)。多数患者 5～7 天后疾病自限，有上述并发症的预后严重。

(5) 吸附性大肠杆菌：以水样便为主，含黏液，很少含血，常引起迁延性及慢性腹泻病。

2. 沙门氏菌

沙门氏菌感染可表现为持续高热、全身中毒症状、玫瑰疹，肝脾肿大，白细胞减少，严重者出现肠出血、肠穿孔等。

3. 空肠弯曲菌

空肠弯曲菌感染多见于 5 岁以下儿童，发病高峰 5～8 月。半数以上有前驱症状,乏力、发热、头晕,病初 1～2 天表现为发热、寒战、腹痛,进而出现稀便或稀水便,继而出现痢疾样黏液脓血便,这是空肠弯曲菌的重要特征,另一特征为腹痛时间长,与腹泻不成比例,便血多者易误诊为肠套叠,大便可见红细胞、吞噬细胞和大量白细胞。少数经血感染而并发心内膜炎、肺脓肿、尿路感染、败血症、腹膜炎,急性期过后 2～4 周,少数患者可出现关节炎、心肌炎。

4. 耶尔森氏菌

耶尔森氏菌感染主要表现为小肠结肠炎,婴幼儿多见。表现为发热、腹痛、腹泻。腹泻为水样黏液样或胆汁样,常伴下坠感及右下腹痛,易被误诊为阑尾炎。

5. 艰难梭菌

艰难梭菌往往感染住院患者,并在体内定植。该细菌感染可引起伪膜性肠炎(pseudomenbranous colitis,PMC):临床表现为腹泻、腹痛、伴有全身中毒症状,症状突然开始,并伴随血压低,严重时能致死。通常还伴有发烧,白细胞增多,之后可导致死亡,是很严重的一类疾病。引起抗生素相关性腹泻(antibiotic-associateddiarrhoea):在体内的潜伏期为 5～10 天,之后导致大量的棕色或水状腹泻,持续 1 周左右。做大便厌氧菌培养、组织培养法检测细胞毒素可协诊。

（三）真菌

真菌感染多见于营养不良、免疫功能低下、长期大量使用抗生素及免疫抑制剂等的患儿,腹泻为黄色稀便,含泡沫及黏液,或为豆腐渣样大便,次数不是太多,但是迁延不愈。可伴有鹅口疮,肛门周围黄白色伪膜,大便镜检有真菌孢子和菌丝,粪便真菌培养可作鉴别。

（四）寄生虫

寄生虫中的隐孢子虫和环孢子虫在发展中国家比较常见,通常为无症状的贾第鞭毛虫,主要的临床症状则表现为腹痛、恶心及呕吐,溶组织阿米巴则可有腹痛、黏液脓血便等。大便标本中找到寄生虫即可确诊。

（五）过敏引起的腹泻

根据过敏反应的类型不同以及累及肠道不同部位,大便性状变化较多,可为正常便、黏液便或者血便等,严重者可表现为慢性腹泻、吸收障碍、生长发育迟缓、低蛋白血症等。该类患儿可伴有呼吸系统和(或)皮肤过敏症状。可通过双盲安慰剂对照食物激发试验进行确诊。

四、治疗

腹泻的治疗包括饮食疗法、液体疗法和药物治疗,病毒感染及饮食不当引起的急性腹泻及早通过饮食疗法和口服液体疗法(ORT),多数可以治愈。如果早期由于各种原因未给予合理的营养治疗和充足的液体时,则可导致病情加重,必要时给予静脉补液,胃肠黏膜保护剂、止泻剂等药物治疗。因此腹泻初期给予合理的营养治疗可缩短腹泻时间,减少静脉输液,预防脱水及电解质紊乱,避免营养不良的发生。

(一)饮食治疗

腹泻患儿饮食治疗的原则为给予与年龄匹配的饮食,保证充足的能量供应;尽早给予口服补液,保证充足的水分和电解质;补充适量的多种维生素和矿物质。

1. 饮食方式

腹泻患儿为保证充足的能量供应,急性腹泻期间,禁食不应超过 4 h,没有脱水征象的患儿应继续正常喂养,应用液体疗法通常 2~4 h 可纠正脱水,一旦脱水纠正后应尽早恢复进食,给予与年龄匹配的饮食。腹泻患儿因呕吐、食欲不佳、胃肠吸收功能下降,饮食摄入量不能满足机体的能量需求,需要增加餐次。母乳喂养的婴幼儿应继续给予更频繁的母乳喂养,ESPGHAN 的循证指南指出婴幼儿早期发生严重或持续的腹泻可能与过早断奶有关,以母乳喂养为主的婴幼儿发生急性胃肠炎的风险更低。对年龄较大的儿童,饮食可不加以限制,一天内少量多餐(6 餐/d),给予富含能量和微量元素的混合食物包括谷类、蛋、肉类、酸奶、水果、蔬菜等。在急性腹泻病治愈后,在能耐受的范围内应增加能量的摄入,额外补充因疾病所致的营养素缺失。增加果汁常是导致腹泻的病因,这一现象在富含山梨醇的非柑橘类果汁,如苹果、梨、樱桃、李子等果汁中尤为显著,6个月以下的婴儿禁止饮用果汁,也不推荐腹泻患儿服用含高浓度单糖的食物,包括碳酸饮料、果冻、罐装果汁和其他含糖饮料治疗腹泻和脱水。0~1 岁腹泻患儿每日能量供应为 80~90 kcal/kg,慢性及迁延性腹泻患儿补充能量应达到 160 kcal/(kg·d)。如果经口营养摄入不足 3~7 天以上,则应进行肠内营养。少数重症病例,不能耐受口服营养,伴有重度营养不良及低蛋白血症者,可给予静脉营养。

在不同原因引起的慢性腹泻中营养支持起着重要作用。

（1）糖原性腹泻：多数腹泻患儿不需要给予特殊配方奶粉,部分感染性腹泻,因小肠黏膜受损,至双糖酶活性下降,以乳糖酶活性下降最为显著,如直接补充乳糖食品,会导致不被消化的乳糖直接进入结肠发酵并产生气体,引起肠腔内渗透压增高而加重腹泻,可给予去双糖饮食,或者用低(无)乳糖配方奶。

（2）过敏性腹泻：以牛奶过敏较常见,需要避免食用牛奶及牛奶制品,婴儿可给予深度水解配方奶,如还不耐受可给予氨基酸配方奶。

（3）乳糜泻(麸质蛋白过敏性肠病)是一种免疫介导的有遗传易感性的肠病,乳糜泻可导致患儿出现痉挛性腹痛、大便恶臭、腹泻、体重减轻、情绪烦躁,且长期持续病样面容。一经确诊饮食要终身彻底去除小麦、大麦和黑麦,一般可以耐受燕麦。

2. 蛋白质

2016 中国急性感染性腹泻病临床实践指南建议达到同年龄匹配饮食。迁延性腹泻及慢性腹泻的蛋白质摄入 $2.29\ g/(kg \cdot d)$,才能维持营养平衡。

3. 碳水化合物

病毒性腹泻多有双糖酶(特别是乳糖酶)缺乏,2016 中国急性感染性腹泻病临床实践指南建议急性腹泻期间配方奶喂养者可选择应用低(无)乳糖配方奶,但是否限制乳糖是有争议的。大多数迁延性腹泻患儿的吸收功能是正常的,并能耐受肠内营养,因此,一般情况下不必停用配方奶而换成专门的无乳糖配方奶。虽然大多数迁延性腹泻患儿并非乳糖不耐受,但将乳糖负荷降至 $<5\ g/(kg \cdot d)$ 是有必要的。

4. 膳食纤维

国外研究显示,使用含膳食纤维配方可明显缩短腹泻症状的持续时间。在腹泻早期,给予腹泻患儿适龄和健康的饮食优于只提供无渣液体或稀释牛奶。2016 中国指南建议对年龄较大儿童饮食不加以限制。

5. 矿物质和维生素

由于急性腹泻时大便丢失锌增加、负锌平衡、组织锌减少,在急性腹泻期间及腹泻后,常规补锌能够降低疾病的严重程度和持续时间,并可降低随后 2～3 个月内腹泻的复发率。2016 中国指南与 2005 年 WHO 和 UNICEF 指南均建议每天给患儿补锌 20 mg(元素锌 20 mg 相当于硫酸锌 100 mg 或葡萄糖酸锌 140 mg),连续补充 10～14 天(6 个月以下的婴儿每天补 10 mg)。大多数伴有迁延性腹泻的营养不良患儿可能存在锌、铁和维生素的缺乏,所有此类患儿应给予

100 000 IU 初始剂量维生素 A，另外锌摄入量 3～5 mg/(kg・d)。所有持续性腹泻的患儿都应连续 2 周每天补充多种维生素和矿物质。应该尽可能地提供更多种类的维生素和矿物质，包含 1 岁儿童的推荐每日供给量(RDA)中的维生素和矿物质至少两种(WHO 2005)(见表 15-2)。

表 15-2　1 岁儿童的推荐每日供给量(RDA)

叶酸	50 μg	铜	1 mg
锌	20 mg	镁	80 mg
维生素 A	400 μg		

(二) 液体疗法

口服补液疗法(ORT)是通过口服适当的液体来预防和纠正腹泻所致的脱水。ORT 是治疗急性胃肠炎的一种费用低廉、有效性及性价比最高的治疗方法。强烈推荐用于预防脱水和治疗轻中度脱水。口服补液盐(ORS)含有在腹泻时通过大便丢失的人体重要盐分，是 ORT 使用的主要液体，包括标准 ORS 和低渗 ORS。两者对预防脱水和治疗轻中度脱水都有效，由于低渗性 ORS 较标准 ORS(见表 15-3)减少了钠和葡萄糖的浓度，能减少呕吐发生率，减少大便量，降低高钠血症的发生率以及减少静脉输液率。WHO 和 UNICEF 均强烈推荐使用低渗 ORS。

表 15-3　标准 ORS 和低渗 ORS 成分

	低渗 ORS(mmol/L)	标准 ORS(mmol/L)
钠	75	90
氯	65	80
无水葡萄糖	75	111
钾	20	20
枸橼酸钠	10	30
总渗透压	245	311

从患儿腹泻开始，就给予口服足够的 ORS，在每次稀便后补充一定量的液体(<6 个月，50 ml；6 个月～2 岁，100 ml；2～10 岁，150 ml；10 岁以上的患者随意补充)，直至腹泻停止。轻至中度脱水时应用 ORS，用量(ml)＝体重(kg)×(50～75)，4 h 内服完。4 h 后评估脱水情况，然后选择适当方案。

ORT 禁用于严重脱水初期、麻痹性肠梗阻患儿,以及频繁和持续呕吐(1 h 4 次以上)以及伴疼痛的口腔疾病如中重度鹅口疮(口腔念珠菌病)患儿。当遇见无静脉输液条件的中重度脱水患儿时,可以行鼻饲 ORS 液体以挽救生命,速度为 20 ml/(kg·h),总量不超过 80 ml/kg,每 1～2 h 评估脱水情况。

静脉补液应用于急性腹泻合并重度脱水,推荐采用含碱的糖盐混合溶液,通常婴儿在静脉补液后 3～4 h,儿童在 1～2 h 后即可口服,应同时给予 ORS 补液。

(三)药物治疗

1. 控制感染

病毒性腹泻不用抗生素,抗生素适用于侵袭性细菌感染的患儿,细菌感染性腹泻根据不同的细菌,针对性地选用抗生素,可参考粪便细菌培养及药敏试验选药。

2. 肠道微生态疗法

有助于恢复肠道正常菌群的生态平衡,常用双歧杆菌、嗜酸乳杆菌等。

3. 其他

黏膜保护剂及补锌治疗,避免滥用止泻剂。

（方 莹）

参考文献

［1］ Liu L, Oza S, Hogan D, et al. Global, regional, and national causes of child mortality in 2000 - 2013, with projections to inform post - 2015 priorities: an updated systematic analysis [J]. Lancet, 2015,385(9966): 430 - 440.

［2］ 中华医学会儿科学分会消化学组,中华医学会儿科学分会感染学组,《中华儿科杂志》编辑委员会. 儿童腹泻病诊断治疗原则的专家共识[J]. 中华儿科杂志,2009,47 (8): 634 - 636.

［3］ 林玫,董柏青.感染性腹泻流行病学研究现况[J].中国热带病,2008,8(4): 657 - 677.

［4］ 中华医学会儿科学分会消化学组,《中华儿科杂志》编辑委员会. 中国儿童急性感染性腹泻病临床实践指南[J]. 中华儿科杂志,2016,54(7): 483 - 488.

［5］ 世界卫生组织.腹泻治疗: 医生和高年资卫生 T-作者使用手册[M].4 版.日内瓦: 世界卫生组织,2005.

［6］中华医学会儿科学分会消化学组,中华医学会肠内肠外营养学分会儿科学组.婴儿急性腹泻病的临床营养干预路径[J].中华儿科杂志,2012,50(9)：683.

［7］陈洁,许春娣,黄志华.儿童胃肠肝胆胰疾病[M].北京：中国医药科技出版社,2006.

［8］中华医学会肠外肠内营养学内分会儿科协作组.中国儿科肠外肠内营养支持临床应用指南[J].中华儿科杂志,2010,48(6)：436－441.

［9］葛可佑.中国营养科学全书[M].北京：人民卫生出版社,2004.

［10］王卫平.临床儿科营养[M].北京：人民卫生出版社,2009.

［11］[美]克雷曼.儿童营养学[M].申昆玲,译.7版.北京：人民军医出版社,2015.

［12］毛凤星,潘长鹭,栗达.儿童腹泻营养治疗中的常见问题[J].中国临床医生杂志,2017,45(2)：109－111.

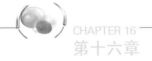

婴幼儿功能性胃肠病的管理

了解 婴幼儿功能性胃肠病的定义。

熟悉 婴幼儿功能性胃肠病的临床特征及可能原因。

掌握 婴幼儿功能性胃肠病的管理方法。

多数婴儿在生后第一年内至少出现一种功能性胃肠病的症状,这些症状通常会困扰婴儿和家长,引起婴儿不适以及父母焦虑,同时也增加医疗花费。对于如何管理婴幼儿功能性胃肠病,父母经常会得到来自多方面的,可能相互矛盾的建议,如个人经验、社会媒体导向、被证实无益的药物、专家建议以及基于循证的指南等。有鉴于此,建议对一些常见的功能性胃肠病(特别是对婴儿肠绞痛和反流)的管理应以针对父母的健康教育、安抚和营养建议为中心。其中的营养建议包括对所有婴儿的喂养量、喂养频率、喂养技巧的建议,对有持续症状的配方奶喂养婴儿予以转换特殊配方的建议等。通过限制非处方药的滥用、经常不恰当的奶粉转换、使用深度水解配方或氨基酸配方,使患者受益,并减轻医疗负担。

一、生命早期的功能性胃肠病

婴幼儿期胃肠道结构和功能不健全,神经系统和肠道菌群仍不成熟,从而导致各种消化道症状和体征。在排除器质性疾病后,根据婴幼儿的临床表现可把这些功能性胃肠病分为七大类(见表 16-1)。从生后到 6 个月,大约1/2 的婴儿至少存在一种功能性胃肠病或与其相关的症状。胃食管反流、婴儿肠绞痛和功能性便秘是婴幼儿期最常见的功能性胃肠病。相比之下,功能性腹泻、排便困难、反刍综合征和周期性呕吐综合征的发生率不高。

表 16-1 功能性胃肠病及其发病率

分类	发病率(%)	分类	发病率(%)
婴儿胃食管反流	30～67	周期性呕吐综合征	3.4
婴儿肠绞痛	5～20	婴儿排便困难	2.4
功能性便秘	3～27	婴儿反刍综合征	1.9
功能性腹泻	6～7		

(一)对家庭和社会的影响

功能性胃肠病可以造成婴幼儿痛苦、家长焦虑,并导致生活质量下降,产生短期和长期的健康问题,如母乳喂养中断、反复更换配方奶和医学咨询,增加花费等(见表 16-2)。

表 16-2 功能性胃肠病及其相关症状对家庭生活以及短期和长期健康状况的影响

生后数月内,功能性胃肠病及其相关症状与以下情况相关:
① 数月来感到疲惫
② 产后抑郁
③ 母乳喂养中断
④ 经常更换配方奶
⑤ 父亲、母亲、婴儿三者间关系不和谐
⑥ 父母工作时间减少
⑦ 虐待婴儿和婴儿摇晃综合征
长期,功能性胃肠病及其相关症状与以下情况相关:
① 随访至 3 岁或学龄期,可导致家庭成员痛苦和对家庭生活不满
② 在 3.5 岁时,母亲认为孩子太脆弱
③ 分别随访至 4 年、8 年、10 年和 13 年,发现有腹痛症状或者产生与功能性胃肠病相关的症状
④ 随访 3 年和 10 年后,发现容易存在睡眠问题
⑤ 分别随访至 3 年、4 年、8 年和 10 年,发现容易产生行为问题,比如不善于控制感情,经常发脾气,易冲动

例如,在一项观察性研究中,使用量表评估 32 个有易哭闹婴儿的家庭,发现父母与婴儿,尤其是父亲与婴儿之间的互动不理想,婴儿通常不与父母互动,而且与很少哭闹婴儿的父母相比,易哭闹婴儿与父母间的关系也欠佳。另外一项

研究揭示,婴儿肠绞痛可导致母亲产后抑郁并影响母子(女)间的亲密度。

因此,在任何就诊过程中,医生都要对婴幼儿进行体格检查,评估家长的感受,了解家长如何处理这些问题和他们目前的焦虑程度;了解功能性胃肠病的症状,特别是过度哭闹会给家长带来的痛苦。

（二）经济影响

功能性胃肠病及相关症状增加个人和公共医疗费用。在美国,2006—2011年因便秘相关症状在急诊科就诊所花费的国民总费用增加至原来的 121%,约为 16 亿美元,其中婴儿是最常见的人群。在英国,婴儿生后 3 个月内因哭闹和睡眠问题就诊的年度国民卫生医疗花费高达 6 500 万英镑。

另一项英格兰研究中,2014—2015 年每年在婴幼儿功能性胃肠病上的花费高达 7 230 万英镑。研究也发现,即以使父母安心和营养建议为重心,大量购买处方药和非处方药的行为也违背了目前国际上制订的婴幼儿功能性胃肠病管理指南的宗旨。

二、病因

大多数家长都会询问医生引起婴幼儿胃肠道症状的原因。医生需要提供给父母一个通俗易懂的、全面的解释以减轻父母的焦虑,增强其认同感和信心。为了更好地提供准确的信息,需要了解消化道在逐渐成熟过程中的生理变化,特异性紊乱的进展以及父母的应对机制的相互作用和关系。

对于婴儿肠绞痛的病因,有胃肠道假说和行为假说。胃肠道假说包括:婴儿肠道功能不成熟、动力不足、肠道菌群不平衡、食物过敏。行为假说包括:母亲-婴儿的互动不足、母亲焦虑、婴儿性格暴躁。虽然哭闹不总是意味着疼痛,但是会引起监护人的不满以及担心孩子有疾病。

对于功能性便秘原因,包括家庭遗传因素和饮食因素,比如粪便中钙皂的形成和摄入膳食纤维不足、水量不足等。

三、诊断标准

罗马Ⅰ、Ⅱ标准分别于 1994 年、1999 年发布。罗马Ⅱ标准开始单列儿童 FGID 分类。2006 年,根据年龄不同,婴幼儿(0～36 个月)和儿童(>36 个月)FGID 的罗马Ⅲ诊断标准发布,但相关的流行病学、病理生理学、诊断检查、治疗策略以及预后等资料都很少。过去 10 年,不同年龄儿童各种 FGID 的研究已经有了新的进展。FGID 罗马专家委员会对相关的诊断标准进行了修订,并于 2016 年正式在 *Gastroenterology* 上发表儿童 FGID 罗马Ⅳ标准。既往诊断 FGID 要先排除器质性病变的观念已得到更新,目前诊断主要基于以症状为基础的循证依据。在儿童、青少年罗马Ⅳ诊断标准中,已删除"没有器质性疾病的证据"的条件,而代之以"经过适当的医疗评估,患儿的症状不能归因于其他的疾病"。这种变化允许临床医生可有选择性地进行或不必进行临床检验也能诊断 FGID(见表 16-3)。

表 16-3　婴儿反流、婴儿肠绞痛和功能性便秘的诊断标准

婴儿反流	婴儿肠绞痛	功能性便秘
3 周～1 岁的健康婴儿必须包含以下 2 项: ① 症状持续至少 3 周,每日反流 2 次或以上 ② 无呕吐、呕血、误吸和呼吸暂停,生长发育迟缓,喂养或吞咽困难,异常姿势等	必须符合以下 3 项: ① 症状起始和停止时年龄必须在 5 个月以下 ② 反复的哭闹,烦躁,易怒,且不明原因,不能被监护人所阻止或安抚 ③ 无生长迟缓、发热或疾病的证据	小于 4 岁的小儿,必须满足至少 2 条,且症状持续大于 1 个月: ① 一周大便 2 次或以下 ② 有大量粪便潴留史 ③ 疼痛或者排便费力史 ④ 排粗的大便史 ⑤ 直肠内可见有大量粪便团块

四、婴儿功能性胃肠病的医院内管理

(一)婴儿反流的管理

反流在婴儿期较常见,通常在生后第 1 年内症状逐渐改善。因此,最主要的管理目标是使父母安心和缓解症状,同时避免并发症(见表 16-4)。

如果婴儿存在经常性反流,这时医生需要详细询问病史和进行体格检查以排除器质性疾病,对于反复呕吐和体重增长缓慢的婴儿不应诊断为生理性的胃食管反流。

表 16-4　目前关于婴儿反流治疗的一些建议

给予父母健康教育和安慰是婴儿反流的一线管理方案
- 提供以下信息
  反流的自然进程(甚至发生在母乳喂养的婴儿中)
  正确配制配方奶(在配方奶喂养婴儿中)
  过度喂养对症状的影响
- 尽管体位在婴儿反流治疗中有益,但除了仰卧位不推荐其他体位,主要是可能增加婴儿猝死综合征的风险

营养管理

（续表）

反流不是停止母乳喂养的原因
- 如果有必要的话,调整每次喂养的量和频率
- 增稠的或者抗反流配方可以缓解明显的反流症状,可以考虑在反流症状持续且令人烦恼时或者生长发育迟缓者中使用
- 频繁的反流导致婴儿痛苦时
  针对母乳喂养婴儿,确保具有适当专业知识和培训经历的人进行母乳喂养评估
- 针对配方奶喂养的婴儿(分段护理方法)
  查看喂养史
  如果婴儿体重过重,请减少喂养量
  提供少量多餐的喂养方案(同时保证每日喂养总量)
  提供增厚的"反流"配方(如含米淀粉、玉米淀粉、刺槐豆胶或角豆胶的配方)
- 根据年龄和体重修改喂养量和频率以避免过度喂养
  对于明显反流/呕吐,可以考虑增稠配方喂养(或抗反流配方),以提高婴儿的舒适度,并安慰监护人
  在配方奶喂养婴儿中,当怀疑有胃食管反流病,但非药物治疗效果欠佳时,可考虑使用2～4周的深度水解配方(或氨基酸配方)配方(因为牛奶蛋白过敏可能是其原因)

药物治疗
- 对于健康婴儿的哭闹/痛苦或明显反流没有药物学建议不建议,用抑酸剂/海藻酸盐长期治疗胃食管反流病
- 质子泵抑制剂只用于明确诊断为胃食管反流病的婴儿,并尽可能在最短的时间内使用最低剂量
- 在"快乐呕吐者"或没有明显反流症状的婴儿中没有指征进行药物治疗,质子泵抑制剂不会减少婴儿反流、哭闹或易怒,并且不应该凭经验使用
- 尽管进行了营养管理,但频繁的且伴有明显痛苦的反流仍在继续:
  在母乳喂养和配方喂养的婴儿中:考虑1～2周的海藻酸盐治疗
  如果海藻酸盐疗法成功,可继续使用,并且间断性地停止,观察婴儿是否已经康复
  不要使用抑酸药物治疗婴儿和儿童以孤立症状出现的明显反流,如质子泵抑制剂、H2受体拮抗剂
- 考虑到不良反应,不建议在未咨询专家的情况下就自行使用甲氧氯普胺、多潘立酮或红霉素治疗胃食管反流病

(二) 婴儿肠绞痛的管理

照顾易发生肠绞痛的婴儿可能会遇到极大的挑战。在大多数情况下,婴儿肠绞痛的管理应聚焦于帮助父母应对婴儿的过度哭闹(见表16-5)。向父母说明以下情况,以使其安心:出生后4～6周是婴儿哭闹的高峰期,到12周后逐渐减少。如果没有牛奶蛋白过敏的证据或器质性疾病的信号,应评估喂养技巧,并使监护人安心。

表 16-5　目前关于对婴儿肠绞痛管理的一些建议

给予父母健康教育和安慰是婴儿肠的一线管理方案
- 提供以下信息
  饥饿和疲劳的迹象
  家庭结构和相关规则
  症状的自限性
- 没有足够的证据来推荐所有婴儿用襁褓包裹和其他护理干预措施
- 目前证据不足以推荐使用草药产品,如茴香和薄荷
- 向父母保证
  婴儿绞痛通常是暂时性
  舒缓策略,比如在婴儿哭泣时抱着婴儿可能会有所帮助
- 鼓励家长
  管理好自己的健康,确保可以使用网络支持
  尽可能继续母乳喂养

　　尽管食物过敏往往与胃肠道症状相关,但食物过敏与婴儿肠绞痛之间的联系不太可能在没有其他特异性过敏症状的情况下发生。

　　荟萃分析发现,罗伊氏乳杆菌 DSM 17938 是有效的,可以推荐给有肠绞痛的母乳喂养婴儿,但没有足够证据表明配方奶喂养的肠绞痛婴儿也同样适用。

（三）功能性便秘的管理

　　治疗功能性便秘的目标是恢复正常排便模式并防止复发(见表 16-6)。如果排除了诸如先天性巨结肠或囊性纤维化等器质性疾病,并且没有伴随症状,如生长发育迟缓、间歇性腹泻或腹胀,应使父母安心,并且后续使用泻药治疗。

表 16-6　目前关于对婴幼儿功能性便秘管理建议的摘录

给予父母健康教育和安慰是婴幼儿功能性便秘的一线管理方案
- 提供婴儿正常排便模式的信息

营养管理
- 继续母乳喂养;2~4 周后评估
- 确保配方奶喂养的婴儿使用适当的配方
- 富含 Sn-1 和 Sn-3 棕榈酸酯的植物油配方奶喂养的婴儿中,常见粪便较硬,因为易形成钙皂
- 在一些婴幼儿中,便秘与牛奶蛋白过敏有关,但是对于便秘患儿是否有指征使用深度水解奶粉没有达成一致的意见,因为便秘仅为牛奶蛋白过敏唯一表现的情况极其罕见
- 含有山梨醇的果汁(如李子汁、梨汁和苹果汁)可减少便秘,但可能会导致营养失衡和早期引入辅食,并导致腹泻或腹痛
- 乳果糖可用于功能性便秘,但可能会引起胀气
- 不建议单独使用饮食干预作为特发性便秘的一线治疗
- 可以使用泻药治疗便秘并联合以下两点

行为干预

（续表）

饮食调整以确保均衡饮食和摄入足够的液体

药物治疗

● 聚乙二醇可考虑用于 6 个月以上婴幼儿的功能性便秘

● 应限制直肠使用的甘油栓用于功能性便秘的急性缓解治疗

● 目前证据并不支持使用灌肠剂或口服矿物油，因为有增加误吸导致类脂性肺炎的风险

● 如有指征需要解除直肠粪便嵌顿时，可以提供以下口服药物的治疗方案
聚乙二醇 3350＋电解质，使用逐步升级剂量的方案作为一线治疗

● 根据症状和反应调整聚乙二醇 3350＋电解质的剂量。对于直肠粪便嵌顿的小儿和少年，开始以半量作为维持剂量
如果聚乙二醇 3350＋电解质不起作用，使用刺激性泻药
如果小儿和少年不耐受聚乙二醇 3350＋电解质，则可用刺激性泻药代谢，如果大便较硬，则可加入另一种泻药，如乳果糖或多库酯钠
在定期排便习惯建立后，继续用维持剂量维持数周，整个过程可能需要几个月。没有接过排便训练的儿童应继续使用泻药，直到排便训练完成。不要突然停止药物治疗，根据大便的性状和频率在几个月内逐渐减少剂量。有些孩子可能需要通过几年的通便治疗。少数人可能需要一直使用泻药治疗

五、生命早期功能性胃肠病的药物管理

患有功能性胃肠病儿童的父母热衷于寻求快速简便的解决方案，例如能够快速缓解症状的药物。此外，社会进步也提高了家长对及时解决方案的期望，这导致医疗人员面临着巨大的压力，并且不得不采取行动，增加检查或开具药物治疗。但这往往会导致婴儿接受不必要的检查和治疗，而这些并没有显著改善婴儿的症状。

2016 年的综述显示，有一些证据支持将药物干预作为便秘的一线治疗方案。然而，药物治疗似乎对生命早期发生的其他功能性胃肠病没有益处。

尽管药物治疗基本无益，并且指南强调对父母健康教育和营养指导是管理的重点，但目前仍然存在对反流和肠绞痛的婴儿过度药物治疗的现象。

意大利一项针对儿科医生的调查发现，儿科医生很少遵循北美儿童胃肠病、肝病和营养学会和欧洲儿童胃肠病、肝病和营养学会发布的小儿胃食管反流指南，56％的儿科医生为不明原因哭闹或者烦躁不安的婴儿使用质子泵抑制剂，38％的医生让非复杂性但反复发生反流和呕吐的婴儿使用质子泵抑制剂。根据 2015 年的系统回顾和荟萃分析，使用质子泵抑制剂对治疗哭闹和烦躁的婴儿都没有益处。

2017 年新西兰的一项研究发现，为婴儿开具未被临床试验认可的质子泵抑

制剂非常普遍。例如,2012 年出生的婴儿中有 5.2% 在生后一年内接受了质子泵抑制剂治疗,而且大多数接受这些药物的婴儿并未被诊断为严重的胃食管反流病。

相反,抑酸药的不良反应已被广泛报道。一项针对 18 岁以下儿童的综述报道,用 H_2 受体阻滞剂治疗的患者中,至少有 23% 产生不良反应,用质子泵抑制剂治疗的患者中有 34% 有不良反应。有认为,质子泵抑制剂对肠道微生物群产生影响,并可导致小肠细菌过度生长。关于其他药物,如缓解疼痛的药物、促动力药物或二甲硅油等用于治疗婴儿肠绞痛的疗效目前证据有限。然而,肠绞痛婴儿的父母很可能在没有医生的建议下就直接给婴儿服用药物。

六、婴儿早期功能性胃肠病的社区管理

给予父母健康教育并使其安心是管理婴儿肠绞痛、功能性便秘以及胃食管反流的基础。另外,还要给予营养建议,如喂食技巧、食量和频率。根据目前的指南和专家建议(见表 16 - 6),在初级医疗保健中婴幼儿功能性胃肠病的实用管理建议可归纳如下。

(一)让父母安心

(1)营养建议应强调母乳喂养的好处。应该让家长意识到,母乳喂养可为婴儿提供最理想的营养物质。

(2)过度喂养可能会加重不良症状,故应避免。

(3)在最初几个月里,肠绞痛和胃食管反流是暂时的,以后可自行消失。

(4)对于婴儿肠绞痛和胃食管反流,不必使用药物治疗,因为药物可能伤害婴儿。已显示抑酸剂或促胃肠动力药物具有不良反应,如增加感染率,并且对这些症状大多无效。

(二)功能性反流

(1)胃食管反流几乎不能作为停止母乳喂养的理由。

(2)通过增稠来抗反流的婴儿配方奶可能会减少非母乳喂养婴儿的持续反流,并有助于让父母安心。深度水解配方或氨基酸配方奶对于非复杂性婴儿胃食管反流无指征。

(三)婴儿肠绞痛

(1)据报道,益生菌特别是罗伊氏乳杆菌 DSM17938,仅对母乳喂养婴儿的肠绞痛有潜在益处。

（2）有限的数据表明，配方奶喂养婴儿的肠绞痛可能受益于含有益生元和β-棕榈酸酯的部分水解配方奶，或受益于含有益生元、低聚果糖及部分水解蛋白的配方奶。但是，没有足够的证据推荐这些配方可作为常规使用。

（3）抑酸剂已被证实有不良反应，且在婴儿肠绞痛中无效。当然，前提是婴儿哭闹与胃食管反流无关。

（四）功能性便秘

（1）便秘在纯母乳喂养婴儿中很少见，故应考虑引起便秘的其他原因。有些母乳喂养婴儿可以每周排便不到一次。

（2）单靠营养建议可能并不能解决非纯母乳喂养婴幼儿的功能性便秘，泻药可作为一线治疗方案。有限的数据表明，对于粪便质硬且排便次数较少的婴儿可以从部分水解乳清蛋白配方中受益，并且该配方含有益生元和高水平β-棕榈酸酯，或者受益于高镁配方（但不超出正常范围）。但是，没有足够证据推荐这些配方奶可作为常规使用。

功能性胃肠病及其相关症状在婴幼儿期常见，对婴幼儿的短期和长期健康都有负面影响，既降低了家庭生活质量，又加重了公共卫生系统的财政负担。关于婴幼儿功能性胃肠病的最佳管理方案，应着手从对父母的健康教育开始，并给予适当的营养建议。如果已经排除由器质性病变引起，任何药物干预都没有必要。滥用药物治疗不仅没必要，并且可能造成不良影响。即使在婴儿出现持续和严重的功能性胃肠病症状时，也应该推荐和支持母乳喂养。对于非母乳喂养的婴儿，如果经基于配方奶的量和频率的营养建议，以及使父母安心的健康教育的效果仍不佳，可考虑使用特殊婴儿配方奶。

（蔡 威 王 莹）

参考文献

［1］Vandenplas Y，Abkari A，Bellaiche M，et al. Prevalence and health outcomes of functional gastrointestinal symptoms in infants from birth to 12 months of age ［J］. J Pediatr Gastroenterol Nutr，2015，61：531－537.

［2］Mahon J，Lifschitz C，Ludwig T，et al. The costs of functional gastrointestinal disorders and related signs and symptoms in infants：a systematic literature review and cost calculation for England ［J］. BMJ Open，2017，7：e015594.

［3］Vandenplas Y，Ludwig T，Bouritius H，et al. Randomised controlled trial demonstrates that fermented infant formula with short-chain galactooligo-saccharides and long-chain fructo-oligosaccharides reduces the incidence of infantile colic [J]. Acta Paediatr, 2017,106: 1150 – 1158.

[4] van Tilburg MA, Hyman PE, Walker L, et al. Prevalence of functional gastrointestinal disorders in infants and toddlers [J]. J Pediatr, 2015,166(3): 684 – 689.

[5] Partty A, Kalliomaki M, Salminen S, et al. Infant distress and development of functional gastrointestinal disorders in childhood: is there a connection [J]. JAMA Pediatr, 2013,167(10): 977 – 978.

[6] Indrio F, Di Mauro A, Riezzo G, et al. Infantile colic, regurgitation, and constipation: an early traumatic insult in the development of functional gastrointestinal disorders in children [J]. Eur J Pediatr, 2015,174(6): 841 – 842.

[7] Benninga MA, Faure C, Hyman PE, et al. Childhood functional gastrointestinal disorders: neonate/toddler [J]. Gastroenterology, 2016,150(6): 1443 – 1445.

[8] Lightdale JR, Gremse DA. Section on Gastroenterology, Hepatology, and Nutrition. Gastroesophageal reflux: management guidance for the pediatrician [J]. Pediatrics, 2013,131(5): e1684 – e1695.

[9] Vandenplas Y, Rudolph CD, Di Lorenzo C, et al. Pediatric gastroesophageal reflux clinical practice guidelines: joint recommendations of the North American Society for Pediatric Gastroenterology, Hepatology, and Nutrition (NASPGHAN) and the European Society for Pediatric Gastroenterology, Hepatology, and Nutrition (ESPGHAN) [J]. J Pediatr Gastroenterol Nutr, 2009,49: 498 – 547.

[10] Scarpato E, Quitadamo P, Roman E, et al. Functional gastrointestinal disorders in children: a survey on clinical approach in the mediterranean area [J]. J Pediatr Gastroenterol Nutr, 2017,64(6): e142 – e146.

[11] Jackson MA, Goodrich JK, Maxan ME, et al. Proton pump inhibitors alter the composition of the gut microbiota [J]. Gut, 2016,65(5): 749 – 756.

[12] Cares K, Al-Ansari N, Macha S, et al. Short article: risk of small intestinal bacterial overgrowth with chronic use of proton pump inhibitors in children [J]. Eur J Gastroenterol Hepatol, 2017,29(4): 396 – 399.

[13] Harb T, Matsuyama M, David M, et al. Infant colic-what works: a systematic review of interventions for breast-fed infants [J]. J Pediatr Gastroenterol Nutr, 2016,62(5): 668 – 686.

[14] Rosen R, Vandenplas Y, Singendonk M, et al. Pediatric Gastroesophageal Reflux Clinical Practice Guidelines: Joint Recommendations of the North American Society for Pediatric Gastroenterology, Hepatology, and Nutrition (NASPGHAN) and the

European Society for Pediatric Gastroenterology，Hepatology，and Nutrition (ESPGHAN) [J]. J Pediatr Gastroenterol Nutr，2018,66(3)：516 – 554.

[15] Tabbers MM，DiLorenzo C，Berger MY，et al. Evaluation and treatment of functional constipation in infants and children：evidence-based recommendations from ESPGHAN and NASPGHAN [J]. J Pediatr Gastroenterol Nutr，2014,58：258 – 274.

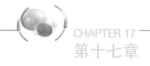

CHAPTER 17
第十七章

小儿围手术期的营养支持

学习目的

了解　围手术期小儿代谢变化。

熟悉　围手术期营养支持对结局的影响。

掌握　营养支持的途径与方法。

营养不仅是维持机体内环境稳定的基本物质,也是儿童自身生长发育所需要的基本物质。营养不良患儿免疫系统和其他脏器功能易受影响,易发生感染,营养相关并发症和病死率增高。Renaudin 研究发现,重度营养不良的患儿病死率明显增高,30%的患儿死亡与营养不良有关。大量临床和实验研究表明,围手术期营养支持对于保证细胞的正常代谢、保持组织和器官的结构与功能的完整、维持机体免疫功能具有重要意义,从而直接或间接促进伤口愈合,降低术后并发症的发生率,提高手术的成功率。

一、手术对机体能量代谢的影响

小儿手术后代谢改变与成人不同,成人大手术后可出现一系列神经内分泌改变及高代谢状态,能量需求增加;小儿手术后这种神经内分泌改变也存在,但能量消耗并不增高或仅有短暂增高。有研究报道,成年患者术后应激可显著增加机体的能量代谢值,这与术后胰高糖素、皮质激素水平增高有关。Anand 等报道,新生儿患儿术后存在相似的激素反应,术后即刻出现血浆肾上腺素与去甲肾上腺素水平的升高，但不同于成年患者的是，这一应激反应在术后 6 h 即恢复至正常水平。亦有研究显示，新生儿患者的血清 interleukin 6（IL - 6）浓度在术后即刻升高，在术后 12 h 达到高峰，在 24 h 即恢复值正常水平，这一结果亦证实新生儿患者术后应激反应较低而持续时间较短。正因为婴儿术后早期仅有短暂的能量消耗增加，所以大多数研究认为其术后不需要增加热量摄入，高热量摄入反而会引起过度喂养的危险。John's 的另一对 19 例手术婴儿术前 2 h、术后 12 h/24 h/48 h/5 d REE 值测定研究亦显示相似结果。Shanbhoguel 测得的新生儿术前，术后第 1 d/2 d/3 d 及 7 d 的平均能量代谢值为 43.19±7.95 kcal/(kg·d)。也有作者推测，小婴儿之所以术后未出现能量代谢值的增高，与机体术后代偿性的将原来用于生长发育的能量转而用于伤口修复及术后恢复有关。我们通过对外科手术婴儿进行术前及术后连续 7 d 的静息能量代谢值测定，结果显示，术后能量消耗与术前相比无显著增高。Schoefield 公式预计值较实际测定 REE 值平均高出 18.5%，因此按该公式指导术后能量供应有引起过度喂养的危险。此外，需要注意的是，患儿的实测 REE 值存在较大的个体差异，因此若条件许可，个体测定是最佳选择。

二、营养支持途径

小儿处于生长发育的高峰阶段，体内营养素储备相对不足。因此，预计术后 3～5 d 无法恢复正常饮食者应给予营养支持。无论在术前、术后，在胃肠道功能合适的情况下，应该首选肠道营养支持。肠内营养支持具有符合生理状况、有利于肠道生理功能恢复及减少并发症的优点。最为常用的是鼻胃管、鼻空肠管，手术中经皮空肠穿刺置管、内窥镜下经皮胃或空肠置管也是肠内营养支持的理想途径。尤其是手术中经皮空肠穿刺置管和内窥镜下经皮胃或空肠置管，具有留置时间长、不刺激与损伤黏膜的特点，可以较长时间使用。上海交通大学医学院附属新华医院（下简称新华医院）对术后留置空肠管的患儿 50 例进行回顾分析，结果提示经皮空肠造口可以减少肠外营养支持时间，降低医疗费用，减少住院天数。但是，一部分小儿手术患者不能在较短时间内耐受全肠内营养支持。也就是说，即使是能够接受肠内营养支持的患儿，也需要肠外营养的补充，以满足能量和营养素的需要。因此，肠内营养支持对于患儿肠道功能的维持与减少肠外营养支持相关胆汁淤积的意义大于营养素的补充。

手术患儿的营养支持途径最常用的是肠外合并肠内营养支持。短期营养支持(<10 d)可选周围静脉进行静脉营养(parenteral nutrition,PN),通过周围静脉给予营养液的总渗透压应小于 900 mOsm/L H_2O;如 PN 大于 10 天应考虑选用中心静脉,途径可以颈内静脉、锁骨下静脉、股静脉或脐静脉。其主要问题是导管相关的感染和导管堵塞,导管相关感染率应控制在 3/1000 天以下,即每 1000 天导管使用,感染率发生低于 3 次。应用导管期间,如遇不明原因发热,应想到有导管相关感染,予以血培养寻找病原菌,可以先试带管抗感染治疗,如不能控制可拔除导管继续抗感染(导管头剪下也需送培养),常见细菌为革兰氏阳性菌,一般使用抗生素 1～2 周。导管堵塞,可选用链激酶或尿激酶冲洗封管,效果肯定。我们在大于 1 周 PN 首选经周围静脉到中心静脉(PICC)。PICC 的优点是置管操作简单,损伤和感染并发症均明显少于中心静脉置管输注,并具有中心静脉耐受输注高渗液体和长期应用的优点。在无菌条件下按操作规程床边进行,以选上肢为主,置管后每天严格遵守护理要求。我们比较了经 PICC 和周围静脉留置针(PIV)在危重新生儿静脉输液中的临床效果。结果 PICC 组置管期间并发症的发生率为 31.6%,PIV 组为 70.4%,显示 PICC 可显著减少静脉导管相关并发症的发生和静脉穿刺的次数,延长静脉留置时间。我们通过对新生儿使用 PICC 和一次性 PIV 在静脉输液治疗中的临床效果进行比较,并对其进行卫生经济学评价,结果显示,平均成本 PICC 组为(1 281.3±251.6)元,PIV 组为(931.7±740.0)元($P<0.05$),PICC 组高于 PIV 组。EI(PICC 组)=1.03,EI(PIV 组)=0.67。虽然 PICC 的总成本要高于 PIV,但由于 PICC 的静脉输液综合效果指标 EI 明显要高于 PIV 的 EI,故使用 PICC 有较好的成本效果。目前中国国内规模较大的儿童医学中心或妇幼中心都已掌握了此项技术,关键是无菌条件下置管和置管后的导管护理。有时也可选择颈内、颈外静脉作为 PN 的途径。PICC 应用国内已逐渐普及,且相当安全,但置管护士需专门培训,导管护理需严格遵守规范。这对减少导管相关的并发症起关键作用。

三、营养支持方案

(一)肠内营养支持

患儿手术后,很多患儿会出现肠功能减退,一旦肠功能恢复,可逐步开始给予肠内营养支持。在新生儿术后,一旦肠功能已恢复,可逐步开始术后营养支持,先可试用少量等渗糖水,然后逐渐过渡到母乳或相应的配方乳。回肠恢复的最好证据是胎粪的排出,其他较好的指标是胃肠减压管中绿色消失和量的下降,而肠鸣音的恢复在婴儿期不是一个敏感或可靠的指标。开始少量等渗糖水经口、以鼻胃管或造瘘管给予，量为每2小时10～15 ml，在以后12～24 h内逐步增加，每次增加2～5 ml，直到婴儿能耐受每3小时30～45 ml。然后给予对半稀释的配方奶，在接着的12～24 h中，每3小时给30～45 ml，当新生儿能耐受这些后，即可用不稀释配方奶等量给予。处于生长和发育旺盛期的儿童，热能和蛋白质的需要应特别注意。在疾病康复早期，最好根据小儿的食欲来决定摄入量，如过度喂养会发生水肿和消化不良。不耐受的常见症状是腹泻，增加量不耐受的常见表现是呕吐或胃潴留。腹泻的发生率为2%～63%，如果腹泻持续存在，应采取以下措施：①减慢肠内营养支持的速度；②改用含有可溶性膳食纤维的肠内营养配方；③如考虑吸收功能受损，可考虑换用低聚配方。恶心呕吐的发生率为20%，如果怀疑胃排空延迟，需考虑减少镇静剂的应用剂量，以及更换肠内营养为低脂配方，减慢输注速率和给予促胃动力药物。

（二）肠外营养支持

当患儿无法经肠道摄取营养或营养摄入不足时，可以通过完全或部分肠外营养支持供给热量、液体和营养物质。虽没有大样本临床对照研究，但根据大多数研究者建议，国内目前在新生儿中使用含中/长链脂肪乳剂较为合理，理论上也较合理，因中链脂肪酸的代谢无须肉毒碱转运而直接通过线粒体膜进行β-氧化，氧化迅速及碳链不延长，其血中清除率更快；不在肝脏与脂肪组织蓄积。Dennison报道，比较MCT/LCT组和LCT组持续应用10 d的结果，发现MCT/LCT组有更好的氮平衡和血胆红素值。

由中华医学会肠外肠内营养学分会儿科学组、中华医学会儿科学分会新生儿学组和中华医学会小儿外科学分会新生儿学组2010年制订的《中国儿科肠内肠外营养支持临床应用指南》也推荐选用含中长链的脂肪乳剂。近年来，欧洲又有新型脂肪乳剂临床使用，包括含橄榄油的脂肪乳剂、鱼油脂肪乳剂及含鱼油混合的SMOF（即大豆油、中链脂肪酸、橄榄油、鱼油）脂肪乳剂。鱼油的作用可见在儿童长期应用PN中的报道，其对肝脏有保护作用。2011年Le等报道79名已有胆汁淤积的儿童将单含植物脂肪乳剂换成含鱼油的脂肪乳剂，结果患儿总胆红素、直接胆红素、C反应蛋白、甘油三酯、胆固醇等有意义地下降；而ω-3脂肪酸（包括DHA、EPA）有意义增加，ω-6脂肪酸有意义地下降。2012年Reniers等也报道了用鱼油脂肪乳剂替代植物脂肪乳剂后逆转静脉营养相关胆汁淤积的8例肠衰竭婴儿，脂肪乳剂的剂量开始是0.5 g/(kg·d)，2天后改为

1.0 g/(kg·d),结果 AST、总胆红素、直接胆红素分别在 68 d、99 d 和 130 d 恢复正常,且患儿没有出现生长延迟和必需脂肪酸缺乏的症状。另一项研究发现,用鱼油组的 38 人中有 19 人胆汁淤积逆转,而大豆油组 36 人中仅有 2 人逆转。此外,鱼油组胆红素恢复正常的时间比用大豆油脂肪乳剂组短。2015 年,Nandivada 等对 2005—2015 年期间的 30 例 PN>3 年的患儿进行回顾性研究,这些患儿都是给予鱼油脂肪乳剂 1 g/(kg·d)。结果发现,这些患儿生长发育良好,没有一例发生死亡、进行过器官移植或者出现过必需脂肪酸缺乏的不良结果,而且他们的肝功能指标都在一年内恢复正常而未见再次升高。新华医院回顾性分析了该院发生肠外营养相关肝损害 32 例肠衰竭患儿的临床资料。观察 ω-3 鱼油脂肪乳剂治疗前后肠内、肠外营养及肝功能变化,结果发现鱼油脂肪乳剂治疗后 TBA、ALT、AST、γ-GT、Tbi 和 Dbi 水平均明显下降;TNF-α、CRP 水平也明显下降。

小儿氨基酸是根据小儿尤其是新生儿的特点设计的。小儿氨基酸代谢特点包括:①除了维持体内蛋白质代谢平衡外,还须满足生长和器官发育需要;②需要更多的氨基酸品种,因为婴儿尤其是早产儿肝脏一系列代谢酶系统尚未发育成熟,某些非必需氨基酸不能从必需氨基酸转变而来,如蛋氨酸转化为胱氨酸,苯丙氨酸转化为酪氨酸等;③支链氨基酸(BCAA)需要量多,因为 BCAA 可在骨骼肌内代谢,不会增加肝脏负担,对小儿未成熟的肝脏有一定好处;④精氨酸需要量大,精氨酸有刺激生长激素分泌,防止高氨血症和提高免疫的作用;⑤需要牛磺酸,众所周知,牛磺酸不仅参与胆汁酸代谢,而且与小儿神经系统和视网膜的发育成熟关系密切。因此,我们建议应用小儿氨基酸,大于 3 岁的患儿可应用 8.5% 的平衡氨基酸。小儿肠外营养支持时,电解质(钠、钾、氯、钙、磷、镁)、水溶性维生素、脂溶性维生素以及微量元素可根据监测结果每天在肠外营养中补充。

四、围手术期肠内营养支持应用时间

肠内营养支持应用原则就是只要肠道有功能就要应用它,围手术期患儿大多可采用肠道营养支持。进行微量营养支持对肠道成熟有积极意义,其虽不能到达到营养新生儿的目的,但可看作其是营养肠道,对预防肠黏膜萎缩、肠道菌群变化和肠道菌群移位有积极意义。肠内营养支持的途径可以经口喂养,也可鼻胃管胃内营养支持或空肠营养支持。如食管闭锁术中可放置鼻空肠管,术后第 3 天即可开始肠道内营养支持。对早产儿围手术期营养支持要预防 NEC 发生,可采用微量营养支持,逐步加量。只要早产儿没有 NEC 征象或肠梗阻等严重情况,一般不要轻易禁食。

五、营养支持和加速康复外科在围手术期的应用

近年来,加速康复外科(enhanced recovery after surgery,ERAS)在国内外得到快速发展,营养支持作为 ERAS 众多干预措施中的重要一环,表现出与传统方法和理念不同的特点。传统观念下,临床医师经常采用严格控制患者术后进食和肠内营养支持长达数天,直至肠功能恢复。在此期间,主要通过静脉输注盐水和葡萄糖补充液体和营养。而随着 ERAS 理念的推广,开始在术后早期予以肠内营养支持,结果发现,早期经口喂养和肠内营养支持不但不增加术后并发症风险,而且有助于减少胰岛素抵抗,预防术后肠麻痹,减少吻合口瘘的风险,显著缩短住院时间。同时,黎介寿院士认为术后早期进食的目的不在于补充营养,而在于对肠黏膜的滋养作用,减少肠黏膜缺血-再灌注损伤,促进肠蠕动,改善门静脉循环,而且有助于肠道菌群调节,减少菌群紊乱和菌群易位,防止进一步恶化导致脓毒血症甚至多器官功能障碍综合征。随着循证医学新的证据不断出现,ERAS 的内容也在不断地更新和完善,其中涉及的营养评估和营养支持也在不断地改进,术前的营养评估、预康复期营养支持、术后康复期的营养干预对患者的预后起到很好的作用,营养理念应始终贯穿于 ERAS 的整个过程,两者才能够相辅相成,相得益彰,有利于减少患者围手术期的并发症,改善预后,加快患者康复。

六、特殊营养物质

近年国内外报道了谷氨酰胺、精氨酸、ω-3 脂肪酸等免疫增强配方对手术患儿可能有益,能够降低感染并发症,缩短住院时间。但是,分析以上研究,由于其方案中同时含有一种或几种以上物质,究竟是其中某一种营养素的作用,还是几种营养素的协同作用仍有疑问。但是,临床资料显示谷氨酰胺对骨髓移植患儿、危重患儿及外科手术患儿有效。谷氨酰胺是人体内含量最多的非必需氨基酸,同时提供氮与能量,并且是合成嘧啶的前体,对肠黏膜上皮细胞、免疫细胞等快速代谢的组织细胞生长具有重要作用。研究表明,肠外营养液中加入谷氨酰胺可以改善氮平衡,促进肠道黏膜及腺体的生长,对防止肠黏膜萎缩,维持肠黏

膜的完整性,防止肠道细菌易位,防止肝脏脂肪变,增加骨骼肌蛋白合成,均起重要作用。尤其在对短肠综合征患者的肠外营养支持时添加谷氨酰胺双肽,对促进肠黏膜的代偿有着一定的作用。

（蔡 威 王 莹）

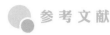 参 考 文 献

［1］ 陶晔璇,蔡威,汤庆娅,等.新生儿手术前后能量代谢特点研究［J］.中华小儿外科杂志,2005,26(3)：113 - 115.

［2］ 徐健蓉,蔡威,汤庆娅,等.经外周置入中心静脉导管与周围静脉留置针在危重新生儿中应用效果比较［J］.临床儿科杂志,2007,25(11)：946 - 949.

［3］ Tillman EM. Review and clinical update on parenteral nutrition-associated liver disease ［J］. Nutr Clin Pract, 2013,28(1)：30 - 39.

［4］ Nandivada P, Fell GL, Mitchell PD, et al. Long-Term fish oil lipid emulsion use in children with intestinal failure-associated liver disease ［J］. JPEN J Parenter Enteral Nutr, 2017,41(6)：930 - 937.

［5］ Nandivada P, Fell GL, Gura KM, et al. Lipid emulsions in the treatment and prevention of parenteral nutrition-associated liver disease in infants and children ［J］. Am J Clin Nutr, 2016,103(2)：629s - 634s.

［6］ Shan HM, Cai W, Cao Y, et al. Extrauterine growth retard in premature infants in Shanghai：a multicenter retrospective review ［J］. Euro J Pediatr, 2009,168(9)：1055 - 1059.

［7］ Clark RH, Thomas P, Peabody J. Extrauterine growth restriction remain a serious problem in prematurely born neonates ［J］. Pediatrics, 2003,111(5Pt1)：986 - 990.

［8］ Cowan E, Nandivada P, Puder M. Fish oil-based lipid emulsion in the treatment of parenteral nutrition-associated liver disease ［J］. Curr Opin Pediatr, 2013,25(2)：193 - 200.

［9］ Lauriti G, Zani A, Aufieri R, et al. Incidence, prevention, and treatment of parenteral nutrition-associated cholestasis and intestinal failure associated liver disease in infants and children：a systematic review ［J］. JPEN J Parenter Enteral Nutr, 2014,38(1)：70 - 85.

［10］ Gustafsson UO, Scott MJ, Schwenk W, et al. Guidelines for perioperative care in elective colonic surgery：Enhanced Recovery After Surgery（ERAS®） Society recommendations ［J］. Clin Nutr, 2012,31(6)：783 - 800.

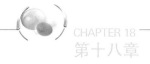

CHAPTER 18
第十八章

婴幼儿营养不良

／学习目的／

了解 营养不良的类型及婴幼儿营养不良的流行病学。

理解 婴幼儿营养缺乏/生长不良、超重肥胖的原因及其风险因素。

掌握 婴幼儿营养不良的评估、营养干预及随访监测。

根据世界卫生组织（WHO）定义，营养不良（malnutrition）是指个体摄入的能量和（或）营养素的缺乏、过量以及不平衡，包括以下三大类：①营养缺乏（undernutrition），即消瘦（wasting）、生长迟缓（stunting）以及体重不足（underweight）；②微量营养素相关营养不良，包括微量营养素缺乏（缺乏重要的维生素和矿物元素），或微量营养素过量；③超重（overweight）、肥胖（obesity）以及饮食相关的非传染性疾病（如心脏疾病、中风、糖尿病和部分肿瘤）。

一、5 岁以下儿童营养不良的流行病学

根据联合国儿童基金会、WHO、世界银行联合公布，2017 年全球 5 岁以下儿童中，仍有 5 050 万儿童消瘦，占 7.5％；1.508 亿儿童生长迟缓，占 22.8％；但同时有 3 830 万儿童超重，占 5.6％。

贫困、饥荒、战争是引起全球营养缺乏的主要原因。在发展中国家，营养缺乏儿童特别容易受到各种急慢性感染和（或）腹泻病的威胁，并造成死亡。WHO 估计，全球约 45％的 5 岁以下儿童的死亡与营养缺乏有关。长期以来，儿

童营养缺乏主要发生在发展中国家,但在发达国家中,急性和慢性疾病也可导致儿童营养缺乏。在全球范围内,25%的生长迟缓儿童生活在低收入国家,66%在中低收入国家,8%在中高收入国家,1%在高收入国家;16%消瘦儿童生活在低收入国家,76%在中低收入国家,7%在中高收入国家,1%在高收入国家。与此同时,儿童超重不仅发生在中高收入国家,在中低收入国家的发生率也在不断上升。2017年,10%超重儿童生活在低收入国家,38%在中低收入国家,39%在中高收入国家,12%在高收入国家。

我国儿童的整体营养状况达到或接近发达国家的水平。根据2012年中华人民共和国原卫生部发布的《中国0~6岁儿童营养发展报告》,我国2010年5岁以下儿童中消瘦率2.3%,生长迟缓率9.9%,提前达到联合国千年发展目标;5岁以下儿童贫血患病率12.6%;5岁以下儿童因营养不良的占病死率13%。但需要引起重视的是,在我国贫困地区,儿童生长迟缓及贫血的患病率仍较高;同时,罹患各种急慢性疾病儿童的营养不足发生率仍较高。我国儿童的超重、肥胖发生率也持续上升。2017年由北京大学公共卫生学院和联合国儿童基金会联合发布的《中国儿童肥胖报告》记载,1985—2005年,我国主要大城市0~7岁儿童肥胖检出率由0.9%增长至3.2%,肥胖人数也由141万人增至404万人;估测该群体目前肥胖儿童数约476万人,肥胖率约为4.3%。

由此,全球各个国家均面临着不同形式的营养不良。妇女、婴儿、儿童和青少年是发生营养不良的高风险人群。重视上述高风险人群的营养状况,尤其注重生命早期,即从受孕到儿童2岁的1000天的营养优化,可确保生命以最良好的状态开始,并具有长期效益。

二、婴幼儿营养缺乏

(一)营养缺乏定义

1. 消瘦

消瘦,即按身长(高)体重低下(low weight-for-length/height),指儿童按身长(高)体重低于同性别、同身长(高)儿童Z评分(Z-Score)−2。通常是因为没有足够的食物和(或)因疾病如腹泻、反复感染等引起。由于能量和(或)蛋白质摄入不足,使儿童体重增长不足,甚至下降。严重急性消瘦儿童死亡风险明显增加。

2. 生长迟缓

生长迟缓,即按年龄身长(高)低下(low length/height-for-age),指儿童按年龄身长(高)低于同性别、同年龄儿童 Z 评分－2,是慢性或经常性营养缺乏造成的结果。通常与社会经济条件差、孕产妇保健和营养缺乏、频发疾病和(或)在命早期不适当的喂养和护理有关。生长迟缓可造成儿童不可逆的体格生长和认知发展损害。生长迟缓可持续终身,甚至影响下一代。

3. 体重不足

体重不足,即按年龄体重低下(low weight-for-age),指儿童按年龄的体重低于同性别、同年龄儿童 Z 评分－2,可能是由于生长迟缓、消瘦,或两者兼有。

4. 维生素和矿物质缺乏

维生素和矿物质缺乏,即铁、锌、碘、维生素 A、维生素 D 等微量营养素的摄入不足,致使人体无法产生足够的对维持生长和发育至关重要的酶、激素和其他物质,从而影响生长发育和健康。微量营养素缺乏对全球人口的健康和发展,特别是对低收入国家的儿童和孕妇构成重大威胁。

临床还有"生长不良"(failure to thrive)的称谓,是指儿童由于能量和(或)营养素缺乏而导致的体重和(或)身长(高)增长缓慢甚至下降。生长不良更多强调动态变化,关注体重和(或)身长(高)的增长速度。生长不良常常是婴幼儿营养缺乏的最初表现。

(二)营养缺乏的原因及风险因素

1. 营养缺乏的原因

造成婴幼儿营养缺乏的主要原因是能量以及蛋白质、微量营养素等摄入不足,部分为营养吸收不良或能量需求增加(代谢增加),或者是各种原因兼而有之。营养缺乏是一种状态而非疾病,在发现婴幼儿营养缺乏时,因探究造成营养缺乏的具体原因。造成婴幼儿营养缺乏的潜在原因如表 18－1 所示。

表 18－1　婴幼儿营养缺乏的潜在原因

能量摄入不足	营养吸收不良	代谢增加
	贫血,铁缺乏	
胃食管反流	牛奶蛋白过敏	慢性感染(结核、艾滋病)
母乳不足或母乳喂养不良	慢性胃肠道疾病(肠易激综	早产儿慢性肺疾病
配方奶配制错误	合征),感染	先天性心脏病
喂养困难(唇腭裂)	胆道闭锁	甲状腺功能亢进
忽视或虐待	胰胆汁淤积	炎性疾病(哮喘、炎症性肠病)
喂养习惯不良	乳糜泻	恶性肿瘤
口腔协调功能不良	纤维囊性病变	肾功能衰竭
	先天性代谢异常	

2. 营养缺乏的风险因素

造成婴幼儿营养缺乏的风险因素一般分为两大类,即医学因素和精神因素(见表18-2)。

表 18-2 婴幼儿营养缺乏的风险因素

医 学 因 素	精 神 因 素
先天异常(脑瘫、孤独症、21-三体综合征)	喂养不当
发育迟缓	家庭关系紧张
胃食管反流	产后抑郁
低出生体重(<2 500 g)	贫困
早产(出生胎龄<37 周)	药物滥用
口腔健康不佳(龋齿)	特殊的健康和营养信仰(限制饮食)

(三)营养缺乏的评估

1. 定期体格指标监测

定期测量婴幼儿的体重、身长(高)、头围、上臂中围等体格生长指标,可早期发现个体儿童的营养缺乏。婴幼儿处于快速生长期,体格生长对营养状况的变化较为敏感。当只有一个体格生长数据点时,可根据表18-3评估和诊断营养缺乏;当有两个或更多个体格生长数据点时,可根据表18-4评估和诊断营养不良。定期测量婴幼儿体格生长指标,并根据儿童生长标准绘制生长曲线可以更直观地评价婴幼儿的营养状况,早期发现生长不良,预防营养缺乏的发生。

表 18-3 只有单一数据点用于评估和诊断儿童营养缺乏

主要指标	轻度营养缺乏	中度营养缺乏	重度营养缺乏
按身长(高)体重 Z 评分	$-1 \sim -1.9$	$-2 \sim -2.9$	-3 及以上
按年龄体重指数(BMI)Z 评分	$-1 \sim -1.9$	$-2 \sim -2.9$	-3 及以上
按年龄身长(高)Z 评分			-3 及以上
上臂中围 Z 评分	$-1 \sim -1.9$	$-2 \sim -2.9$	-3 及以上

表 18-4 有 2 个或以上数据点用于评估和诊断儿童营养缺乏

主要指标	轻度营养缺乏	中度营养缺乏	重度营养缺乏
体重增加速度(<2岁)	<75%预期体重增加中位数	<50%预期体重增加中位数	<25%预期体重增加中位数

（续表）

主要指标	轻度营养缺乏	中度营养缺乏	重度营养缺乏
体重下降（2～20 岁）	比平时体重下降 5%	比平时体重下降 7.5%	比平时体重下降 10%
按身长（高）体重 Z 评分下降	下降 1 个 Z 评分	下降 2 个 Z 评分	下降 3 个 Z 评分
营养素摄入不足	51%～75% 估计能量/蛋白质需要量	26%～50% 估计能量/蛋白质需要量	≤25% 估计能量/蛋白质需要量

体重可以反映婴幼儿近期的营养状况，身长（高）反映婴幼儿较长期的营养状况。婴幼儿身长（高）较少受到遗传、种族的影响，而主要受营养、环境等的影响。当发现体重不足，或增长缓慢、停滞甚至下降时，提示已有能量和（或）营养素摄入不足，须探究导致营养缺乏的疾病因素或其他因素。

目前对于婴幼儿生长不良的标准还缺乏共识，大多为，体重低于同年龄同性别儿童第 5 百分位（P_5），或按身长（高）体重（weight-for-length/height）低于同性别同身长（高）儿童 P_5，或体重指数（body mass index，BMI）低于同年龄同性别儿童 P_5；或者体重增长速度下降，生长曲线偏离正常轨道，按年龄体重（weight-for-age）或按身长（高）体重的生长曲线下降两个主要百分位数区间（P_{95}、P_{90}、P_{75}、P_{50}、P_{25}、P_{10} 和 P_5）。

2. 膳食评估

膳食是各种营养问题的起源，对婴幼儿膳食内容及进食方式进行评价，可了解婴幼儿的喂养/进食情况、饮食行为、食物偏好，以及通过膳食所摄入的能量和各种营养素的水平。膳食评估包括膳食调查和对膳食调查结果的评价。

婴幼儿膳食调查常用方法为，24 小时膳食回顾法、膳食史法、食物频数法、称重法。根据膳食调查结果计算婴幼儿平均每天各类食物的摄入量，再将各类食物的量与推荐的同年龄儿童的每日各类食物的适宜摄入量进行比较，据此评价膳食的合理性。中国营养学会妇幼营养分会 2018 年颁布了中国 7～24 月龄婴幼儿平衡膳食宝塔、中国学龄前儿童平衡膳食宝塔等，可与此相比较并进行评价。将膳食调查获得的婴幼儿消耗的各种食物的量，根据食物成分表中各种食物的能量及营养素含量，计算出婴幼儿平均每天能量及营养素的摄入量；再将此摄入量与同年龄、同性别儿童的膳食营养素参考摄入量进行比较，以评价能量及各种营养素摄入状况。2013 年，中国营养学会颁布中国居民膳食营养素参考摄入量,可与此进行比较及评价。

3. 临床评估

临床体征和症状检查也是评估婴幼儿营养缺乏的重要手段之一。通过针对各种营养缺乏性疾病的临床体征和症状的检查和观察,可发现婴幼儿有无营养缺乏,如缺铁可引起缺铁性贫血、维生素 D 缺乏致维生素 D 缺乏性佝偻病等。但大多数婴幼儿的营养素缺乏性疾病在出现各种特征性的临床体征和症状时,已处于严重缺乏阶段,早期或亚临床期营养素缺乏时很少出现特征性的临床表现。

通过实验方法测定血液、尿液或粪便等标本中各种营养素及其代谢产物或其他有关的化学成分,可了解婴幼儿体内某种营养素的储存、缺乏水平,以及营养素的吸收、利用情况。对婴幼儿生理功能评估也可鉴定营养缺乏性疾病的严重程度。当营养缺乏时,往往先有生理和生化改变。因此,正确选择实验室检查方法,可以尽早发现婴幼儿体内营养素储备低下的状况,获得早期诊断。对于有原发疾病的婴幼儿,应根据疾病的病理情况,针对性地选择实验室检查。

4. 住院儿童营养风险筛查

由于疾病是造成婴幼儿营养缺乏的主要因素之一,而营养支持又有助于疾病治疗。因此,已有多种工具用于对住院儿童营养风险的筛查,预估儿童发生营养缺乏的风险,并进行早期干预。但迄今为止,尚未有一种工具得到广泛的认可和接受。

(四) 婴幼儿营养缺乏的干预

对于某一地区的群体儿童营养缺乏的干预需要通过营养教育和宣传,在地区经济发展的基础上才能得到真正的改善。对于个体的营养缺乏或生长不良婴幼儿应在鉴别及治疗原发疾病的基础上,给予积极的营养支持,而使营养缺乏或生长不良儿童的生长恢复正常。

1. 治疗原发疾病

积极治疗原发疾病是营养干预的基础。部分轻中度营养缺乏或生长不良婴幼儿的原发疾病不易鉴别,需要在治疗过程中持续观察鉴别。

2. 严重营养缺乏

严重营养缺乏,即为传统的"蛋白质-能量营养不良",可危及生命,需要按危重症处理。严重急性蛋白质-能量营养不良儿童大多严重消瘦、食欲低下,且多伴有严重的原发疾病或感染等,身体极度虚弱、抵抗力低下,有多器官功能异常或紊乱,以及多种严重的并发症。因此,在治疗初期应积极处理感染、低血糖、心力衰竭等并发症,纠正脱水、电解质紊乱,以及纠正严重贫血、微量营养素缺乏等,并同时进行积极的膳食治疗,必要时采用肠外营养予以支持。

3. 轻中度营养缺乏或生长不良

轻中度营养缺乏或生长不良婴幼儿可以通过改善膳食以及肠内营养补充剂增加其能量和蛋白质等营养素的摄入,从而纠正营养缺乏。

建议按以下步骤计算营养缺乏或生长不良婴幼儿的能量需要量:第一步,治疗初期,维持现有体重,即通过食物所获得的能量至少应达到现有体重的能量需要量;第二步,治疗中期,逐渐增加能量摄入,达到按身长(高)体重 P_{50} 的能量需要量;第三步,恢复期,能量摄入应达到按年龄体重 P_{50} 的能量需要量。营养缺乏或生长不良儿童需要同时补充能量和蛋白质等,按照 WHO 推荐,蛋白质/能量比(PE%)达到 8.9~11.5 才可促进儿童瘦体质增加(见表 18-5)。

表 18-5 WHO 推荐儿童体重增长所需能量和蛋白质及蛋白质/能量比

体重增长[g/(kg·d)]	蛋白质[g/(kg·d)]	能量[kcal/(kg·d)]	蛋白质/能量比(PE%)
10	2.82	126	8.9
20	4.82	167	11.5

在营养干预的具体实施中,对于 6 月龄以下婴儿,鼓励母乳喂养,可在母乳喂养的基础上使用母乳强化剂增加能量和蛋白质等营养素的供给;非母乳喂养的 6 月龄以下婴儿可根据情况选择合适的高能量特殊婴儿配方喂养。满 6 月龄婴儿在继续母乳喂养或选择合适的高能量特殊婴儿配方喂养的同时,须注意辅食的合理添加。同时,还应注意培养婴幼儿良好的饮食习惯,以保证长期的营养摄入。对于存在口腔功能异常的婴幼儿也应积极干预。

轻中度营养缺乏或生长不良婴幼儿需要定期随访并监测体格生长指标。随访和监测体格生长指标的间隔时间可以从每周 1 次到 2~3 个月 1 次,主要生长指标包括年龄、营养缺乏程度以及营养干预效果。年龄小、营养缺乏严重、营养干预效果差,则间隔时间需缩短。6 月龄以下婴儿至少每个月监测 1 次,6~24 月龄婴幼儿至少每 2 个月监测 1 次。在随访过程中,除了监测体格生长情况,还须关注婴幼儿的认知行为发育、预防接种等。在干预过程中,婴幼儿体重增长应达到表 18-6 中列出的不同月龄婴幼儿体重增长中位数。

表 18-6　不同月龄婴儿体重增长中位数

年龄	体重增长中位数（g/d）	年龄	体重增长中位数（g/d）
0～3 月龄	26～31	9～12 月龄	9
3～6 月龄	17～18	12 月龄以上	7～9
6～9 月龄	12～13		

轻中度营养缺乏或生长不良婴幼儿经积极营养干预后仍体重增长缓慢，应注意可能存在的器质性疾病、腹泻、结核、感染、获得性免疫缺陷综合征等；同时应检查其喂养量是否达到目标喂养量。

当轻中度营养缺乏或生长不良婴幼儿的按身长（高）体重达到 P_{10}，且在间隔一个月以上的两次体格生长指标测量中均显示体重增长满意，则表明治疗成功。但仍需要定期随访 4～9 个月，以防再次发生营养缺乏。

轻中度营养缺乏或生长不良婴幼儿可能在短期内恢复，但也可能需要长期干预才能恢复。因此，需要根据个体的情况给予不同的干预，需要儿科专科医生、儿保医生、发育行为医生等的密切配合。

（五）婴幼儿营养缺乏的预防

定期的常规婴幼儿保健检查，测量体重、身长（高）等体格指标，有助于早期发现婴幼儿营养缺乏或生长不良。基层儿童保健医生应掌握儿童喂养和营养知识，正确指导家长的母乳喂养、辅食添加等，尤其是对早产或低出生体重儿的喂养和护理，以减少营养缺乏或生长不良的发生。

三、婴幼儿超重肥胖

（一）超重、肥胖定义

超重和肥胖是指异常或过量的脂肪贮存达到损害人体健康的程度。由于长期能量摄入超过能量消耗，导致体内脂肪蓄积继而引发胰岛素抵抗和全身慢性炎症反应等改变，对身体各系统器官运转和身心健康带来威胁。

（二）原因及风险因素

肥胖的流行受遗传、环境和社会文化等多种因素的共同影响，儿童肥胖及相关慢性病是遗传、环境和饮食行为等因素共同作用的结果。

1. 遗传因素

肥胖是一种复杂的多基因疾病，遗传因素是肥胖发生的内在基础。研究发现,父母的体重情况可以通过遗传因素影响子女超重肥胖的发生,父母双方都超重肥胖、仅父亲超重肥胖、仅母亲超重肥胖的儿童发生超重肥胖的风险分别是父母双方都是正常体重儿童的 4.0 倍、3.1 倍和 2.7 倍。

健康与疾病的发育起源(developmental origins of health and disease,DOHaD)学说认为,出生前事件和儿童期环境因素,包括母亲体型、妊娠期增重、代谢和内分泌状况,以及胎儿和出生早期的生长发育和养育环境等,都会影响胎儿和新生儿的生理功能,包括机体的组织结构和功能上的永久变化,进而增加儿童期甚至成年期发生肥胖等相关慢性疾病的风险。

2. 环境因素

膳食结构改变,高脂肪、高糖食品摄入过多,身体活动减少,视屏时间增加,饮食行为不健康等致肥胖环境,对肥胖的流行都起着推波助澜的作用。婴幼儿期是培养良好饮食习惯、生活习惯的关键时期,这一时期的不良饮食习惯和生活习惯也是肥胖及相关慢性疾病的风险因素。

3. 社会经济、文化因素

不同国家、不同经济发展水平和发展阶段,社会经济状况对儿童肥胖发生也有不同影响。在发达国家,低收入家庭中儿童肥胖发生率高。在我国上海、北京一线城市中有同样的趋势,但在大部分地区还是以高收入家庭的儿童肥胖率更高。此外,电视广告、传统文化因素等也有不小的影响。

(三)评估

判断婴幼儿肥胖或脂肪组织增加常用的体格指标有身高体重法和体重指数法(BMI)等。

1. 身高体重法

身高体重法常用于<2 岁婴幼儿超重、肥胖判断,即体重超过同性别同身长(高)体重标准的百分数。计算方法为:(实测体重−标准体重)/标准体重×100%,10%～19% 为超重,20%～39% 为轻度肥胖,40%～49% 中度肥胖,>50% 为重度肥胖。

2. BMI 法

BMI 法多用于 2 岁后儿童超重与肥胖的诊断。WHO 和我国均制订了不同性别、不同年龄的 BMI 参数表和曲线图,目前 WHO 推荐使用 BMI 诊断超重、肥胖,按年龄 BMI$\geqslant P_{95}$ 为肥胖,P_{85}～P_{95} 为超重。

3. 生长曲线

采用生长曲线进行评估可以发现超重、肥胖的严重程度,持续时间及开始时间。

4. 其他

测量腰围-臀围比值、皮褶厚度及体脂含量百分比有助于区分体重的增加是来源于脂肪或是肌肉等组织。

(四)营养干预和预防

生命早期的营养管理对长期健康有深远的影响,生命早期也是预防超重、肥胖的关键期。鉴于婴幼儿期是建立良好饮食习惯和生活习惯的关键时期,因此对于婴幼儿期超重、肥胖的干预和预防应从合理喂养和营养着手,加强对父母的健康教育,使父母对孩子的生长有合理的预期,保持适度生长。

1. 妊娠期营养管理

研究表明,母体营养不良(整体或特定的营养素缺乏)、妊娠母亲超重和肥胖、妊娠期体重增加过多、妊娠期高血糖症(包括妊娠糖尿病)、吸烟或接触有毒物质都可能增加婴儿期和儿童期的超重和肥胖。妊娠前就应对未来的母亲和父亲双方进行适当的营养指导和建议,合理营养、健康饮食和身体活动,避免使用和暴露于烟、酒精、药物或其他有毒有害物质。加强妊娠期保健,及时诊断和管理妊娠高血糖和妊娠高血压,监测和管理妊娠期体重等。

2. 合理喂养

出生早期纯母乳喂养能有效降低婴幼儿发生超重和肥胖的风险,尤其对于出生巨大儿。早产或低出生体重儿出生早期应有追赶性生长,但目前对早产或低出生体重儿追赶性生长的速率与喂养结局的近期和远期影响仍存在争论。纯母乳喂养仍是早产或低出生体重儿出生早期喂养的首选,但同时需要给予适当的营养强化,以确保早产或低出生体重儿获得足量的营养,维持良好的生长状况。婴儿满6月龄时应适时、合理添加辅食,过早添加辅食也是造成婴幼儿超重和肥胖的重要风险因素之一。早产或低出生体重儿的辅食添加必须强调个体化。培养婴幼儿良好饮食习惯也有助于减少超重和肥胖的风险。

3. 定期监测生长指标

体重、身长(高)、中臂围等体格生长指标是反映婴幼儿营养状况的"金标准",通过定期监测婴幼儿体格生长指标,有助于早期发现超重,实施个体化的喂养。绘制生长曲线可以更直观、更早发现婴幼儿体重增长过快。

4. 其他

其他干预包括适当的运动干预等。

（盛晓阳 汤庆娅）

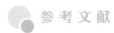 参考文献

［1］ Hayashi C，Krasevec J，Kumapley R，et al. Levels and trends in child malnutrition. UNICEF/WHO/World Bank Group joint child malnutrition estimates：key findings of the 2017 edition［J］. New York New York Unicef，2017.

［2］ 张娜，马冠生.《中国儿童肥胖报告》解读［J］.营养学报，2017.

［3］ 中华人民共和国卫生部.中国0～6岁儿童营养发展报告（节录）［J］.营养学报，2013,35(1)：1－4.

［4］ 黎海芪.实用儿童保健学［M］.北京：人民卫生出版社，2016.

［5］ 苏宜香.儿童营养及相关疾病［M］.北京：人民卫生出版社，2016.

［6］ Becker PJ，Nieman Carney L，Corkins MR，et al. Consensus statement of the academy of nutrition and dietetics/American society for parenteral and enteral nutrition：indicators recommended for the identification and documentation of pediatric malnutrition（undernutrition）［J］. J Acda Nutr Diet，2014,114(12)：1988－2000.

［7］ Homan GJ. Failure to thrive：a practical guide［J］. Am Fam Physician，2016,94(4)：295－299.

［8］ Godfrey KM，Reynolds RM，Prescott SL，et al. Influence of maternal obesity on the long-term health of offspring［J］. Lancet Diabetes Endocrinol，2017,5(1)：53－64.

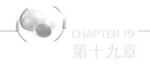

第十九章

先天性心脏病患儿围手术期营养支持

学习目的

了解 先天性心脏病患儿营养不良的主要影响因素。

熟悉 先天性心脏病患儿的能量和营养素代谢特点。

掌握 先天性心脏病患儿围手术期的营养评估和营养支持原则。

先天性心脏病(congenital heart disease，CHD)是指宫内发育异常导致生后心脏结构和功能异常的疾病，可以分为发绀型及非发绀型两大类。CHD 是小儿最常见的先天性畸形，国际报道发病率约 0.8%，中国报道的发病率为 0.3%～1%，其伴随的急慢性营养不良发生率分别高达 48.4% 和 37.5%。许多 CHD 患儿需要手术治疗。近年来，随着对 CHD 疾病发展规律的全面认识和相关诊断及手术治疗技术的不断进步，CHD 患儿生存率逐年增加。在生存率提高的同时，提高患儿生存质量、令其获得理想的追赶生长也越来越受到重视。该类患儿多出生体重正常，但出生后生长发育普遍受限。CHD 患儿生长不足的病理学原因是多方面的，包括基因异常、能量消耗增加、能量摄入不足、吸收不良或者术后液体限制等。CHD 围手术期患儿代谢紊乱、能源物质储存减少、消耗增加及能量摄入受限等情况均会进一步恶化患儿营养状态。如能量供给不足，势必影响患儿术后恢复与伤口愈合，延长住院时间，增加院内感染等并发症发生率，并可能对患儿的生长发育尤其是神经系统发育构成远期不良影响。而过度喂养则会造成二氧化碳(CO_2)产生增加，引起 CO_2 潴留、撤机困难、免疫功能受损等。合适的能量摄入不仅指患儿所摄入的能量能够满足机体基础代谢需要量,还要求能避免 CHD 患儿尤其是已存在营养不良患儿的营养状况进一步恶化。因此,正确认识 CHD 患儿代谢改变,及早发现 CHD 患儿面临的营养问题,改善 CHD 患儿围手术期营养状况,术后积极追赶生长,尽早、合理、全面给予 CHD 患儿营养支持治疗,对改善 CHD 患儿预后和长期生活质量有重要意义。但何为 CHD 患儿合理营养支持,目前尚无明确定论。至今国际上尚无公认的针对 CHD 患儿的围手术期营养支持指南,目前各医院的营养支持方案也存在差异。

一、先心病患儿能量及营养素代谢特点

能量是代谢、生长和活动的基础。能量失衡可能导致严重的生长、认知和运动受限。CHD 患儿是能量失衡的高风险人群。大部分 CHD 患儿出生时体重与孕周相符,但在婴儿期即出现营养不良和生长迟滞,身高较体重更易受影响,小于 2 岁的 CHD 患儿 49% 有身材矮小问题。许多因素可能影响 CHD 患儿营养状况,导致营养不良(见表 19-1)。其中心脏病类型和疾病状况是影响营养状况的重要因素。青紫型先心患儿如法洛四联征、大动脉转位等常常有不同程度发育迟缓。非青紫型先心和左向右分流型先心(动脉导管未闭、室缺、房缺等)在婴儿期虽然体重增加少,但是生长发育尚能维持。但是如果存在肺动脉压力持续增高,则可能伴有严重生长迟缓。先心常见的基因相关疾病如唐氏综合征、特纳综合征等也会影响能量摄入、胃肠道吸收功能以及追赶生长等。

表 19-1 影响先心病患儿营养不良和生长发育迟滞的主要因素

1. 先心类型
① 青紫型先心或非青紫型先心
② 分流类型
③ 充血型心衰
④ 手术时状态:年龄、术式、并发症
2. 能量代谢异常
能量消耗增加:心肌肥厚、人体成分异常、交感神经系统活性增加、造血组织增加、基础体温上升、反复感染、药物作用
3. 能量摄入减少
厌食、早饱;药物作用;肝大导致胃容量减少
4. 胃肠功能异常

（续表）

① 吸收不良：肠道水肿和慢性缺氧；药物影响
② 胃肠道发育迟滞
③ 肝大导致胃容量减少、胃食管反流增加
5. 产前因素
① 染色体异常
② 宫内因素
③ 出生体重

单心室的新生儿和婴儿能量消耗可能增加。接受或没有接受过 Norwood 手术的肺主动脉分流的患者循环内在无效。这些婴儿单心室重量负荷大，提供系统和肺部血流。此外，心肺转流术后早期引发的炎症级联反应可能进一步增加术后早期的能量消耗。

应激状态时机体通过释放细胞因子和炎症介质调节代谢反应。机体首先分解糖原储备提供能量，随着能源储备的耗竭，机体动员骨骼肌的氨基酸进行糖异生，维持生命器官功能、组织修复、伤口愈合等。先心患儿围手术期处于应激状态，术后 12～24 h 内静息能量消耗（resting energy expenditure，REE）暂时增加，导致心率和呼吸增加，此阶段骨骼肌分解是重要能量来源。有研究发现先心手术后患儿处于高代谢状态，24 h 内即有所下降，5 d 后 REE 降至手术前水平。笔者研究团队也发现类似能量代谢变化，术后 24 h REE 短暂升高，术后 7 d 回复至术前水平。

CHD 患儿的营养底物利用异常也可导致营养不良的发生。围手术期分泌的应激性激素和治疗性给药导致儿茶酚胺增加，代谢转化为脂肪酸氧化为主，碳水化合物氧化受到抑制。静息能量消耗（REE）增加与炎症及心排血量较高直接相关，与抗感染治疗负相关。无论是单心室或双心室心脏病变患儿，其在新生儿期进行心脏修复手术，在 3 月龄的年龄别体重 Z 评分（WAZ）低下，分析原因是脂肪含量低下，而脂肪低下是由于能量不足并不能达到能量正平衡，导致能量存储少。

新生儿与儿童相比，蛋白和脂肪储备均少，但有更高的蛋白分解速率，因此新生先心患儿更易发生营养不良。另外，体外循环导致过度炎症反应，临床常表现为水肿、毛细血管渗漏综合征和多器官功能衰竭。持续的炎症反应如果不进行营养干预,可能加重营养不良,导致瘦体重组织丢失,器官功能恶化。瘦体重组织丢失超过三分之一就可能出现呼吸急促和心律失常。疼痛是导致应激时代谢改变的另一因素。合理的镇痛和麻醉可减轻分解代谢的严重度和持续时间,反之,疼痛控制不充分可能加重代谢改变,影响先心术后患儿预后。根治性手术后数月后,CHD 患儿一般体重和生长有显著改善。但如患儿出生体重小、智力发育障碍、术后仍有残余畸形者,体重和生长改善受限。

先心围手术期间,蛋白质分解及转化增加。需要持续的氨基酸流来满足新蛋白合成、组织修复和机体生长。对于重症患儿的营养支持目标是:提供足够的蛋白摄入量去满足新蛋白合成及伤口愈合,增加免疫调节,减少骨骼肌降解。除了能量摄入不足,重症患儿也易持续负氮平衡和蛋白质营养不良,早产儿更严重。有研究显示,机械通气患儿的肠内蛋白质摄入情况独立于肠内摄入热量,与60 天病死率直接相关。研究显示,CHD 新生儿,急慢性蛋白质营养不良发生率高达 50%。即使在标准化喂养指南指导下,在术后第 7 天,只有 68%患儿摄入热量达到能量需求,40%患儿蛋白质摄入达到需求。关于何为重症患儿适宜蛋白质及能量摄入从而改善分解状态,标准不一,有研究提出 58 kcal/(kg·d) 及蛋白质高于 1.5 g/(kg·d),但是对象是镇静、肌松药物应用状态下的机械通气患儿,其能量消耗较低。

二、先心病患儿营养不良与营养评估

先心病患儿很容易发生蛋白质-能量营养不良。上海儿童医学中心心胸外科 2013 年资料显示,3 252 例心脏手术患儿中有 1 145 例(35.2%)存在不同程度的营养不良。

全面准确的营养评估是早期识别先天性心脏病患儿喂养困难和生长迟缓的基本步骤。这能够帮助早期营养支持的介入来预防营养不足并改善生长状况。一个完整的 CHD 患儿营养评估需要包括:临床诊断,准确的喂养史,人体测量评估及部分实验室生化指标(见表 19-2)。人体测量数据如体重、身长/身高、头围、身高别体重、BMI 可以通过生长曲线图进行评估。建议连续测量并绘成曲线以随时监测确定生长速率和生长不良的程度。先天性心脏病可能与潜在的染色体异常同时出现。在这种情况下我们可以使用为 21-三体、18-三体、Turners 综合征及早产儿专门设计的生长曲线表对人体测量数据进行评估。

表 19 - 2　先天性心脏病患儿营养评估主要内容

评估项目	评 估 内 容
病史	病变类型(发绀型或非发绀型),当前药物治疗,其他治疗情况
喂养史	配方类型,配方的浓度,制备方法和食用量;一餐的持续时间
体格检查	液体分布/水肿,发绀,呼吸频率(呼吸急促)
生化指标	血清电解质,白蛋白,前白蛋白,全淋巴细胞计数,粪便 α-1-抗胰蛋白酶(如果怀疑有蛋白丢失性肠病)
人体测量数据	体重,身长/身高,身高别体重,BMI,三头肌皮褶厚度,上臂围;有条件可行人体成分测量
生长评估	连续动态监测体重、身高(身长)的增加及线性生长
胃肠功能	胃肠道动力评估,食道钡餐检查(如需要)

三、先天性心脏病患儿营养支持

合理的营养支持治疗对先心患儿非常关键,可以降低其病死率和发病率。Mehta 等分析了 500 例儿科重症患者(其中 100 例为先心术后患儿),结果发现摄入量超过营养师建议量的 66.7% 的患儿病死率显著小于摄入量低于营养师建议量的 33.3% 的患儿(OR 0.14,95% CI: 0.03,0.61)。一个前瞻性随机对照实验研究分析能量摄入与临床结局的关系,结果发现低能量摄入组[<63 kcal/(kg·d)]患儿机械通气时间显著增加,肠外营养(parenteral nutrition,PN)支持时间更长,与儿科重症监护的不良结果有关。由于先心病患儿围手术期代谢变化复杂,美国肠外肠内营养学分会(ASPEN)建议使用间接能量测定法(indirect colorimetry,IC)确定危重患儿能量需求。

合理的营养支持不仅仅包括合适的能量给予,还包括宏量和微量营养素的合理供给。术后患儿处于高分解代谢状态,蛋白质需求通常较高。如何在有限的液量范围内为先心患儿提供足量热量和营养素,是先心病患儿营养支持面临的重要问题。

早期营养支持对保持瘦体组织非常关键。营养支持的目标是减少瘦体组织丢失,支持重要脏器功能。营养支持虽然可以减少瘦体组织的丢失,但不能阻止分解代谢。先天性心脏病(以下简称先心)术后有许多影响营养支持实施的情况,如血流动力学不稳定、低血压、高血糖、液体限制、机械通气、电解质紊乱、肾功能损伤等。当先心患儿术后液体量受限时，肠外营养支持是能量密度相对较高的支持方式。肠内营养支持有肠外营养支持不可比拟的优势，包括维持肠道完整性，恢复肠道动力，增强免疫功能，维持肠道菌群平衡。因此即使不能完全肠内营养支持，也应在肠外营养支持的同时积极给予微量肠内营养支持以起到维护肠屏障功能的目的。

（一）先心术后患儿标准化营养支持方案及流程

建立标准化营养方案及流程对规范管理先心患儿术后营养支持治疗，改善患儿营养状况及相关临床结局非常重要。标准化营养方案需包括喂养起始量、增加速度、热量目标、明确喂养不耐受及限制不必要的喂养中断，密切评估生长发育及营养指标。以下是先心术后标准化营养方案的关键内容。

1. 肠内营养支持

（1）术后 6～24 h 开始微量营养支持 10～20 ml/(kg·d)，母乳或是配方奶（67 kcal/100 ml）鼻胃管重力间断推注最佳，如不耐受可改为连续滴注。

（2）微量喂养对于使用前列腺素的分流患儿是安全的。

（3）乳糜胸患儿可考虑使用 MCT 强化配方奶。

（4）虽然快速增加摄入的密度可助于体重增加，但坏死性小肠结肠炎（necrotizing enterocolitis，NEC）发生率增加，特别是早产儿。

（5）密切监测喂养耐受程度：是否出现腹胀、胆汁残留、血便，根据耐受情况逐渐增加营养量。

（6）喂养母乳患儿喂养量达 50～100 ml/(kg·d)时可考虑添加母乳强化剂至 80 kcal/100 ml。

（7）PN 随着 EN 增加而逐渐减少，直到 EN 达到 120～130 kcal/(kg·d)，蛋白质和脂肪目标量可较早达到。

（8）PN 只在蛋白质目标量或是热量目标已达到才停止。

（9）密切关注体重增加情况，可视情况增加配方热量至 100 kcal/100 ml 以满足生长所需。

（10）每周测量体重、身长、头围，监测生长曲线，评估营养摄入情况。

（11）密切关注血尿素氮、白蛋白、前白蛋白、电解质、钙、磷、碱性磷酸酶水平等，评估营养状态。

2. 肠外营养支持

（1）术后 1 天开始 PN（最好是中央静脉），从蛋白质 2 g/(kg·d)开始。

（2）逐渐增加至目标量：糖 12～14 mg/（kg・min），蛋白质 3 g/（kg・d）早产儿 3.5 g/（kg・d），脂肪 2～3 g/（kg・d），热量 100～130 kcal/（kg・d）早产儿 120～140 kcal/（kg・d）。

（3）出生 7 天内使用出生体重。

（4）患儿出现水肿，使用净重，可通过身高的适宜体重或是中位体重计算。

（5）使用较高浓度葡萄糖溶解加压药。

（6）尽量在可行性条件下增加 PN 的浓度，从而减少 PN 液体量。

（二）肠内营养制剂选择

母乳虽然更易吸收，并对肠黏膜有保护作用，但母乳能量密度低，可能没有足够的能量优势来支持 CHD 婴儿的成长。压倒性的证据表明母乳对于 6 个月内的婴儿有众多好处，但是并没有关于母乳对于 CHD 患儿带来好处的研究。若干研究支持高能量密度配方奶的合理使用来降低 CHD 患儿的生长停滞的发生。CHD 患儿喂养母乳存在几个难题：患儿出生后即与母亲分开、孩子生病带来的压力、无吸吮刺激、无医生指导。

母乳对于早产儿的临床作用已得到证实。多个随机试验显示：与配方奶相比，母乳喂养显著降低坏死性小肠结肠炎（NEC）的发病率。然而到目前为止，没有临床试验评估以母乳为主的 CHD 患儿喂养耐受性情况，达到肠内营养目标热量所需时间，NEC、脓毒症及乳糜胸的发病率和病死率等。

对 CHD 患儿营养支持的首要目标是最大化经口服摄入的能量。当单靠口服不能支持生长发育时，即要考虑采用胃管营养支持，用于补充口服量的不足。为了维持婴儿的饥饿和饱足循环，我们可以间断性用胃管营养支持来补充口服摄入量。为了保护婴儿的口腔运动功能和对吃的渴望，补充营养支持应该在每餐婴儿口服进食 10～15 min 后进行。

患有 CHD 的婴儿和儿童通常需要对液量进行限制。浓缩配方可以在限制液体摄入的同时帮助提供充足的热量。将配方从 67 kcal/100 ml 浓缩至 80～100 kcal/100 ml 可以通过添加组件配方（碳水化合物、植物油、MCT 油等）或者减少水和固体奶粉的比率来实现。90～100 kcal/100 ml 的浓缩配方可能不能给一些婴儿提供足够的水，要小心监测水化状态和肾负荷。

（三）营养支持方式的选择

接近 50% 的单心室 CHD 患儿在出院前需要接受鼻胃管或胃造口营养支持，营养支持效果各个中心不同。大多数中心在这些患者出院时仍然补充鼻胃管营养支持,只对有声带损伤和有误吸病史或那些无法耐受经口喂养的患儿使用胃造口营养支持。可根据患儿情况选择带鼻胃管出院营养支持,带胃造口管出院营养支持,或者出院时完全经口喂养。胃造口适应证包括严重胃食管反流导致生长停滞或严重误吸。

如果间断性营养支持由于蠕动障碍、呃逆或者同时存在的呼吸窘迫而受到影响时,就应该考虑连续营养支持。连续营养支持以每小时小量供给的方式完成日需量,并能减少能量的消耗。连续的 24 h 鼻饲营养支持是一种增加营养摄入、改善整体营养状态的安全有效的方法。如果预计到患儿需要长期的补充营养支持(例如:大于 8 周)那么就应考虑放置胃造口营养支持管。胃造口营养支持管在社会上更容易被接受,而且也能降低长期鼻饲营养支持带来的风险。鼻饲管移位、呃逆次数增多造成下食道括约肌松弛、鼻窦炎以及鼻部皮肤和软骨破溃与长期使用鼻胃管有关。

如果通过肠内途径无法满足患儿的能量需求,就需要肠外营养支持(PN)。PN 可以在手术前或者手术后使用,其支持目标是恢复和维持营养状态并促进追赶生长。根据患儿的基础营养状态和疾病的程度来决定理想的 PN 起始时间。从患有先天性心脏病的婴儿和儿童中营养不良的高患病率的角度来看,通过 PN 进行积极的营养支持是预防其营养状况进一步恶化的适当方法。使用 PN 制剂的 CHD 患儿,尤其是同时还用利尿剂及地高辛治疗的儿童需要对其进行紧密的电解质监测。

(四) 先天性心脏病患儿出院后喂养及追赶生长

出院之后 CHD 患儿的生长障碍问题是由于多个原因造成。生长发育障碍是 CHD 婴儿的共同特征,大部分是由于摄入不足引起体重增加不足、身高增加迟缓。多个研究均显示,新生儿期手术的单心室或双心室患儿在出院后生长发育迟缓发生率很高。

有研究评估 100 名先心术后新生儿的肠内热量摄入情况,分为双心室缺陷组($n = 52$)和功能性单心室组($n = 48$)。研究结果显示只有 48.4% 达到 100 kcal/(kg·d),19.7% 患儿达到目标热量 120 kcal/(kg·d),两组患儿的平均体重 Z 评分均有下降。有研究发现,即使 70% 患儿使用 84.5~100 kcal/100 ml 高热量配方,仍有将近 1/3 的患儿出院体重 Z 评分低于出生体重 Z 评分。

虽然在新生儿期修复心脏缺陷通常可以在几个月内改善体重增加情况,身高及头围的追赶需要一年甚至更久。REE 在 3 个月大的时候可以恢复正常,与同龄人没有差异。所以生长迟缓的原因可能是术前及术后阶段的营养支持严重不足。应该密切关注这类患儿的饮食摄入及发育情况,根据生长情况给予个体化的目标热量及营养支持方案。使用生长曲线作为营养干预是否成功的评估参考标准。

造成 CHD 患儿出院后经口喂养失败的原因包括:声带损伤、术后插管时间、经食道超声心动图、早产等。延长呼吸机插管时间、先天性心脏病手术风险评分(RACHs-1 评分)较高患儿经口喂养成功率较低。出院管饲的危险因素通常与营养支持情况差有关,例如妊娠年龄、体重、心脏病变、术中插管时间、体外循环时间、经食管超声心动图检查及手术操作靠近主动脉弓等。有研究揭示了死亡或发生营养支持障碍患儿与依赖分流患儿,尤其是左心室发育不良等需前列腺素或体外循环治疗的关系,即使在术前前列腺素治疗期间已开始营养支持,亦无法扭转该局势。

严重 CHD 患儿,尤其是 Norwood 术后患儿建议提前放置胃管营养支持。有研究提出提前放置胃管可以提高 Norwood 术后至 2 期手术期间的生存率,但是与住院时间缩短及改善生长没有联系。即使在 CICU 治疗期间,出生后生长发育障碍、出院体重低于出生体重、喂养困难仍是一个很大的难题。

确立以循证为基础的指南,提出关于何时开始喂养、怎么开始、目标热量、喂养方式,明确喂养方案,定期评估生长发育等,对于改善这类高营养风险患儿生长发育及预后极其重要。

四、先天性心脏病患儿营养支持的特殊问题

(一) CHD 新生儿或早产儿与坏死性小肠结肠炎(NEC)

CHD 患儿发绀、肺充血、心功能衰竭等均是肠道缺血的独立危险因素。功能性单心室、肺静脉回流异常、永存动脉干、法洛四联症、PDA、ASD 均与 NEC 发病相关,虽然机制尚不明确。左心发育不全综合征(hypoplastic left heart syndrome,HLHS)或发绀患儿的 NEC 发生风险较高,达到 $11\% \sim 20\%$。在 Norwood 一期手术前后肠系膜上动脉常发生倒流,亦是 NEC 危险因素。有研究显示,先心并发 NEC 与未并发 NEC 比较,心肌功能及手术风险无差异,但其手术前后的超声检查显示腹主动脉搏动指数较低,推测是由于系统血管异常引起 NEC 风险增加。低心排量、舒张期反流、术后激进营养支持均与 NEC 发生有关。HLHS 患儿发生 NEC 后病死率高达 40%,发绀患儿高达 71%。

早产 CHD 患儿是 NEC 的好发人群。一项关于 235 643 名婴儿的大样本前瞻性研究显示：1 931 名 CHD 患儿（0.8%），其 NEC 发病率高达 13%，而无 CHD 婴儿发病率为 9%。CHD 早产儿发生 NEC 的风险高于同年龄同体重早产儿。且 CHD 早产儿并发 NEC 后的病死率也高达 55%，显著高于无 CHD 早产儿的病死率（28%）。与早产儿发生 NEC 机制一样，CHD 早产儿发生 NEC 也是一个多因素致病的过程。包括肠屏障功能及免疫防御机制不成熟、肠动力、消化及吸收障碍等在早产儿 NEC 发病过程中起了重要作用。CHD 早产儿在此基础上还存在系统循环控制能力下降，显著增加了肠道损伤的风险。

由于担心前列腺素治疗患儿喂养耐受问题及 NEC 的发生，大部分医务人员对于围手术期先心患儿的喂养问题很谨慎。大部分患者病情危重，需要延长通气、血管内液体灌注、留置中央导管等。手术治疗需要体外循环、低温停跳。术后部分需要延迟关胸，有时候发生非心脏并发症如呼衰、乳糜胸、肾衰、神经损伤等。这些问题导致医务人员对于肠内营养支持的安全性有担忧。但因为很少有这方面的循证指南，导致各个医院只能依赖于实践经验进行营养支持。由于担心 NEC 的发生，对于使用前列腺素的低心排量、发绀或是分流的患儿临床常延迟营养支持，但是延迟营养支持更易引起 NEC 的发生。缺乏肠内营养支持导致肠道黏膜的快速萎缩与损失重要的屏障功能。抗生素应用改变正常肠道菌群，也可能与 NEC 发病有关。几项研究显示先心术后患儿经常发生营养支持中断，原因包括许多常规操作的影响，如心导管、MRI 和超声心动图检查、计划拔管、放置胸引流管、中央导管等。临床情况恶化、出现腹胀、胆汁残留、血便黏液便也会减少或停止营养支持。

CHD 患儿遇到的这些问题与早产儿、短肠综合征患儿类似，均需要以循证为基础的营养支持指南指导临床实践。这些问题可以分为两部分：标准化营养支持指南、定义清楚符合临床实际可减少或停止营养支持的指标。微量营养支持[10~20 ml/(kg·d)]有利于肠道黏膜发育及成熟，提高肠道免疫力，降低 NEC 发生率。关于早产儿微量营养支持已有足够证据证明患儿从中得到的显著利益，不管是术前、术后即使是临床情况不稳定也是安全的。

波士顿儿童医院研究了标准化营养支持的实施方案的临床效果。在开始营养支持计划之前，他们发现营养支持中断缺乏明确营养支持不耐受的标准，且大部分的营养支持中断与临床常规治疗及营养支持管的机械问题有关。在实施标准化营养支持方案后，显著降低营养支持中断发生率，达到目标热量的时间由

4天下降到1天,达到目标热量的比例从61%增加到99%。早产儿的标准化营养支持方案已明确可降低NEC发病率、病死率及败血症发病率,缩短住院时间。

(二)左心发育不全综合征(hypoplastic left heart syndrome,HLHS)

美国国家先心患儿质量促进合作组(National Pediatric Cardiology Quality Improvement Collaborative,NPC‐QIC)是儿科心脏病学第一个多中心质量促进联合组织。该组织第一个项目的目的是"在Norwood住院和SCPC期间促进左心发育不全综合征患儿生存和生命质量"。目前美国超过50个中心在这个组织登记数据。基于可获得文献的广泛回顾,小组已经做了关于手术阶段营养和生长潜力的推荐。

NPC-QIC给出了术前、术后以及出院时的喂养推荐。

1. 术前阶段

(1)对肾上腺素依赖、血流动力学稳定的患儿使用肠内营养支持,以及适当的营养监测。

(2)肠外营养支持早期使用。

2. 术后阶段

(1)临床营养师的积极参与。

(2)术后早期阶段的肠外营养支持的使用,同时促进肠内营养支持。

(3)一旦血流动力学稳定,立即进行肠内营养支持。

(4)根据患儿所在医院制订的标准化的方案来增加营养支持。

(5)当营养支持困难情况下被怀疑声带功能紊乱时,可通过喉镜检查或钡餐检查评估吞咽功能和胃食管反流情况。

(6) 最大化胃食管反流的预防。

3. 出院之后

(1) 出院后持续的营养监测和干预。

(2) 对生长不良的患儿需要特别标记并进行及时的营养评估和干预。

(三)先天性心脏病患儿术后并发症的营养管理

1. 营养支持困难

婴儿和儿童在心外科手术后常常出现营养支持困难。先天性心脏病手术风险评分(RACHS)较高、插管时间的延长以及手术过程中的经食道心脏超声被确定为是与患有先心的婴儿和儿童在手术后出现营养支持困难的相关风险因素。可能会遇到的问题包括:达到营养支持目标所需时间的延长、过渡到口服进食的时间延长、需要放置胃管进行营养支持,以及异物吸入或者呃逆。手术后患者声带失功能也是心外科手术后的重要的并发症,并且由于气道保护的损伤可能会增加异物吸入的风险。手术患者中有涉及喉神经操作的有更大的声带损伤风险,其推测的原因为迷走神经损伤。对声带失功能的婴儿或儿童进行吞咽评价来判断是否存在异物吸入风险是有益的。大多数这些患者需要改进的口服喂养和(或)积极的营养支持,包括管饲喂养。

患者在心脏手术中进行过经食管心脏超声的也被认为会有很大的风险发生吞咽困难。经食道心脏超声已经被证实可能引发呼吸道梗阻、肺总静脉压迫、血管压迫、气管插管脱落、食道穿孔、胃穿孔和牙齿损伤。食道超声探头的尺寸与患者的体重相比被认为是发生吞咽困难的一项风险因素。在体重小于 3 kg 的婴儿身上进行食道超声须十分谨慎。

2. 蛋白丢失性肠病

蛋白丢失性肠病(protein-losing enteropathy,PLE)是指消化道异常丢失蛋白质或者消化道对吸收蛋白质的障碍。PLE 的患病率在接受了 Fontan 术(下腔静脉和肺动脉吻合术,是三尖瓣闭锁、左心室发育不全和生理性单心室的首选矫治手术)的先天性心脏病患儿中非常突出。PLE 是一个会威胁到生命的并发症,它可能会在手术后 2 个月到 10 年不等的时间里出现。在接受 Fontan 术后的 10 年里,大约 13% 的患者会出现 PLE。46% 的患者病情严重并且在 5 年内死亡。PLE 患儿从血液中丢失蛋白质分子到肠道内造成大便习惯改变、腹部不适和腹泻。血清蛋白浓度低下导致低蛋白血症,尤其是低白蛋白血症。低钙血症和淋巴细胞减少症也十分常见。血清蛋白质的丢失降低了血管胶体渗透压,并且促使了水肿、腹水以及胸腔和心包积液的发生。慢性低蛋白血症可能会继发小肠壁的水肿,导致营养吸收不良并促使腹泻恶化。

患有 PLE 的婴儿和儿童的营养管理应该与其肠道功能紊乱、腹泻和吸收不良相适应。日常饮食的改变应该包括增加蛋白质的摄入并将以长链甘油三酯(LCT)为基础的饮食转变为以中链甘油三酯(MCT)为基础。肠上皮细胞可以直接将 MCT 吸收入血,在保证充足的热量运输的同时减少淋巴液的回流,这样有利于病情的康复。MCT 在肠道内被迅速吸收并且减少了富含蛋白质的淋巴液在肠管中的流动,因而减少了蛋白质的丢失。对于那些患有顽固性腹泻而不能通过使用标准配方维持营养状态的婴儿和儿童,我们应该提供极高浓度(占总脂肪含量的 80%～90%)的 MCT 配方。当长期使用这些配方时,需要注意必需脂肪酸(EFA)的缺乏。在严重病例中,可以使用全肠外营养支持或部分肠外营养支持以使肠道得到休息以最小化淋巴液回流并促使病情的康复。

3. 乳糜胸

乳糜胸是一项已知的需要特殊营养支持的心外科手术并发症。乳糜胸是指淋巴液在胸膜腔内的堆积。淋巴液的渗漏可以由胸导管损伤、副淋巴管破裂或者胸导管内全身静脉压过高引起。有研究指出,手术后乳糜胸并发症从 1970 年的 1% 上升到目前的 4.7%,这可能是由于手术的复杂性增加,也可能和肠内营养支持的提前应用有关。有报道指出,乳糜胸在心脏移植及 Fontan 术后有更高的发病率,达 3.8%。

在处理乳糜胸过程中的难点是在最小化淋巴液渗漏的同时维持体液和电解质平衡。乳糜胸可以采取手术治疗,但是效果并不总是令人满意,而且对于已经患有先天性心脏病的儿童来说并不都是可行的。乳糜胸的不利影响包括:免疫抑制、长期放置胸腔导管和开放静脉通路以及住院时间的延长。如果发生乳糜胸,手术后患者的平均住院时间将从 8 天显著延长至 22 天。通常在最终决定手术治疗前都会尝试保守治疗。

保守治疗包括:胸腔吸引、使用全肠外营养支持使肠道得到完全休息,在引流减少以后使用含 MCT 的低脂饮食。在营养支持方面,需要使用含高 MCT 低 LCT 的配方。为了避免 EFA 的缺乏,总能量中的 2%~4% 应该来自亚油酸,0.25%~0.5% 应该来自亚麻酸。

早期的诊断和规范治疗可以减少乳糜胸的病程时间。目前治疗规范扔推荐乳糜胸保守治疗,仍以营养支持为主。

五、小结

喂养困难和生长障碍是 CHD 患儿的终生问题。婴儿的生长停滞对术后结局和长期神经发展有影响。身高不足是 CHD 患儿的重大问题。临床医生应该关注患儿 1 岁时的线性生长不足,作为神经发育障碍的潜在标志。术前积极营养支持、围手术期标准的营养支持、术后持续营养监测及管理对促进先心病患儿获得正常生长都有积极影响。未来的研究应该重点关注术后早期合理营养支持和促进术后追赶生长的策略。

(洪 莉)

参考文献

[1] Hoffman JI, Kaplan S. The incidence of congenital heart disease [J]. J Am Coll Cardiol, 2002,39(12): 1890 – 1900.

[2] Larsen BM, Goonewardene LA, Field CJ, et al. Low energy intakes are associated with adverse outcomes in infants after open heart surgery [J]. JPEN J Parenter Enteral Nutr, 2013,37(2): 254 – 260.

[3] Larsen BM, Goonewardene LA, Joffe AR, et al. Pre-treatment with an intravenous lipid emulsion containing fish oil (eicosapentaenoic and docosahexaenoic acid) decreases inflammatory markers after open-heart surgery in infants: a randomised, controlled trial [J]. Clin Nutr, 2012,31(3): 322 – 329.

[4] Medoff-Cooper B, Ravishankar C. Nutrition and growth in congenital heart disease: a challenge in children [J]. Curr Opin Cardiol, 2013,28(2): 122 – 129.

[5] Hehir DA, Rudd N, Slicker J, et al. Normal interstage growth after the Norwood operation associated with interstage home monitoring [J]. Pediatr Cardiol, 2012,33 (8): 1315 – 1322.

[6] Radman M, Mack R, Barnoya J, et al. The effect of preoperative nutritional status on postoperative outcomes in children undergoing surgery for congenital heart defects in San Francisco (UCSF) and Guatemala City (UNICAR) [J]. J Thorac Cardiovasc Surg, 2014,147(1): 442 – 450.

[7] Floh AA, Nakada M, La Rotta G, et al. Systemic inflammation increases energy expenditure following pediatric cardiopulmonary bypass [J]. Pediatr Crit Care Med, 2015,16(4): 343 – 351.

[8] Mehta NM, Bechard LJ, Zurakowski D, et al. Adequate enteral protein intake is inversely associated with 60 – d mortality in critically ill children: a multicenter, prospective, cohort study [J]. Am J Clin Nutr, 2015,102(1): 199 – 206.

[9] Jotterand Chaparro C, Laure Depeyre J, Longchamp D, et al. How much protein and energy are needed to equilibrate nitrogen and energy balances in ventilated critically ill children [J]. Clin Nutr, 2015,35(2): 460 – 467.

[10] Wong JJ, Cheifetz IM, Ong C, et al. Nutrition support for children undergoing congenital heart surgeries: a narrative review [J]. World J Pediatr Congenit Heart Surg, 2015,6(3): 443 – 454.

[11] Fisher JG, Bairdain S, Sparks EA, et al. Serious congenital heart disease and necrotizing enterocolitis in very low birth weight neonates [J]. J Am Coll Surg, 2015,220(6): 1018 – 1026. e14.

[12] Karpen HE. Nutrition in the cardiac newborns: evidence-based nutrition guidelines

for cardiac newborns [J]. Clin Perinatol, 2016,43(1): 131 – 145.

[13] Yeh J, Brown ER, Kellogg KA, et al. Utility of a clinical practice guideline in treatment of chylothorax in the post-operative congenital heart patient [J]. Ann Thorac Surg, 2013,96(3): 930 – 936.

[14] Johnson JN, Driscoll DJ, O"Leary PW. Protein-losing enteropathy and the fontan operation [J]. Nutr Clin Pract, 2012,27(3): 375 – 384.

[15] Slicker J, Hehir DA, Horsley M, et al. Nutrition algorithms for infants with hypoplastic left heart syndrome: birth through the first interstage period [J]. Congenit Heart Dis, 2013,8(2): 89 – 102.

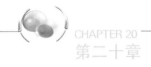

住院患儿营养不良筛查和评定

了解 营养不良对临床结局的影响、各类疾病营养不良的发生率以及住院儿童营养状况对疾病预后影响的重要性。

熟悉 营养评定的常用方法及其局限性。

熟悉 营养筛查的原则和常用住院儿童筛查工具。

住院患儿营养不良主要指蛋白质能量摄入不足引起的营养不足。充足的营养不仅是维持机体生存的基础,也是儿童生长发育的基本要素。然而,无论是发达国家,还是发展中国家,疾病状态下住院患儿营养不良的现象仍普遍存在。儿童时期许多疾病如慢性腹泻、恶性肿瘤或外科手术等,均会引发营养不良,影响预后。一些国际性的大宗病例报道认为,大多数儿童的死亡原因与营养不良相关。在死亡危险因素中,营养不良的相对危险度值较高。儿童疾病相关的营养不良(disease-associated malnutrition)造成的原因可能有营养素的丢失、能量消耗的增加、营养物质摄入减少或营养素合成利用途径改变等。

关于住院儿童营养不良发生率的报道,绝大多数研究是根据体格测量的结果。据国外发达国家报道,住院儿童疾病相关性营养不良总体发生率在6%～51%。不同疾病间营养不良的发生率也各不相同:神经系统疾病为40%,感染性疾病34.5%,囊性纤维化33.3%,心血管疾病28.6%,肿瘤疾病27.3%,消化系统疾病23.6%。如果同时合并多种系统疾病,营养不良发生率可高达

43.8%。2015年欧洲最新发表的一项多中心研究(14家医院,$n=2400$)表明,根据体重指数(BMI)<-2标准差(SDS)的诊断标准,住院患儿入院时营养不良的发生率为7%(4.0%~9.3%),其中婴儿和1~2岁儿童发生率较高,分别为10.8%和8.3%。国内研究多为单中心研究,或者是同一地区不同家医院的多中心研究,缺少覆盖全国范围的多中心大样本流行病学研究数据结果。

营养筛查(nutrition screening)、营养评定(nutrition assessment)与营养支持(nutrition therapy)是临床营养干预(nutrition intervention)的3个关键步骤。儿科营养状况和生长发育较成年人更应受到重视。有研究进一步表明,住院期间20%~50%患儿的营养状况会继续恶化。因此临床需要快速、简便、准确的营养筛查工具,对入院患儿快速完成营养不良风险的筛查,并在住院期间能定期复查,以提高临床医师对住院患儿营养状况的重视程度,使需要营养干预的患儿及时得到营养支持。

一、营养筛查

营养筛查是指为判断个体是否已有营养不良或有营养不良的风险,以决定是否需要进行详细的营养评定的一种简易方法。应注意的是,营养不良风险与营养风险在内涵上有区别。营养风险这一概念来自ESPEN提出的营养风险筛查2002(NRS 2002)工具,以Kondrup为首的专家组在基于128个随机对照临床研究的基础上,明确"营养风险"的定义为"现存的或潜在的与营养因素相关的导致患者出现不利临床结局的风险"。营养不良风险筛查的关注点在于判断是否存在发生营养不良的可能性。基于现有的儿科营养筛查工具的目标,尽管有些工具的名称包含"营养风险",但本质上还是在于筛查营养不足的风险,而非筛查营养风险。营养不足不仅基于较低的体重或身高,同时也要考虑是否存在近期饮食摄入不足和近期疾病状态,这些指标也可反映营养不足,尤其对那些入院时体重尚处于正常范围的患儿。

(一)营养筛查工具介绍

迄今为止,有超过70种营养筛查工具问世,营养筛查在成人中已得到普遍应用。在儿科领域,近15年来,陆续在不同国家出台了多个针对儿科的营养筛查工具,如儿科营养风险评分工具(Pediatric Nutritional Risk Score,PNRS),儿科主观全面营养风险评价(Subjective Global Nutritionalrisk Assessment,SGNA),儿科营养不良筛查工具(Screening Tool for the Assessment of

Malnutrition in Pediatrics，STAMP），营养状况和生长发育风险筛查工具（Screening Tool for Risk of Nutrition Status and Growth，STRONGkids），儿科 Yorkhill 营养不良评分工具（Pediatric Yorkhill Malnutrition Score，PYMS），简易营养筛查工具（simple Pediatric Nutrition Screening Tool，PNST）和儿科数字化营养不良风险筛查工具（Pediatric Digital Scaled Malnutrition Risk Screening Tool，PeDiSMART）等。

1. 儿科营养风险评分工具

2000 年，Sermet-Gaudelus 等提出一项儿科营养风险评分工具（PNRS），并在法国一家医院儿科病区首次使用。该工具针对 296 例年龄＞1 个月的患儿入院后 48 h 内完成评估，内容包括饮食情况（是否达到推荐量的 50%）、疼痛、消化系统症状（包括呕吐、腹泻等）和疾病严重程度等。根据收集资料评分，结果判断分为低（0 分）、中（1～2 分）、高（≥3 分）风险 3 组。提出，如果患儿处于中、高风险组则需采取不同层面的营养干预。Sermet-Gaudelus 等认为，这种采用综合评分的方法能很好地预测营养不良的风险，建议常规采用该工具对患儿入院时进行营养风险筛查。然而，评分工具需详细记录入院 48 h 的膳食，因过于繁琐和费时使应用受限，直到 2006 年仍未在法国普及推广。

2. 儿科主观全面营养风险评定

2007 年由加拿大 Secker 和 Jeejeebhoy 学者将适用成人的主观全面评价法（SGA）经过修正改良后，提出了应用于儿科主观全面营养风险评定（SGNA）。适用于出生 31 天至 18 岁的患儿。内容包括近期身高体重变化、父母身高、有无基础疾病、膳食调查（进食种类、量，固体和液体食物比例等）、胃肠道症状（包括恶心、呕吐、腹泻、胃纳情况等）、生理功能状况以及皮脂肌肉消耗程度（主要根据体检和体格测量结果判断）。然后综合上述几方面指标评估营养风险程度，分别为营养良好、轻中度营养不良和重度营养不良。但 SGNA 很大程度上依赖评定者对有关指标的主观判断，还需要回顾大量既往史，较费时费力，不能满足快速临床筛查的目的。

3. 儿科营养不良筛查工具

McCarthy 等在 2008 年提出并于 2010 年修正的儿科营养不良评估的筛查工具（STAMP），适用于 2～17 岁患儿。内容包括三大参数：临床诊断和营养不良相关风险判断、住院期间膳食摄入调查及身高体重的测量和评价。评分标准：每项最高 3 分；总分 4～5 分，高度风险；2～3 分，中度风险；0～1 分，低度风险。

随后 STAMP 在英国、西班牙以及中国部分医院进行有效性的验证,被认为是较为可靠的筛查工具。

4. 营养状况和生长发育风险筛查工具

2009 年,荷兰学者 Hulst 等发表的营养状况和生长风险筛查工具(STRONGkids),内容包括 4 个方面:营养不良主观评估、疾病相关营养不良风险评估,营养摄入和丢失情况(摄入减少,腹泻,呕吐),体重丢失和增长情况。评分标准:每项最高 2 分;总分 4～5 分,高度风险;1～3 分,中度风险;0 分,低度风险。该筛查工具首次在荷兰 44 所医院内 424 例超过 1 个月的患儿中成功应用,根据标准评分,结果分为低、中、高风险,并发现 62% 的儿童存在营养不良风险。存在高风险的儿童比无风险者 WHZ 评分更低,发生急性营养不良的比例更高,且住院时间延长。因其操作简便、耗时短,被多位学者推荐应用于临床。

5. 儿科 Yorkhill 营养不良评分工具

2010 年,英国人 Gerasimidis 等提出的儿科 Yorkhill 营养不良评分工具(PYMS)。适用于 1～16 岁儿童,筛查分 4 个方面,包括体重指数(BMI)、近期体重变化、近期(过去 1 周)膳食情况、预计当前疾病对营养状况的影响。每项最高 2 分,总分 1 分提示中度营养不良风险,≥2 分则表示存在高风险。Gerasimidis 对该工具进行了多项临床验证,发现与作为金标准的全面营养评估(包括膳食调查、人体测量、营养相关生化指标、能量需要等)相比,Kappa 系数为 0.46。而护士和营养师评分者间一致性比较的 Kappa 系数为 0.53,一致性水平中等,说明其具有较好的临床可靠度和适用性。2014 年,Wonoputri 等验证发现,以 SGNA 为参考标准,PYMS 较 STAMP 及 STRONGkids 具有更高的可靠性。

6. 简易营养筛查工具

2014 年,澳大利亚学者 White 提出简易营养筛查工具(PNST),包括 4 个方面的问题:近期体重是否有体重丢失,最近几个月内是否体重增加,最近几周是否有饮食摄入减少,患儿目前是否消瘦或肥胖。若 2 个及以上的问题回答"是",则考虑存在营养不良的风险。该工具和 STRONGkids 一样不涉及人体测量,不耗时,操作简便。

7. 数字化测量营养不良风险筛查工具

2015 年,希腊学者 Karagiozoglou-Lampoudi 提出的数字化测量营养不良风险筛查工具(PeDiSMART)。通过 4 个方面进行评估:①根据体重 Z 值评分得到营养状况的评价;②营养摄入水平;③影响膳食摄入的症状;④疾病整体的影响。每一项评分为 0~4 分,考虑到年龄越小,营养不良发生率越高,小于 1 岁的患儿有 2 分的调整范围,总分为 0~18 分,轻、中、重度营养不良风险分别为 0~5 分、6~8 分、>8 分。

（二）营养筛查工具评价

大多数国外出台的儿科营养筛查工具如 STRONGkids、PYMS 和 STAMP 均是基于 ESPEN 提出的营养筛查工具的原则开发构建的,即反映实际的营养状况(身高和体重)、体重的变化情况、疾病状况对营养状况的影响、饮食摄入情况。有些营养筛查工具则是从成人营养筛查工具改良而来的,如 SGNA。由于不同的筛查工具设计有不同的筛查目的和适用范围,如何选择合适的营养筛查工具仍然困扰临床工作者。

就儿科筛查工具的筛查目标而言,除了 SGNA 和 PNRS 工具外,其余均在入院时即可完成。所有的筛查工具均以识别是否需要营养干预为目的,其中 PeDiSMART、PYMS、STAMP 和 SGNA 工具还具备营养评估的功能,可评估儿童住院时的营养状况,而 STRONGkids 和 PNST 不具备,因为这两项工具均不包含体格测量,仅通过筛查者的主观经验判断患儿是否有营养不良。PeDiSMART、PYMS、STRONGkids 和 PNRS 工具一样,可预测无营养干预下的临床结局。

目前认为,评价一项筛查工具的临床有效性(usefulness)应具备 4 项基本原则:实用性(practicality)、可重复性(reproducibility)、一致性(concurrent)和预测效度(predictive validity)。决定筛查工具效度的好坏,重要的是要考虑灵敏度(sensitivity)和特异度(specificity),以便能对筛查结果准确的分类。灵敏度反映筛查工具正确识别营养不良或营养风险的概率,即真阳性率。特异度反映筛查工具正确识别未发生营养不良或营养风险的概率,即真阴性率。关于金标准的选择仍有争议。

论筛查工具的便捷性,STRONGkids 由于不包括体格测量,所以相对花费的时间较少,平均为 3~5 min,仅 0.4% 患儿花费时间超过 5 min,被认为操作简便、实用性强。而 STAMP 需 10~15 min 左右完成。然而也有研究者认为,在临床实践中,身高和体重本身是临床常规监测的指标,不会过多增加临床工作者的负担,因此建议将体格测量纳入营养筛查评分中。

营养不良包括营养不足和营养过剩两个概念,几乎所有的儿科营养筛查工具只考虑了营养不足的问题。PNST 工具虽包含营养过剩的筛查,然而其准确性似乎不令人满意。考虑到儿童超重和肥胖的发生率较以往明显增高,全面的儿科营养筛查工具应包含这方面的筛查。

由于合适的营养干预能影响临床结局,如住院天数或并发症的发生等,因此入院时对临床结局的预测能力,可能是一项营养筛查工具最有价值的部分,即预测效度高,将证明早期营养干预具有成本-效益比。评价一种筛查工具的临床预测有效性,需观察经该工具筛查阳性的患者接受治疗后,能否改善临床结局。NRS 2002 是唯一以发现医院内哪些患者可通过营养支持改善结局为目标的筛查工具。目前还没有一项儿科营养筛查工具完成预测效度的检验,即通过营养支持对有营养不良风险的患儿临床结局是否会产生影响。我们不能认为所有营养不足或有营养不足风险的住院患儿均能从营养支持中获益。某些患儿因疾病本身对病程产生巨大影响,营养支持带来的益处可能并不明显。仅基于观察性研究所获得的工具,其筛查阳性结果不足以反映对不良结局的预测。因此,国际上至今仍没有对儿科营养筛查工具的推荐达成共识。

表 20 - 1 营养筛查工具评价

作者,年份	筛查工具	灵敏度(%)	特异度(%)	阳性预测值(%)	阴性预测值(%)	一致性(Kappa 值)	金标准
Gerasimides, 2010	PYMS	59	92	47	95	$K=0.46$(与金标准比) $K=0.53$(评分者间)	综合营养评定
McCarthy, 2012	STAMP	70	91	54.8	94.9	$K=0.541$(与金标准) $K=0.921$(评分者间)	综合营养评定
Wong, 2012	STAMP	83.3	66.6	78.1	73.6	$K=0.507$(与金标准比) $K=0.752$(评分者间)	综合营养评定
Huysentruyt, 2013	STRONGkid	69 71.9	48.4 49.1	10.4 11.9	94.8 94.8	$K=0.66$(评分者间) $K=0.61$(评分者间)	HFA ≤ −2SD WFH ≤ −2SD

（续表）

作者·年份	筛查工具	灵敏度（%）	特异度（%）	阳性预测值（%）	阴性预测值（%）	一致性（Kappa值）	金标准
Wonoputri，2014	PYMS STAMP STRONGkid	95.31 100 100	76.92 11.54 7.7	83.56 58.2 57.14	93.02 100 100	$K=0.348$（与金标准比） $K=0.018$（与金标准比） $K=0.028$（与金标准比）	SGNA（急性营养不良）
White，2014	PNST	89.3 77.8	66.2 82.1	22.5 69.3	98.4 87.6	/	BMI ≤ −2SD SGNA

注：WFH表示身高别体重，HFA表示年龄别身高

（三）营养筛查工具的应用

近10年来，国际上关于住院患儿营养不良风险发生率陆续见报道，但由于使用的营养筛查工具及研究人群的不同，故发生率存在一定的差异，且研究的结果大多来自小样本的研究。2000年，法国Sermet等人利用PNRS筛查工具，对法国一家儿童医院来自不同科室的296名患儿进行营养不良风险的筛查，约44.3%存在高度营养不良的风险，约40.9%存在中度营养不良的风险。2010年，Geradimidis等人应用PYMS筛查工具，调查发现约13.8%存在高度营养不良风险（$n=247$）。2011年，Hulst等人用STRONGkids工具对住院患儿进行评分，结果显示8%患儿存在高度风险，54%患儿存在中度风险。2012年，西班牙学者Lama等人用STAMP对250名患儿进行营养筛查发现，48.4%患儿存在营养不足的风险。2014年，澳大利亚学者White等应用PNST筛查结果表明295名住院患儿中37.6%存在营养不良风险。同年，新西兰学者Moeeni等人用STRONGkids筛查发现，162名患儿中84%存在营养不良的风险（护士执行）。土耳其学者Durakbaşa等人对儿外科患儿同样应用STRONGkids筛查发现，35.7%患儿存在中/高度营养不良的风险。2015年，希腊学者Karagiozoglou-Lampoudi等提出并应用PeDiSMART，对500名住院儿童评分，结果6.6%患儿存在高度营养不良风险，26%存在中度风险。我国南京儿童医院采用STRONGkids工具对住院患儿进行营养风险筛查，发现1 325名住院患儿约9.1%存在高度营养风险，43.3%存在中度营养风险。同时，南京儿童医院研究

证实,心脏疾病、呼吸疾病和血液及肿瘤疾病居高度营养不良风险发生率前三位。此外,婴儿相较其他年龄段儿童,其营养不良风险发生的比例较高。Cameron 等人对先天性心脏病患儿调查发现,1 岁以内患儿营养不良的发生率高达 80%,显著高于其他年龄段的儿童(18%)。婴儿期生长发育迅速,而自身能量储备少、消化吸收功能不完善,吸收不良,易患肠炎等消化道感染性疾病。同时婴儿疾病谱多为发育畸形或慢性消耗性疾病如反复发作的肺炎,易影响食欲,导致摄入减少,增加了婴儿住院期间营养不良的风险。因此,婴儿是临床营养监测的高危人群。

二、营养评定

营养评定是指综合应用病史、营养史、用药史、体格检查、人体测量和实验室数据来诊断营养问题存在与否的一种方法。营养评定能全面了解住院患儿营养状况以及分析营养不良的病因,有利于实施个体化的营养干预。儿童营养评定的方法较多,但至今也没有统一的标准。传统的营养评定方法包括膳食调查、体格测量和实验室指标等,多由富有经验的营养师完成,记录烦琐,较为费时耗力。在繁重的临床工作中,医务人员通常先对住院儿童进行营养筛查,再进行更进一步综合的营养评价。

(一)病史分析

了解患儿是否存在急、慢性疾病及用药情况,评估疾病的严重程度。询问患儿生产史、喂养史、手术史、食物过敏史等。

(二)膳食调查

膳食调查是营养调查的基本组成部分之一。通过膳食摄入(营养支持)量和种类的详细询问和记录调查对象每日每餐的所有食物的实际消耗量,再经食物成分表或营养软件计算和分析,将结果与相应性别与年龄组的每日膳食能量和营养素参考摄入量(DRIs)进行比较,得到的结果较为准确,有临床参考价值。针对住院患儿的膳食调查通常采用回顾记录法和称重法两种,可根据调查目的和实际条件选择单一或混合的方法,每次调查时间一般为 1～7 天。为了使所收集的资料和数据尽量准确完整,通常需配备一些食物模具或图谱,指导被调查者或其监护人能够准确描述摄入量。另外,因小儿的生长发育受到长期饮食习惯的影响,可在膳食回顾记录法的同时,通过询问既往半年或 1 年食物摄入种类、频数和估量来获得被调查对象的平时膳食构成和模式,即称为食物频数法。称重法是将被调查对象的每日每餐(包括零食或点心)每种菜肴的实际消耗量,通过各种食物的生重、熟重和剩余量的精确称重,计算出营养素的摄入量,此方法得到的结果较为准确,但较单纯的回顾记录法烦琐,且需一定的称重设备和条件。由于上述膳食调查方法记录烦琐,较为费时耗力,通常需富有经验的营养师完成。

(三)体格测量

因操作简便,又无创,能较客观地评估人体生长及短期和长期的营养状况,也是目前临床上常用的评价营养不良的方法。体格生长参数是评价小儿营养状况的重要指标,能快速评估人体生长及短期和长期营养状况。精确测量获取真实生长数据是正确评价的基本要素。体格测量指标包括体重、身高(长)、头围、胸围、肱三头肌皮褶厚度、上臂中围等。应用最广的人体测量学营养评定方法包括 Z 值评分法、生长曲线法等。

1. 参考标准选择

若要客观准确评价和比较儿科营养不良发生率,需要有一个统一的得到公认的参考标准。目前国内外评价儿童生长发育和营养状况常用的有 5 种参考标准,即:①2006 年 WHO 生长参考标准,此标准适用于 6 岁以下儿童;②美国国家卫生统计中心(NCHS)和疾病控制中心(CDC)2000 年建立的 CDC2000 生长曲线,适用于 0~18 岁儿童;③中国 2005 年九大城市体格发育参考值,适用于 7 岁以下儿童;④国际肥胖任务小组(IOTF)建立的肥胖标准;⑤中国肥胖问题工作组(WGOC)推荐的中国学龄儿童青少年超重、肥胖筛查 BMI 值分类标准,适用于 7~18 岁肥胖人群。由于这些参考标准数据来源的人种、地区因素差异,使其在每个国家间尤其是发展中国家中的应用存在局限性。因此,对儿童生长发育和营养状况进行评价时,需根据不同研究目的选择适当的评价标准,同时注意评价指标的选择,将年龄别身高(HFA)、年龄别体重(WFA)、身高别体重(WFH)、体重指数(BMI)和腰围等指标综合运用。只有在了解各标准的优缺点后,才能合理解释选用不同评价标准和指标所得出的研究结果,最终得出正确结论。在儿童(<10 岁)的生长评价中将 Z 值-2 和 2 作为各指标的界值,即相当于百分位数法的 P_3 和 P_{97}。

2. 人体测量学营养评定方法

1) Z 值评分法

通过评价年龄的身高(height-for-age,HFA-Z,HAZ)、年龄的体重

(weight-for-age，WFA-Z，WAZ)和身高的体重(weight-for-height，WFH-Z，WHZ)来判断儿童的营养状况,以<-2和<-3为界值点来分别判断儿童中度和重度营养不良。5岁以下儿童常采用WFH-Z、HFA-Z和WFA-Z值这些指标来评估,5~19岁儿童及青少年由于生长曲线参考值标准的限制(WFA参考标准年龄上限为10岁),通常采用BMI-Z值进行评估。WAZ<-2为低体重,是反映儿童急性营养不良的指标,也是评价5岁以下儿童营养状况的常规指标;WAZ>2提示可能超重肥胖,但通常很少运用该指标进行评价,因为WFH或BMI指标比其更有价值。HAZ<-2为生长迟缓,是慢性营养不良的指标;HAZ>2提示身材高大,在临床上对某些内分泌疾病的诊断如分泌生长激素的肿瘤有意义。WHZ<-2为消瘦,是判断儿童近期及长期营养状况的综合指标;WHZ>2提示可能营养过剩即"超重"。需要注意的是,尽管高WFH与肥胖的脂肪组织间有较强的相关性,但瘦体块在高WFH中也占有较多的比重,因此,在个体评价中,通常不用"高WFH"来描述肥胖,而用"超重"一词较为恰当。Z值评分法在一定程度上消除了种族、发育水平和地区差异,可比较不同年龄、不同性别儿童生长发育情况,是最常用的儿科营养不良评价方法。

2) 生长曲线法

对于儿科患者来说,由于机体营养状况对生长速度非常敏感,故采用生长曲线图来评估非常必要。对于早产儿2岁以内的体格生长指标的测量结果,应按校正年龄来对照生长曲线表。头围测量是筛查婴幼儿潜在脑发育或神经功能异常的常用指标,通过定期头围监测,可及时发现头围过大或过小的异常现象,以便及时进一步诊断和治疗。

肱三头肌皮褶厚度可以评估皮下脂肪消耗情况,上臂中围的测量可以间接反映人体骨骼肌消耗程度。

3) 中位数百分比法

这也是目前医疗机构使用较为广泛的评价儿童营养不良的方法,其分级标准如表20-2所示。

表20-2 中位数百分比法评价营养不良的分级标准

	年龄别体重	年龄别身高	身高别体重
正常	90~110	≥95	≥90
轻度营养不良	75~90	90~95	80~90

（续表）

	年龄别体重	年龄别身高	身高别体重
中度营养不良	60～75	85～90	70～80
重度营养不良	<60	<85	<70

4）体重指数法

体重指数法（BMI）是另一种利用身高、体重评价营养的方法，其实际含义是单位面积中所含的体重值。由于 BMI 与身体脂肪存在高度的相关性，对青春期超重肥胖的判断好于 WHZ，而且是儿童期、青春期及成年期均可使用的营养监测指标。中国肥胖问题工作组建议将体重指数的 P_{85} 和 P_{95} 分别作为超重和肥胖的界值点，即体重指数大于或等于同年龄同性别人群 P_{95} 值为肥胖，在 P_{85} 和 P_{95} 之间为超重。

需要注意的是，如果患儿存在腹水或水肿情况时，体重的测量结果则会受到影响。

（四）实验室检查

由于营养缺乏症的各种临床症状和体征常常混杂在一起，通常需要根据疾病和膳食史的线索设定实验室检查项目。临床常用的生化检验内容包括：血浆（清）蛋白水平、免疫指标和各种营养素的测定。

（1）血浆（清）蛋白测定：是临床评价蛋白质营养状况的常用指标，其灵敏度受半衰期、代谢库的大小影响。目前临床常用的指标有白蛋白、前白蛋白和视黄醇结合蛋白，其中白蛋白是目前评价蛋白营养状况的最常用生化指标，持续低白蛋白血症是判断营养不良的可靠指标之一，但由于其半衰期较长，短期蛋白质摄入不足时，机体可通过分解肌肉释放氨基酸，提供合成蛋白质的基质，同时循环外白蛋白可向循环内转移，使血浆白蛋白维持在一定水平，因此不能发现边缘性蛋白营养不良。前白蛋白和视黄醇结合蛋白的半衰期短，故对体内蛋白质的储备评价的敏感性更高，在疾病稳定期或长期营养支持时则是较理想的动态观察指标。视黄醇结合蛋白反映体内蛋白储存的敏感性强，维生素缺乏时下降。除了血浆蛋白外，还有氮平衡、血清游离氨基酸浓度、尿 3-甲基组氨酸、尿羟脯氨酸、肌酐身高指数和血红蛋白等指标也可用于蛋白质营养状况的评价。

（2）免疫指标测定：大多数营养素缺乏对免疫功能有着不可忽视的影响。当长期蛋白质-能量营养不良时，可表现为血清免疫球蛋白（如 IgA、IgG、IgM）

277

和外周血总淋巴细胞计数下降,迟发性皮肤过敏试验反应低下等。

（3）其他营养素指标:目前临床上已常规开展的其他营养素指标有血清总胆固醇、血清总甘油三酯(三酰甘油)、游离脂肪酸和磷脂;锌、铜、铁、硒等微量元素;维生素 B_{12}、叶酸、维生素 D_3、维生素 A、维生素 E 和 β-胡萝卜素等的测定。

三、住院儿童营养管理信息化平台的构建

随着近年来临床医生对住院儿童的营养状况逐渐重视,国内一些的儿科医院或综合医院的儿科病区纷纷开始开展针对住院儿童营养不良的筛查-评定-干预的营养管理。然而,目前国内缺少通用、公认、规范的营养管理流程,每家医院均按自家标准和方法独立进行营养诊疗,不利于我国临床营养的整体发展。上海交通大学医学院附属新华医院的团队致力于住院儿童营养筛查和评估方法的研究,自 2018 年起联合专业的医疗信息技术公司,着手开发手机 APP 营养管理系统,结合医院信息化建设的发展战略,构建营养诊疗的管理流程和支持手段,为今后的医疗、教学和科研提供帮助。

（一）项目组织人员

该系统分为业务组和技术组,业务组主要负责营养诊疗日常事务,人员包括:营养科主管、营养师、营养医师、护理人员。技术组负责软件的开发、系统测试、运行维护等技术工作。

（二）主要功能介绍

营养管理 APP 功能现阶段主要分为两大模块:营养筛查模块和营养评估模块。营养筛查记录全院住院患儿的营养筛查情况,主要由护士执行筛查,营养评估主要由营养师和营养医师执行,同时营养师负责营养筛查的质控管理。此外,该项目系统还具有数据导出、数据统计、与医院电子病历系统对接实现数据同步等功能。

操作流程:住院患儿新入院后,所在病区的护士在营养管理 APP 营养筛查界面,通过医院信息系统实时提取患儿基本信息,当护士完成饮食摄入情况的询问和生长指标的测量后,系统将自动评分和判定筛查结果,即有无营养不良风险。营养筛查每周执行一次直至患儿出院。营养师在 APP 上查看其负责病区的患儿营养筛查的结果,通过 APP 营养评估界面,针对具有营养不良风险者完成营养评定,为后续开展营养教育和营养干预提供依据。

营养管理 APP 的出现,改变了营养筛查和评估的传统手工模式,实现数字化、网络化,将计算机技术与应用管理紧密结合,充分利用资源共享,改善了管理

工作的效率。目前国内先后有 15 家医院加入参与该项目的临床应用,反馈良好,相信还会有更多的医院加入其中。不久的将来,还将不断完善和增加营养管理 APP 的功能,如营养干预、营养随访等,形成完整的住院儿童营养诊疗流程,使营养诊疗和临床治疗的信息充分利用,更好地为患者服务。

(王 莹 陆丽娜 蔡 威)

参考文献

［1］Hecht C，Weber M，Grote V，et al. Disease associated malnutrition correlates with length of hospital stay in children［J］. Clin Nutr，2015，34：53 - 59.

［2］张颐,蒋朱明.营养筛查、评定与干预是成人营养诊疗的关键步骤:美国肠外肠内营养学会(ASPEN)2011 年临床指南[J].中华临床营养杂志,2012,10(5):261 - 268.

［3］Teitelbaum D，Guenter P，Howell WH，et al. Definition of terms，style，and conventions used in A. S. P. E. N. guidelines and standards［J］. Nutr Clin Pract，2005，20(2)：281 - 285.

［4］梁晓坤,揭彬,蒋朱明.营养风险理念解读[J].中国临床营养杂志,2007,15(3):167 - 170.

［5］Hulst JM，Zwart H，Hop WC，et al. Dutch national survey to test the STRONG (kids) nutritional risk screening tool in hospitalized children［J］. Clin Nutr，2010，29：106 - 111.

［6］McCarthy H，Dixon M，Crabtree I，et al. The development and evaluation of the Screening Tool for the Assessment of Malnutrition in Paediatrics (STAMP) for use by healthcare staff［J］. J Hum Nutr Diet，2012，25(4)：311 - 318.

［7］White M，Lawson K，Ramsey R，et al. Simple Nutrition Screening Tool for Pediatric Inpatients［J］. JPEN J Parenter Enteral Nutr，2016，40(3)：392 - 398.

［8］Karagiozoglou-Lampoudi T，Daskalou E，Lampoudis D，et al. Computer-based malnutrition risk calculation may enhance the ability to identify pediatric patients at malnutrition-related risk for unfavorable outcome［J］. JPEN J Parenter Enteral Nutr，2015，39(4)：418 - 425.

［9］Joosten KF，Hulst JM. Nutritional screening tools for hospitalized children：methodological considerations［J］. Clin Nutr，2014，33(1)：1 - 5.

［10］Feldhausen J，Thomson C，Duncan B，et al. Pediatric nutrition handbook［M］// Chapman & Hall Nutrition Handbooks，1996.

［11］Nutritional evaluation and treatment. Pediatric nutrition handbook［M］. 6th edition. USA：American Academy of Pediatrics，2009.

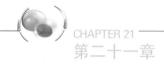

CHAPTER 21
第二十一章

婴儿胆汁淤积性肝病的营养管理

===学习目的===

了解 婴幼儿胆汁淤积性肝病的定义。

理解 婴幼儿胆汁淤积性肝病的临床特征。

掌握 婴幼儿胆汁淤积性肝病的营养管理方法。

婴儿胆汁淤积性肝病是婴儿期(包括新生儿期)常见的肝脏疾病,涉及肝内和肝外多种病因,婴儿胆汁淤积的发生率依国家、地区及病因不同而有所差异,足月儿发病率为 1/2 500,特发性新生儿肝炎发病率为 1/9 000~1/4 800;肠外营养相关性胆汁淤积的发生率为 7%～50%,大部分病例发生于使用肠外营养支持后 2～10 周,超过 13 周的婴儿中,90% 发生胆汁淤积。胆道闭锁的发病率,中国台湾地区为 1/6 000,美国为 1/12 000,加拿大为 1/19 000,欧洲为 1/18 000。各种原因引起的胆汁淤积导致胆汁流量减少,使从胆汁中排泄的物质如胆汁酸在肝脏内淤积导致肝脏损害,造成胆汁酸的肠肝循环减少,致患儿食欲下降,食物摄入减少,脂肪和脂溶性营养素吸收减少,生长发育迟缓。营养支持对胆汁淤积患儿尤为重要,可以预防和治疗蛋白质热量营养不良,以及维生素、微量元素的缺乏,防止低血糖、肝性脑病和感染的发生,促进生长发育,提高生存质量,为后续肝脏移植治疗提供条件,有助于改善预后。

一、婴儿胆汁淤积性肝病的定义及分型

2004 年,北美儿科学会提出胆汁淤积标准:总胆红素＜85 μmol/L,结合胆

红素>17 μmol/L 或总胆红素>85 μmol/L 时,结合胆红素比例>20%。2005年,美国肝病研究协会(American Association for the Study of Liver Disease,AASLD)首先提出婴儿肝内胆汁淤积综合征的概念。婴儿胆汁淤积肝病系指婴儿期(包括新生期)由各种原因引起的肝细胞毛细胆管胆汁形成减少或胆汁流障碍,导致正常通过胆汁排泄的物质(胆红素、胆汁酸、胆固醇等)在肝细胞内和毛细胆管、胆管淤积,导致血结合胆红素升高,临床表现为病理性黄疸,肝大和(或)质地改变,肝功能异常。现欧美儿科学会和胃肠肝脏营养学会共同制订胆汁淤积指南,强调结合胆红素>17 μmol/L,应进行胆汁淤积的评估。因为高结合胆红素血症是胆汁淤积血生化的主要突出表现,所以临床上将高结合胆红素血症与胆汁淤积互用。婴儿胆汁性淤积性肝病根据临床表现及实验室检查分为轻型和重型两种类型。轻型:临床黄疸较轻,无出血倾向,血总蛋白、清蛋白值及凝血全套正常。重型病例表现:①黄疸重,进展快;②明显出血倾向,凝血酶原时间显著延长及凝血酶原活动度小于40%或更低;③腹胀、腹水;④难治性并发症(严重感染、电解质紊乱及酸碱平衡失调消化道大出血、重度营养不良持续性严重低血糖、高氨血症);⑤肝性脑病,在临床工作中,有时很难在早期识别脑病,但一经识别即已成病程的晚期;⑥多器官功能衰竭;⑦有一种或数种高危因素(早产、宫内窒息、肠闭锁、重度营养不良、坏死性小肠结肠炎等)。因此,只要有进行性黄疸、严重肝损害、低蛋白血症、腹水、脑病和不能纠正的出血即可诊断为危重病例。

二、胆汁淤积性肝病的临床表现

由于胆汁淤积,胆汁流减少,导致从胆汁排泄的物质在血液中潴留或反流,引起血液中胆汁酸升高,导致肝细胞损害、皮肤瘙痒;血液中胆红素升高,并以直接胆红素为主,因而出现黄疸;血液中的微量元素如铜增加;因胆固醇代谢异常,出现黄色瘤、高胆固醇血症;由于肠道胆红素和胆汁酸浓度下降或缺如,使粪便呈淡黄色甚至白色,并导致脂肪和脂溶性维生素吸收障碍。由于肝功能损伤,蛋白质在肝脏中合成障碍,肠道菌群紊乱,肠黏膜消化酶及转运蛋白功能障碍,sIgA减少,故容易发生低蛋白血症和营养不良,导致生长发育迟缓、反复感染、免疫功能低下。病情进一步发展,胆汁淤积致肝细胞严重损害,进而发生胆汁性肝硬化、门脉高压、腹水、出血,最终肝衰竭。

三、婴儿胆汁淤积性肝病的营养不良的原因

胆汁淤积性肝病患儿常伴有营养不良。胆汁淤积性肝病会对儿童的营养状况和生长发育产生不良影响,并能增加疾病的发病率和病死率。营养不良增加了患儿对感染的易感性,从而延长了住院时间,增加了家长经济负担,所以营养治疗对婴儿胆汁淤积性肝病患儿十分重要。其对患者营养状况的影响主要在以下几个方面:①疾病情况下人体对热量、蛋白质及其他营养素的需求量增加;②外周胰岛素抵抗导致糖异生障碍,减少肌肉蛋白质的存储;③肠道内由于胆汁缺乏或不足出现食欲低下、厌食及腹胀等症状,影响营养素的吸收,特别是脂类物质、脂溶性维生素与钙、磷的吸收,导致必需脂肪酸缺乏及维生素 K 参与的凝血因子合成受到影响;④胆汁流减少蛋白质消化吸收障碍;⑤胆管阻塞使胆管压力增高,导致肝功能受损,使其对糖、氨基酸、脂肪的代谢能力降低。肝糖原储备减少,葡萄糖耐量下降;⑥消化酶合成和分泌受损,黏膜充血、绒毛萎缩、细菌过度生长或胰腺功能不全等,均可引起营养素的消化吸收不良;⑦肝脏肿大、肠胃胀气和腹水导致胃容量减少、胃肠动力紊乱;⑧肝细胞和胆管炎症或反复发作的胆管炎、出血及继发感染等增加了能量消耗。60%慢性肝病患儿体重/身高不达,50%~90%肝硬化有营养不良;60%~80%肝终末期患儿在接受肝移植前中度或重度营养不良。

四、婴儿胆汁淤积性肝病的营养评估

胆汁淤积性肝病患儿的营养评估是营养支持的基础,营养评估包括病史、体格检查、身体测量、实验室检查和患儿疾病的相关检测。

（一）病史

（1）消化道症状:呕吐、食欲缺乏、早饱、腹泻、腹胀等。

（2）喂养方式:母乳、配方奶、混合喂养。

（3）喂养的顺应性:即喂养接受程度。

（4）进食量的变化:是否存在食物不耐受及过敏。

（5）身体各系统组织器官活动:过度哭闹。

（6）有无维生素 A、D、E、K 缺乏症状。

（7）有无腹水(低蛋白血症)。

（8）有无皮疹(液体渗出)。

（9）有无肝性脑病。

（0）有无胃肠道出血、感染等。

（二）体格测量

身高、体重（注意有无腹水）、头围、上臂围、胸围、肱三头肌皮褶厚度。

（三）实验室检查

（1）血常规、血红蛋白、淋巴细胞计数。

（2）血生化：白蛋白、前白蛋白、血糖、血氨、视黄醇结合蛋白。

（3）微量营养素：维生素和微量元素。

（4）诊断标准：①血清直接胆红素增高；②肝细胞损伤及胆汁淤积指标；③重症婴肝症的指标（黄疸重、嗜睡、昏迷、出血、腹水、脑病、血生化严重异常等）。

（四）病因诊断

（1）首先排除胆道闭锁和非胆道闭锁。

（2）遗传代谢病的筛查及基因诊断。

（3）各种感染的病因诊断。

（4）中毒性病因的诊断。

（5）其他。

五、婴儿胆汁淤积性肝病的营养支持途径

婴儿胆汁淤积性肝病患儿首选 EN，EN 途径有口服和管饲两种，如经口服喂养不能满足患儿营养需求，则选择管饲。管饲包括鼻胃管（nasogastric tube，NGT）、鼻空肠管（nasojejunal tube，NJT）、胃造瘘管（gastrostomy tube，GT）、胃造瘘空肠管（gastrostomy jejunal tube，GJT）、空肠造瘘管（jejunostomy tube，JT）。肠内营养支持（enteral nutrition，EN）是营养支持的首选方式，其方法简单、方便、安全、成本低，营养成分更加多样，营养支持途径更符合生理过程，能维持消化道的正常功能，防止消化道黏膜萎缩，减少消化道细菌异位。另外，EN能通过生理途径维持水电解质平衡，胃肠道激素分泌会有效预防应激导致的胃肠道出血；刺激胰腺和胆汁的分泌，促进肠道功能恢复和肠道免疫物质的分泌，减轻与营养摄入相关的肝病和感染性疾病，避免肠外营养支持对肝脏的损害加重，能提供足够的热量及保持正氮平衡。如果营养时间在 6 周以内，NGT 是最常用的途径，当出现胃食管反流、误吸、呕吐及胃排空延迟，则应改为 NJT。

六、营养成分

（一）碳水化合物

胆汁淤积性肝病由于肝脏功能受损和胆汁淤积易发生低血糖或者高血糖。其原因包括：

（1）肝细胞炎症、坏死、胆汁淤积导致糖原的合成与分解障碍。

（2）糖异生途经障碍。正常成人每小时可由肝释出葡萄糖 220 mg/kg 体重，维持血糖水平。肝脏功能受损导致肝脏将氨基酸、乳酸等转变成葡萄糖或糖原减少。

（3）肝细胞坏死或淤胆时，不能将葡糖-6-磷酸合成糖原则引起高血糖。血浆中胰岛素水平升高和葡萄糖耐受意味着胰岛素抵抗，患儿循环中游离脂肪酸的增多能进一步加重胰岛素抵抗。给予含麦芽糊精的配方能增加碳水化合物的含量。

（二）蛋白质

肝脏在蛋白质合成、分解和氨基酸代谢中起着重要作用。肝脏合成自身固有蛋白外，还合成与分泌 90% 以上的血浆蛋白质。成人肝每日约合成 12 g 清蛋白，肝细胞严重受损时血浆蛋白浓度降低，凝血因子减少。肝脏是人体氨基酸分解和转变的重要场所，也是哺乳动物合成尿素的器官，正常肝每日合成 20~30 g 尿素。严重肝病时合成尿素的能力下降而导致血氨升高，引起肝性脑病。胆汁淤积性肝病患儿选用氨基酸和多肽联合应用，易被机体吸收，有利肝细胞病变的修复。通常情况下，不要限制蛋白质的摄入，推荐量 2~4 g/(kg·d)。若发生肝性脑病，应适当限制蛋白质的质和量，选择支链氨基酸配方。

（三）脂肪

对于婴幼儿时期，脂肪是食物中重要的热量来源(占母乳或人工喂养儿摄入总热量的 50%)，必需脂肪酸和长链多不饱和脂肪酸对生长发育和器质功能正常起到不可替代的作用。据报道，约 70% 需肝移植的婴儿胆汁淤积性肝病患儿有必需脂肪酸和长链多不饱和脂肪酸缺乏的生化表现。

近年来，欧洲又有新型脂肪乳剂临床使用，包括含橄榄油的脂肪乳剂、鱼油脂肪乳剂及含鱼油混合的 SMOF(即大豆油、中链脂肪酸、橄榄油、鱼油)脂肪乳剂。

中链脂肪酸是由一个甘油含 8~10 个碳原子的中链脂肪酸酯化而成，其水溶性大、分子较小、表面张力低,易于与水乳化,不需胆盐参与即可直接吸收,并且容易透过病变的肠黏膜;其在肠黏膜中不重新酯化,以脂肪酸形式经门静脉直接吸收。中链三酰甘油能促进患儿能量平衡,减少胆汁酸性腹泻和促进生长发育多肽与自由氨基酸的混合液更容易吸收而且更容易为机体所耐受,胆汁淤积性肝病患儿选用含中链脂肪酸(MCTs)30%~50%配方保证脂肪的供能,长链脂肪酸(LCTs)保证了必需脂肪酸的供给及脂溶性维生素的吸收,能提供足够的热量及保持正氮平衡。

（四）微量营养素

胆汁淤积性肝病患儿脂溶性维生素吸收障碍,供给量要大于正常推荐量,维生素 A 5 000~25 000 IU/d,维生素 D(25‑OH)400 IU/d,维生素 E 25 IU/(kg·d),维生素 K 2.5~5 mg/(kg·d),根据临床反应和相应监测结果进行调整;水溶性维生素供给不少于正常推荐量;补充元素铁 6 mg/(kg·d)1 个月后进行评估,根据结果调整剂量;给予锌 1 mg/(kg·d)。按推荐量补充其他的微量元素及矿物质。肝功能降低严重影响维生素如叶酸等的贮存。

七、遗传性代谢性肝病的营养支持

（一）遗传性代谢性肝病的分类

遗传性先天性代谢性疾病是引起婴儿胆汁淤积性肝病的常见原因。由于基因突变导致蛋白质分子在结构上发生缺陷,或者在合成、分解的速度上异常,从而使蛋白质功能发生改变,基因突变可影响酶的合成、产生或分子结构异常,使其活性消失或减低,使各种生化物质在体内的合成、代谢、转运和储存等方面出现异常。由此导致相应的病理和临床症状。先天性代谢性疾病根据生化物质的代谢的特点分类如下:

（1）碳水化合物代谢异常。常见有半乳糖血症,遗传性果糖不耐受症,糖原贮积病,先天性乳酸酸中毒。

（2）氨基酸代谢异常,常见有苯丙酮尿症、枫糖尿症、同型胱氨酸尿症等。

（3）尿素循环障碍,包括各型先天性高氨血症,Citrin 缺陷导致的胆汁淤积症。

（4）有机酸代谢异常,包括甲基丙二酸尿症、丙酸血症、中链脂肪酸基辅酶 A 脱氢酶缺乏症等。

（5）溶酶体病,脂质沉积症,黏多糖病,Wilm's 瘤等。

（6）线粒体病，常见线粒体脑肌病、高乳酸血症等。

（7）胆红素代谢与分泌异常。Crigler-Najjar 综合征一型及二型，Gilbert 综合征。

（8）胆汁酸代谢异常，胆汁酸合成障碍，胆汁酸摄取障碍，胆汁酸转运障碍和胆汁酸排泄障碍。

（9）铜代谢障碍，Wilson 病。

（二）**发病机制**

先天性代谢病的发病机制十分复杂，不同的病因其发病机制不同，临床表现的特异性不同，其预后悬殊。其发病机制包括下列一种或多种：

（1）正常产物合成不足或完全不能产生致代谢终末产物缺乏。

（2）代谢阻滞，致生化反应的首质在细胞内蓄积，引起细胞、器官肿大，毒性反应和代谢紊乱。

（3）次要的代谢途径加强，引起毒性作用。

（4）物质生物合成障碍，导致生理活动的重要生化物质功能损害。

（5）物质的转运功障碍，如肝脏合成的胆汁酸经肝细胞膜转运至毛细胆管障碍，一方面胆汁酸引起肝细胞损伤，另一方面引起肝细胞内胆汁淤积。

（三）**临床表现**

先天性代谢性疾病的临床表现复杂多样，轻重不等，机体的任何器官和系统均可受累。根据异常代谢物分子大小不同，分为小分子病和大分子病。

小分子病如有机酸代谢异常，起病较早，在新生儿期起病者可表现为急性脑病症状发作。

大分子病如糖原贮积病、脂类代谢病、黏多糖病等则发生在较大婴儿或者儿童期起病，病程多为慢性，呈进行性加重过程，特点如下：

（1）神经系统表现，主要表现为智力落后和惊厥发作，其他表现精神运动迟缓等。

（2）代谢性酸中毒，主要见于有机酸代谢病、氨基酸病和单糖类代谢病。

（3）低血糖症，如 Citrin 缺陷所致 Niccd、糖原累积病。

（4）伴或不伴有肝功能异常的肝脾肿大。

（5）黄疸、胆汁淤积。

（6）生长障碍。

（7）面部畸形。

（8）肌无力。

（9）凝血病，尤其与肝功检查异常不成正比。

（10）高氨血症伴昏迷。

（四）代谢性疾病的诊断与治疗原则

1. 先天代谢性疾病的诊断

先天性代谢疾病的临床表现复杂多样，轻重不一，体内任何器官和系统均可受累。诊断应详细询问病史、家族史、发病年龄和病程特点进行代谢病的筛查和确诊，其诊断方法包括：①串联质谱测定法；②代谢物的测定和酶活性测定；③基因诊断。

2. 代谢性疾病的治疗原则

（1）给予特殊的饮食治疗。如半乳糖血症、遗传性果糖不耐受，尿素循环障碍，或 Citrin 缺陷引起的新生儿胆汁淤积症和相关性代谢性疾病。

（2）特殊的药物治疗。如 Wilson 病、酪氨酸血症。

特殊疾病的营养支持配方如表 21－1 所示。

表 21－1　特殊疾病的营养支持配方

疾病	配　方
酪氨酸血症	限制食物中酪氨酸和苯丙氨酸
半乳糖血症	无半乳糖及不含乳糖饮食
糖原累积病	高淀粉饮食，玉米粉
遗传性果糖不耐受	葡萄糖、麦芽糖代替果糖
NICCD	无乳糖含中链脂肪酸配方
Wilson 病	低铜饮食＋补锌

营养支持对婴儿胆汁淤积性肝病患儿十分重要，可以预防和治疗蛋白质营养不良、维生素及矿物元素缺乏，促进生长发育，促进胆流及肝病恢复，防止低血糖、肝性脑病和感染发生，提高生存质量，是婴儿胆汁淤积性肝病最重要的治疗目标。

（黄志华）

参考文献

［1］ Fawaz R，Baumann U，Ekong U，et al. Guideline for the Evaluation of Cholestatic Jaundice in Infants：Joint Recommendations of the North American Society for Pediatric Gastroenterology，Hepatology，and Nutrition and the European Society for Pediatric Gastroenterology，Hepatology，and Nutrition. ［J］. J Pediatr Gastroenterol Nutr，2017,64(1)：154 - 168.

［2］ Moyer V，Fresse DK，Whitington PF，et al. Guideline for theevaluation of cholestatic jaundice in infants：recommendations of the North American Society for Pediatric Gastroenterology，Hepatology and Nutrition ［J］. J Pediatric Gastroenterol Nutr，2004,39(2)：115 - 128.

［3］ Balistreri WF，Bezerra JA，Jansen P，et al. Intrahepatic cholestasis：summary of an American Association for the study of liver diseases singletopic conference ［J］. Hepatology，2005,42(1)：241 - 250.

［4］ 董永绥. 婴儿胆汁淤积性肝病研究进展及展望［J］. 中国实用儿科杂志，2013,28(4)：241 - 245.

［5］ 董琛,黄志华. 婴儿胆汁淤积性肝病的诊断及鉴别诊断［J］. 中华实用儿科临床杂志，2018,33(19)：1441 - 1447.

［6］ 黄志华,李雪松. 婴儿胆汁淤积性肝病的营养治疗［J］. 临床儿科杂志，2013,31(10)：901 - 904.

［7］ Sun Y，Yang Z，Tan H. Perioperative nutritional support and fluidtherapy in patients with liverdiseases ［J］. Hepatobiliary Surg Nutr，2014,3(3)：140 - 148.

［8］ 龚四堂. 婴儿胆汁淤积性肝病营养治疗［J］. 中国实用儿科杂志，2013,28(4)：258 - 260.

［9］ Braunschweig CL，Levy P，Sheen PM，et al. Enteral compared with parenteral nutrition：a meta-analysis ［J］. Am J Clin Nutr，2001,74(4)：534 - 542.

［10］ McClave SA，Marsano LS，Lukan JK. Enteral access for nutrition support：rationale for utilization ［J］. J Clin Gastroenterol，2002,35(3)：209 - 213.

［11］ Higuchi R，Yamamoto M. Present state and views of nutritional management in abdominal surgery pre and postoperative nutritional management of various diseases hepatobiliary pancreatic disease ［J］. Nihon Geka Gakkai Zasshi，2010,111(6)：363 - 367.

［12］ Pugaev AV，Lidov PI，Achkasov EE，et al. Enteral nutrition in thecomplex treatment of patients with mechanical jaundice in gallstone disease ［J］. Klin Med (Mosk)，2008,86(1)：51 - 53.

［13］ Barshes NR，Lee TC，Udell IW，et al. The pediatric end-stage liver disease

(PELD) model as a predictor of survival benefit and posttransplant survival in pediatric liver transplant recipients [J]. Liver Transpl，2006,12(3)：475－480.

[14] Rings EH，Minich DM，Vonk RJ，et al. Functionl development of fat absorption in term and preterm neonates strongly correlates with ability to absorb long-chain fatty acids from intestinal lumen [J]. Pediatr Res，2002,51(1)：57－63.

[15] Matos C，Porayko MK，Francisco-Ziller N，et al. Nutrition and chronic liver disease [J]. J Clin Gastroenterol，2002,35(5)：391－397.